"十三五"高等职业教育医药院校规划教材/多媒体融合创新教材

供护理、助产、相关医学技术类等专业使用

健康评估

JIANKANG PINGGU

主编◎ 林爱琴

郑州大学出版社

郑 州

图书在版编目(CIP)数据

健康评估/林爱琴主编.—郑州:郑州大学出版社,2018.1
ISBN 978-7-5645-4361-7

Ⅰ.①健… Ⅱ.①林… Ⅲ.①健康-评估 Ⅳ.①R471

中国版本图书馆 CIP 数据核字(2017)第 129360 号

郑州大学出版社出版发行

郑州市大学路 40 号　　　　　　　　邮政编码:450052
出版人:张功员　　　　　　　　　　发行电话:0371-66966070
全国新华书店经销
郑州市诚丰印刷有限公司印制
开本:850 mm×1 168 mm　1/16
印张:19.25
字数:468 千字
版次:2018 年 1 月第 1 版　　　　　印次:2018 年 1 月第 1 次印刷

书号:ISBN 978-7-5645-4361-7　　　定价:43.00 元
本书如有印装质量问题,由本社负责调换

作者名单

主　编　林爱琴

副主编　曹卫红　黄建新　卞雅萍

编　委　（按姓氏笔画排序）

王利平　王静娴　卞雅萍

邓双全　李蕾芳　杨　兵

吴冬景　林爱琴　黄建新

曹卫红

"十三五"高等教育医药院校规划教材/ 多媒体融合创新教材
建设单位

（以单位名称首字拼音排序）

安徽医学高等专科学校	漯河医学高等专科学校
安徽中医药高等专科学校	南阳医学高等专科学校
安阳职业技术学院	平顶山学院
宝鸡职业技术学院	濮阳医学高等专科学校
达州职业技术学院	三门峡职业技术学院
广东嘉应学院	山东医学高等专科学校
汉中职业技术学院	山西老区职业技术学院
河南护理职业学院	邵阳学院
河南医学高等专科学校	渭南职业技术学院
鹤壁职业技术学院	襄阳职业技术学院
湖北职业技术学院	新乡学院
湖南环境生物职业技术学院	新乡医学院三全学院
湖南医药学院	信阳职业技术学院
黄河科技学院	邢台医学高等专科学校
黄淮学院	许昌学院
吉林医药学院	雅安职业技术学院
济源职业技术学院	永州职业技术学院
金华职业技术学院	运城护理职业学院
开封大学	郑州工业应用技术学院
乐山职业技术学院	郑州澍青医学高等专科学校
临汾职业技术学院	郑州铁路职业技术学院
洛阳职业技术学院	周口职业技术学院

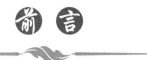

前　言

　　《健康评估》是护理学专业的核心课程之一,是护理基础课程和临床专科护理课程间的重要桥梁。

　　随着健康观念和现代护理模式的转变,为护理对象提供高质量的护理,实现以人的健康为中心,以护理程序为指导的系统化整体护理已在国内广泛开展。护理程序始于健康评估,护士通过全面系统的护理评估,提出服务对象的健康问题及护理诊断,为进一步确立护理目标,制订护理措施提供依据。

　　健康评估作为护理程序的首要环节,完整、全面、正确的评估是保证高质量护理的先决条件。通过实训,使学生在已有的医学基础课程及护理课程中有关护理程序基本概念的基础上,掌握以人的健康为中心,包括身体、心理、社会文化在内的健康评估的原理和方法,学会收集资料,综合、分析资料,概括护理诊断依据,最终提出护理诊断;学会运用科学的临床评判性思维去识别健康问题以及人们对它的反应;能将所学的基本理论尽快尽早地转化为护理专业实践的能力;能将掌握的专业技术转化为从事临床护理、社区护理的职业本领;通过主动地评估服务对象,有效地锻炼学生与服务对象之间的人际理解、沟通、公关与发展能力,为适应临床护理、社区护理需要打下基础。

　　本教材在编写中力求做到既突出健康评估的专业特点,又避免与其他教材的交叉与重复,有以下特点:一是每章前增加学习目标,让学生有目的、有重点的学习,提高学习效率。章节中间设有"想一想""议一议""说一说",旨在培养学生良好的分析问题解决问题的能力。二是增加案例分析和同步练习,加强理论应用于实践的能力训练,学以致用,启发学生将所学内容融会贯通,引导学生讨论。三是围绕学习目标、遵循教学大纲要求,编写了实训指导,让学生更加深刻地理解和把握健康评估的实践要求,更好地将理论与实践相结合。四是全书力求重点突出,删繁就简,以"更新、更简、更实用"为目标,提高教材的实用性。

　　本书主要适用于护理专业的学生使用,并为实践实训带教老师提供参考资料,对于其他专业的医学生也有借鉴作用。由于编写时间仓促,水平有限,难免有不足、不妥之处,敬请各位同仁、学者斧正,不胜感激。

《健康评估》编委会

2017 年 10 月

目 录

第一章 绪论 ·· 1

第二章 健康评估方法 ···································· 4

　第一节 健康资料的来源与分类 ················ 4

　　一、健康资料的来源 ···························· 4

　　二、健康资料的分类 ···························· 5

　第二节 收集健康资料的基本方法 ············ 5

　　一、交谈 ·· 6

　　二、身体评估 ···································· 7

第三章 健康史评估 ···································· 13

　第一节 健康史评估的方法与注意事项 ······ 13

　第二节 健康史内容 ······························ 14

第四章 常见症状评估 ································ 17

　第一节 发热 ·· 17

　第二节 水肿 ·· 21

　第三节 咳嗽与咳痰 ······························ 23

　第四节 咯血 ·· 25

　第五节 疼痛 ·· 28

　第六节 发绀 ·· 32

　第七节 呼吸困难 ·································· 34

　第八节 心悸 ·· 37

　第九节 恶心与呕吐 ······························ 38

　第十节 呕血 ·· 40

　第十一节 便血 ···································· 45

　第十二节 腹泻 ···································· 46

　第十三节 便秘 ···································· 49

　第十四节 黄疸 ···································· 51

　第十五节 眩晕 ···································· 56

　第十六节 惊厥 ···································· 57

　第十七节 意识障碍 ······························ 59

第五章　身体状况评估 ………………………………………… 65
　第一节　一般状态评估 …………………………………………… 65
　第二节　皮肤、浅表淋巴结评估 ………………………………… 71
　　一、皮肤评估 …………………………………………………… 71
　　二、浅表淋巴结评估 …………………………………………… 74
　第三节　头面部与颈部评估 ……………………………………… 76
　　一、头面部 ……………………………………………………… 76
　　二、颈部 ………………………………………………………… 79
　第四节　胸部评估 ………………………………………………… 81
　　一、胸部的体表标志 …………………………………………… 81
　　二、胸壁、胸廓与乳房 ………………………………………… 82
　　三、肺和胸膜 …………………………………………………… 84
　　四、心脏评估 …………………………………………………… 89
　　五、周围血管评估 ……………………………………………… 97
　第五节　腹部评估 ………………………………………………… 100
　　一、腹部的体表标志与分区 …………………………………… 100
　　二、腹部评估 …………………………………………………… 102
　第六节　肛门、直肠和生殖器评估 ……………………………… 110
　　一、肛门与直肠评估 …………………………………………… 110
　　二、生殖器评估 ………………………………………………… 112
　第七节　脊柱与四肢评估 ………………………………………… 114
　　一、脊柱评估 …………………………………………………… 114
　　二、四肢与关节评估 …………………………………………… 115
　第八节　神经系统评估 …………………………………………… 118
　　一、脑神经 ……………………………………………………… 118
　　二、感觉功能 …………………………………………………… 119
　　三、运动功能 …………………………………………………… 120
　　四、神经反射 …………………………………………………… 122
　　五、自主神经功能 ……………………………………………… 126
第六章　心理评估与社会评估 ……………………………… 128
　第一节　心理评估 ………………………………………………… 128
　　一、心理评估的内容与方法 …………………………………… 128
　　二、自我概念评估 ……………………………………………… 129
　　三、认知评估 …………………………………………………… 131
　　四、情绪和情感评估 …………………………………………… 133
　　五、个性评估 …………………………………………………… 136
　　六、压力与压力应对评估 ……………………………………… 136
　第二节　社会评估 ………………………………………………… 138
　　一、角色与角色适应评估 ……………………………………… 139
　　二、文化评估 …………………………………………………… 140

三、家庭评估 …………………………………………………………… 141

四、环境评估 …………………………………………………………… 143

第七章 心电图检查 ………………………………………………………… 147

第一节 心电图的基本知识 ………………………………………………… 147

一、心电图产生原理 …………………………………………………… 147

二、心电图导联 ………………………………………………………… 151

三、心电图的组成与命名 ……………………………………………… 154

第二节 正常心电图 ………………………………………………………… 156

一、心电图的测量 ……………………………………………………… 156

二、心电图各波段正常值 ……………………………………………… 159

三、心电图的分析方法与临床应用 …………………………………… 160

第三节 常见异常心电图 …………………………………………………… 162

一、心房、心室肥大 …………………………………………………… 162

二、心肌缺血 …………………………………………………………… 165

三、心肌梗死 …………………………………………………………… 166

四、心律失常 …………………………………………………………… 169

第八章 实验室检查 ………………………………………………………… 184

第一节 血液学检验 ………………………………………………………… 184

一、血液的一般检查 …………………………………………………… 184

二、止血与凝血功能检查 ……………………………………………… 192

三、血液生化检查 ……………………………………………………… 194

四、动脉血气分析 ……………………………………………………… 199

五、血型鉴定与交叉配血试验 ………………………………………… 200

第二节 尿液检查 …………………………………………………………… 203

一、尿液常规检查 ……………………………………………………… 204

二、尿液其他检查 ……………………………………………………… 211

三、尿液自动化分析仪检测 …………………………………………… 211

第三节 粪便检查 …………………………………………………………… 214

一、标本采集及注意事项 ……………………………………………… 214

二、粪便一般检验 ……………………………………………………… 214

三、细菌学检查 ………………………………………………………… 216

四、隐血试验 …………………………………………………………… 216

第四节 肝功能检查 ………………………………………………………… 217

一、血清蛋白质测定 …………………………………………………… 217

二、胆红素检查 ………………………………………………………… 218

三、血清酶学检查 ……………………………………………………… 219

第五节 肾功能检查 ………………………………………………………… 220

一、肾小球功能检查 …………………………………………………… 220

二、肾小管功能检查 …………………………………………………… 221

第六节 浆膜腔穿刺液检查 ………………………………………………… 223

第七节 脑脊液检查 ………………………………………………… 225
　　一、标本采集 ………………………………………………… 225
　　二、检查项目及临床意义 …………………………………… 225
第八节 临床常用的免疫学检查 …………………………………… 227
　　一、血清免疫球蛋白检查 …………………………………… 227
　　二、血清补体检查 …………………………………………… 228
　　三、病毒型肝炎血清标志物检查 …………………………… 228
　　四、感染免疫检测 …………………………………………… 230
　　五、肿瘤标志物检测 ………………………………………… 232
　　六、自身免疫性疾病的检测 ………………………………… 232

第九章 影像学检查 ………………………………………………… 234
第一节 X射线检查 ………………………………………………… 234
　　一、X射线临床应用的基本原理 …………………………… 234
　　二、X射线检查的方法及检查前准备 ……………………… 236
　　三、X射线检查的防护 ……………………………………… 238
　　四、常见基本病变的X射线评估 …………………………… 239
第二节 超声检查 …………………………………………………… 248
　　一、超声检查的方法及临床应用 …………………………… 248
　　二、超声检查前准备 ………………………………………… 256
第三节 其他影像学检查 …………………………………………… 256

第十章 护理病历书写 ……………………………………………… 267
第一节 书写护理病历的基本要求 ………………………………… 267
　　一、书写护理病历的意义 …………………………………… 267
　　二、书写护理病历的基本要求 ……………………………… 268
第二节 护理病历的内容 …………………………………………… 269
　　一、护理病历首页(入院评估单) …………………………… 269
　　二、护理计划单 ……………………………………………… 271
　　三、护理病程记录 …………………………………………… 273
　　四、健康教育计划 …………………………………………… 275
　　五、出院评估单 ……………………………………………… 276
第三节 电子病历 …………………………………………………… 278
　　一、电子病历的概念与功能 ………………………………… 278
　　二、电子病历的书写与管理 ………………………………… 278

实训指导 …………………………………………………………… 282
实训一 健康史采集 ………………………………………………… 282
实训二 护理体检的基本方法 ……………………………………… 283
实训三 生命体征评估 ……………………………………………… 283
实训四 皮肤黏膜及表浅淋巴结评估 ……………………………… 284
实训五 头面部与颈部评估 ………………………………………… 285
实训六 肺和胸膜评估 ……………………………………………… 285

实训七 心脏和血管评估 …………………………………………………… 286

实训八 腹部评估 …………………………………………………………… 287

实训九 脊柱四肢评估 ……………………………………………………… 288

实训十 神经系统评估 ……………………………………………………… 289

实训十一 血液评估分析 …………………………………………………… 289

实训十二 尿液评估分析 …………………………………………………… 290

实训十三 心电图描记 ……………………………………………………… 291

实训十四 心电图分析 ……………………………………………………… 292

实训十五 护理病历书写 …………………………………………………… 292

参考文献 ……………………………………………………………………… 294

第一章

绪 论

　　健康评估(health assessment)是研究评估个体、家庭或社区对现存的、潜在的健康问题或生命过程反应的基本理论、基本知识、基本技能和临床思维方法的一门学科。它是以现代护理学理论为指导,以病人生理、心理、社会为整体,系统进行评估的护理学科,是基础医学过渡到临床护理各学科的一门桥梁课程。它主要阐述护士如何与患者进行交谈,从而获取健康资料;如何运用视、触、叩、听、嗅等基本方法和技能,对患者进行身体评估;如何运用科学的临床思维方法去识别健康问题或生命过程反应,作出正确的护理诊断,确立正确的护理目标,为制订相应的护理措施提供依据。

　　随着医学模式的转变和健康观念的不断更新,提出了以人为本,以人的健康为中心的护理服务理念,而护理程序的工作方法对人的身体-心理-社会文化等方面提供了最佳的身心整体护理。健康评估是护理程序的首要环节和优质护理的基础,是一门实践性很强的课程,通过本课程的教学使学生掌握正确的健康评估技能、病情判断技能和建立科学的临床护理思维方法。同时,健康评估也是培养学生现代整体护理理念、体现职业教育特色,进行护理程序的第一步,完整、全面、正确的评估是保证高质量护理的首要条件,从一名护生到成为一名在临床上能做出正确的护理诊断,且能为患者提供高质量护理服务的护士,要通过反复的临床实践才能达到。因此,初学者必须认真学习,熟练掌握基本技能,密切结合临床实践,为临床护理工作奠定坚实的基础。

(一)健康评估的内容

　　1.健康评估方法　主要阐述健康资料的来源及分类、收集健康资料的方法。交谈和身体评估是收集健康资料最基本和最常用的方法,可为护理诊断提供重要依据。健康评估的内容是通过护士的观察、交谈、身体评估以及辅助检查所收集的资料评估服务对象的健康状况。

　　2.健康史评估　健康史评估是通过与被评估者的交谈,有计划、系统地收集被评估者的健康资料,健康史内容主要包括一般资料、主诉、现病史、既往健康史、用药史、生长发育史、婚姻生育史、家族史。

　　3.常见症状评估　症状是被评估对象健康状况的主观资料,是健康史的重要组成部分。研究症状的发生、发展和演变以及由此而发生的病人身心两方面的反应,对形成护理诊断指导护理工作起着主导作用。常见症状评估主要阐述常见症状的病因及发生机制、临床表现、从护理角度提出评估要点及相关护理诊断等。

　　4.身体状况评估　身体状况评估是评估者通过自己的感官或借助于听诊器、体温表、血压计等辅助工具对被评估者进行细致的观察与系统检查,找出机体正常或异常征象的评估方法。它是获取护理诊断依据的重要手段。学生必须熟悉相关理论知识,更要掌握操作技能,正确的、娴熟的身体评估技能是获得护理对象准确客观资料的保证。

5.心理评估与社会评估　人具有生物和社会两种属性,不仅要有生理健康,还要有心理、社会、文化等方面健康的需求。在生物医学模式转变为生物-心理-社会医学模式的今天,与人类健康密切相关的社会-心理因素日益得到重视。因此,心理评估和社会评估应对评估者从自我概念、认知水平、情感和情绪、个性、压力与压力应对、角色与角色适应、文化及家庭、环境等方面进行评估。

6.心电图　描记心脏每一个心动周期电活动变化的曲线称之为心电图(electrocardiogram,ECG)。心电图检查是临床上广泛应用的一种无创性辅助评估手段,对心律失常和心肌梗死具有确诊价值。此外,心电图还广泛应用于各种危重患者的抢救、用药观察、手术麻醉的心电监护等。本书主要阐述心电图的基本知识、导联连接方法、正常心电图波形特点及测量方法、常见异常心电图的特点及临床意义。

7.实验室检查　实验室检查与临床护理有着密切的关系,检查的结果是客观资料的重要组成部分之一,可协助指导护士观察及判断病情,做出护理诊断。因此护士应掌握常用实验室检查标本的采集要求、目的、结果的判断分析。

8.影像学检查　影像学检查是借助于不同的成像手段显示人体内部结构的影像,帮助了解机体结构、功能状态及其病理变化,并对其他评估结果进行验证与补充。旨在了解和熟悉影像检查的基本理论、正确图像、常见异常图像及其临床意义,它也是健康评估的基本内容之一。

9.护理病历书写　护理病历是将健康评估收集到的所有资料经过分析、归纳和整理后形成的书面记录。它既是护理活动的重要文件,也是护理对象病情的具有法律意义的文件,不得随意更改和粘贴,其格式和内容均具有具体要求,学生应按规范要求认真学习和实践,掌握护理病历的基本内容和书写要求。

(二)健康评估的学习方法和要求

健康评估是实践性很强的学科,教学方法与基础课程有很大不同,除课堂讲授、观看录像、多媒体教学、多功能模拟人教学、专题病例讨论、示教室技能训练外,还要到医院实习,在病房、患者床旁进行临床实践。学生面对的是病人,还必须重视对学生的医德医风的教育,使学生深入了解病人的疾苦和需求,建立良好的护患关系,树立以病人为中心、以护理程序为基础的整体护理理念。健康评估是临床护理各科的基础课,不是一个阶段、一次性教学就能完全掌握的,而是需要反复学习和训练,将其内容贯彻于临床护理各科的教学中才能达到教学大纲所规定的基本要求。系统地学习本教材的基本要求如下:

1.医德高尚、爱岗敬业。护士应具备良好的职业道德和爱岗敬业、乐于奉献的精神,在实践中爱护、关心、体贴患者,运用沟通交流技巧与患者建立良好的护患关系,树立以病人为中心,以护理程序为基础的整体护理理念。

2.掌握基本理论,强化技能训练。学生要扎实掌握基础理论知识,熟练掌握基本技能,在学习中尤其要注意提高各项护理技术的应用能力,以适应临床工作的需要。

3.能独立进行全面系统的身体评估,方法规范,贴近临床实际,能识别正常与异常

【想一想】
如何学好健康评估?

体征并解释其临床意义。

4.掌握心电图的基本知识,初步掌握正常心电图的图形和异常心电图的分析及其改变的意义;掌握影像检查前的准备及检查后的护理;熟悉实验室检查标本的采集要求、参考值及解释异常结果的临床意义。

5.学会书写护理病历首页,根据会谈、身体评估及辅助检查的结果,进行临床分析、综合、推理,做出初步的护理诊断,能书写完整的护理病历。

简答题

1.健康评估的概念是什么?

2.健康评估的学习内容有哪些?

（郑州铁路职业技术学院　林爱琴）

第二章

健康评估方法

🌀 **学习目标**

- 说出健康资料的来源和分类。
- 熟记症状、体征、客观资料、主观资料的概念。
- 熟悉交谈和身体评估的目的、方法及注意事项。

健康评估是通过交谈、身体评估等方式收集被评估者的健康资料,包括被评估者的主观感觉及躯体健康状况、心理、社会健康状况等资料,并对资料进行整理和分析,从而进一步确立护理诊断,为制订和实施护理计划及其评价提供理论依据。

第一节　健康资料的来源与分类

系统的、有计划的收集被评估对象的健康资料是健康评估的前提,此外,评估者还应明确健康资料的来源以及所获资料的性质及作用等。

一、健康资料的来源

健康资料的来源包括主要来源和次要来源。

1. 主要来源　健康资料主要来源是被评估者本人。如病人患病后的感觉或某些特殊的不适、对疾病与健康的认识、对治疗及护理的需求、对护理的期望等。因此,从被评估者本人那里得到的资料是最准确、最清楚、最可靠的。

2. 次要来源　除被评估者本人外,评估者还可以从其他人员和相关记录中获取所需的资料。

(1)被评估者的家人及关系密切者(如同事、朋友、邻居、保姆等)　他们与被评估者一起生活或工作,对被评估者的生活或工作环境、生活习惯、健康状况、发病后的情况以及对疾病和健康的态度等均有较全面的了解,这些信息对确立护理诊断、制订护理计划等都有重要的参考价值。

(2)事件目击者　是指被评估者突然发病或受伤时在场的目击者,他们可提供有关病因、被评估者当时的发病情况和病情进展等重要资料。

（3）其他卫生保健人员　与被评估者的有关医护人员、心理医师、营养师等，他们可提供被评估者有关的诊疗措施及其他健康资料。

（4）健康记录或病历　如出生记录、儿童预防接种记录、健康体检记录、门诊及以往住院病历等。

（5）各种辅助检查报告　如实验室检查、X射线检查、心电图检查等报告资料。

总之，通过次要来源所获取的资料，会使从被评估者那里直接得到的资料更加完善和充实，对危重患者及意识不清的患者尤为重要。

二、健康资料的分类

（一）根据资料的来源分类

健康评估资料可来源于患者本人或其他人员，还可来源于身体评估结果、实验室或器械检查的结果。健康资料的内容包括被评估者生理、心理、社会各方面的资料。根据资料的来源不同，可将健康资料分为主观资料和客观资料。

1. 主观资料　主观资料即健康史，是指通过与被评估者交谈所获得的资料，包括被评估者的主诉、亲属及其他人员的代诉及经提问而获得的有关被评估者健康状况的描述。其中被评估者患病后对机体生理功能异常改变的感受即为症状（symptom）。如发热、疼痛、头晕、疲乏等，症状是主观资料的重要组成部分。

2. 客观资料　通过身体评估、实验室或器械检查等所获得的资料为客观资料。其中被评估者患病后机体的体表或内部结构发生的异常改变即为体征（sign）。如肺部啰音、肝大等。体征是形成护理诊断的重要依据。多数情况下主观资料和客观资料是相互支持的，例如一个患者主诉发热伴疲乏无力，而评估者观察到患者面色潮红，表情倦怠，测量体温为38.5℃，依此说明患者确有发热。在某些情况下，也可能存在主观资料与客观资料不一致，评估者须细心观察分析。有些资料是固定不变的，如病人的性别等，有些资料则是可变的，如病人的体重、体温、血压等。对可变的资料应注意动态观察及时收集、详细记录，以便正确分析和判断。

（二）根据资料的时间分类

根据资料所处的时间不同将资料分为既往资料和目前资料。

1. 既往资料　既往资料是指在本次患病之前有关疾病的情况，主要包括既往史、用药物史、既往生活习惯等。在健康评估过程中所收集资料的类型很多，有客观的和主观的，有现实的和既往的，评估者必须将各种不同类型的资料加以比较，加以组合，通过综合分析和判断，才能达到为确定护理诊断、制订和实施护理计划而提供准确完整的健康资料的目的。

2. 目前资料　目前资料是指现在发生的有关疾病的情况，如现在出现的症状、体征、辅助检查的结果等。

第二节　收集健康资料的基本方法

收集健康资料的主要方法很多，包括交谈、身体评估以及查阅病历或有关辅助检查结果等,其中最常用、最基本的方法是交谈和身体评估。

一、交谈

交谈是采集健康史的重要手段。交谈是评估者与被评估者之间有计划、有目的谈话,是一个连续和循环的过程。通过交谈,评估者与被评估者之间能够建立起和谐信任的关系,有利于在身体评估前能获得完整的有关被评估者的健康史,并依此了解被评估者对健康和疾病的态度。评估者可从交谈中获取许多有助于确立护理诊断的重要依据,并可为下一步身体评估提供线索。如被评估者诉说头痛、流鼻涕、咳嗽、咳痰,身体评估就是要重点检查鼻腔和咽喉部有无充血、水肿等情况。

(一)交谈的方法及技巧

交谈因方式和形式的不同而有不同的分类。

1. 按提问方式分类

(1)直接提问式交谈　如:"你有头晕吗? 你痰中带血几日了?""你吸烟吗?""你吃饭了吗?""今天你能下床活动一下吗?"这种提问方式被评估者能直接坦率地做出回答,使评估者能迅速获得所需要的信息。其缺点是回答问题受限,被评估者得不到充分解释自己的想法和情感的机会,缺乏主动性。

(2)启发式交谈　如:"你哪里不舒服? 今天感觉怎么样?""你能说说这次发病的过程吗?""刚才医生已经告诉你疾病诊断了,你对治疗和护理有什么想法?""你这次发热后是如何处理的?"这种提问方式有利于被评估者选择回答内容及方式,评估者可以获得较多有关被评估者的信息。其缺点是被评估者可能抓不住谈话重点,甚至偏离主题而占用大量时间。

2. 按交谈的形式分类

(1)非正式交谈　指护士在护理工作中和被评估者的随意交谈,谈话内容不受限制,让其自由表达。通过此种交谈可了解被评估者的多种信息,从中选择有价值的材料记录。

(2)正式交谈　指预先通知被评估者,进行有目的、有层次、有顺序的交谈,多以评估者提出问题、被评估者回答的形式进行。正式交谈分为三个阶段。

第一阶段(准备阶段):

1)明确交谈的目的及内容:交谈的目的决定交谈的内容,通过交谈可获得健康史的材料并为进一步的身体评估提供线索;了解被评估者的情绪体验、心理状态、社会环境、家庭环境、文化背景、生活习惯等;评价治疗和护理的效果,了解被评估者对医疗护理的要求。

2)安排合适的时间:时间安排尽量方便被评估者,交谈时间以 20 ~ 30 min 为宜。应考虑被评估者的情绪状态,不宜在被评估者就餐或其他不便时交谈,以免影响交谈效果。

3)安排适宜的环境:交谈场所要适宜,尽量减少周围环境的影响;环境应安静、舒适,光线、温度要适宜,让被评估者感觉舒适,并保证其私密性。

4)查阅相关资料:通过查阅被评估者已有资料(如门诊资料),了解被评估者的基本情况、主要症状及诊治经过,据此初步确定交谈方法。

5)评估者要衣帽整洁、仪表良好,并在交谈过程中始终保持。

第二阶段(交谈阶段):交谈开始,应有礼貌地称呼对方并作自我介绍,先向被评估者说明交谈的目的、交谈所需要的时间,使其有思想准备。然后根据交谈的目的引导被评估者,按顺序、有层次地进行交谈。首先应从一般性简单易答的问题开始,由浅入深、由易到难进行。如遇被评估者交谈内容离题太远或不善于主动陈述问题,护士可给予启发和引导,使之纳入正题,同时应给予合理的解释和适当的反应,如点头、微笑等。

第三阶段(结束阶段):当已获得必要的资料、达到交谈目的时,对重要资料要向被评估者简单复述,再次确认。交谈完毕,应向被评估者致谢。

(二)交谈的注意事项

1.注意体现职业素养 评估者应取得被评估者的充分信任,以保证交谈的顺利进行。所以护士必须具有高尚的道德情操,良好的职业形象,较高的文化、科学素养,掌握一定的社交基本理论和技巧,善于人际沟通。

2.注重体现职业关怀 要认真倾听,尊重、接纳被评估者,对被评估者所说的话不予以主观评判或不切实际的保证,对其不愿意回答的问题,交谈时不可操之过急,不诱问、不逼问。如果交谈涉及重要的个人私密资料,需向对方充分解释,并承诺保密,以解除其疑虑。

3.注意选择交流对象 尽量选择被评估者本人为交谈对象,对于重症、意识不清、语言障碍、精神病患者及不能有效交谈的幼儿,可由其家属或知情者代为进行。

4.注意语言沟通技巧 交谈时语言要通俗易懂,简明具体,避免使用医学术语。应注意运用非语言沟通技巧,如和蔼的面部表情、优雅的身体姿势、温和的目光接触,适时的微笑点头、恰当的肢体触摸等,使被评估者感到评估者亲切、可信,消除紧张情绪,使交谈能够顺利地进行。

二、身体评估

身体评估(physical assessment)是检查者用自己的感官(眼、耳、鼻、手)或借助于简单的工具(听诊器、叩诊锤)对被评估者的身体进行全面检查,收集患者的生命体征和各系统病理变化的客观资料的过程。身体评估一般于采集完护理病史后开始,其目的是进一步支持和验证问诊中所获得的有临床意义的症状,发现患者所存在的体征及对治疗和护理的反应,为确定护理诊断寻找客观的依据。

(一)身体评估的基本方法

身体评估的基本方法包括视诊、触诊、叩诊、听诊、嗅诊。要熟练掌握和运用这些方法并使检查结果准确可靠。必须反复练习和实践,同时还要有丰富的医学基础知识和护理专业知识指导。

1.视诊(visual inspection) 是用视觉观察被评估者全身或局部表现的诊断方法。视诊不是一个单独的过程,而是从接触患者即开始,贯穿于整个身体评估的过程中。可分为全身视诊和局部视诊。全身视诊用以观察全身一般状态,如年龄、性别、发育、营养、意识状态、面容、体位、步态、姿势等。局部视诊是对被评估者某一局部进行更为细致和深入的观察,如皮肤、黏膜、头颅大小、胸部、腹部、四肢肌肉、骨骼、关节外形等。

不同部位的视诊其内容及方法有所不同,它简单易行,适用范围广,常能提供重要的诊断资料,但只有在具有丰富医学知识和临床经验基础上才能减少和避免视而不见的现象。将视诊与其他检查方法紧密结合起来,将局部征象与全身表现结合起来,才能发现并确定具有重要意义的临床征象。

2. 触诊(palpation) 是评估者通过手的感觉来判断被评估者身体某部位有无异常的评估方法。它可以补充视诊无法确定的异常征象,也可明确视诊所不能明确的体征,如体温、湿度、震颤、波动、压痛、摩擦感及包块等。触诊的适用范围很广,可用于全身各部位的评估,尤以腹部评估更为重要。

(1)触诊的方法 根据评估的目的不同,施加的压力不同,因而触诊方法可分为浅部触诊法和深部触诊法。

浅部触诊法(light palpation):将手放在被评估部位,以掌指关节和腕关节的协同动作柔和地进行滑动触摸,以触知被检查部位有无压痛、抵抗感、搏动、肿块等。浅部触诊可触及身体的深度为 1~2 cm,适用于体表浅在病变,如表浅淋巴结、浅部的动静脉和神经、阴囊、精索、胸腹壁、关节等。

深部触诊法(deep palpation):可用单手或双手重叠,由浅入深、逐渐加压的方法进行触摸,以达到深部触诊的目的。深部触诊可触及身体的深度为 4~5 cm,主要用于检查和评估腹腔病变和内脏器官的情况。根据检查的目的和手法不同可分为如下几种:①深部滑行触诊法,被评估者应平卧屈膝、张口平静呼吸放松腹肌,评估者用右手并拢的2,3,4 指的掌指运动,向腹部深层进行滑动触摸,对被触及的脏器或肿块应做上下左右滑动触摸,如为肠管或索条状包块,应向与其长轴垂直的方向滑动触摸,并了解其大小、形态、表面情况及硬度等。此法主要用于检查腹腔脏器、胃肠道病变和腹部包块。②双手触诊法,右手置于被检查的部位,左手置于被检查的脏器和肿块的背部,并将被检查的脏器和肿块推向右手的方向,使脏器和肿块接近体表以利于右手的触诊。此法主要用于肝、脾、肾及肿块的检查。③深压触诊法,用拇指或并拢的两个或三个手指的指端,逐渐施压于腹部的某个部位,用于探测腹腔深在病变的部位或确定腹部压痛点,如阑尾压痛点、胆囊压痛点、输尿管压痛点等。检查反跳痛时,在上述手指深压的基础上迅速将手抬起,并询问病人是否感觉疼痛加重或观察面部是否出现痛苦表情。④冲击触诊法(浮沉触诊法),以中间并拢的三个手指末端,置于腹壁相应的部位(手指与腹壁的角度为70°~90°)做数次急速而较有力的冲击动作,通过指端以感触有无浮动的肿块或脏器。此法用于有大量腹水且伴有脏器肿大或肿块的病人。因急速冲击下可使脏器表面的腹水暂时移开,脏器或肿块随之浮起,使指端易于触及肿大的肝、脾及肿块。操作时应注意避免用力过猛。

(2)触诊的注意事项 ①触诊前应向被评估者说明触诊的目的及可能造成的不适感,以消除被评估者的紧张情绪。②检查时环境要安静,室温适宜,光线充足,被检查部位要暴露充分。③评估者站在被评估者右侧,面向被评估者,以利于观察其面部表情;被评估者取仰卧位,双手置于身体两侧,双腿稍屈曲,并略分开,以使腹肌松弛。必要时应有第三者在场。④触诊时手要温暖、干燥,动作要轻柔,由浅入深。先检查健侧,然后再检查病变处,并耐心指导被评估者做好配合动作。⑤行下腹部检查时,应嘱被评估者先排尿或排便,以免将充盈的膀胱或粪块误诊为腹部包块。

3. 叩诊(percussion) 是用手指或手掌叩击身体表面某一部位,使之震动产生声音,根据震动和音响的特点来判断被检部位脏器的状态有无异常的检查方法。叩诊多用于分辨被检查部位组织和器官的位置、大小、形状和密度,如确定心界的大小与形状、胸腹腔内有无液体或气体、肝脾的边界等。

(1)叩诊方法 叩诊方法有以下两种。

间接叩诊法(指指叩诊法):此法最为常用,评估者以左手中指第 2 指节紧贴叩诊部位作为板指,勿加重压,其余四指稍微抬起;右手指自然弯曲,用中指指端叩击左手中指第二指节的前端。叩击方向应与叩诊部位的体表垂直,叩诊时要以腕关节及掌指关节的活动为主,避免肘或肩关节参与运动,叩击动作要灵活、短促且富有弹性,要有节奏,叩击力度要均匀适中。叩击后,右手指应立即抬起(图 2-1)。同一部位只需连续叩击 2~3 次,必要时可重复。叩诊过程中左手中指第二指节移动时应抬起离开皮肤,不可紧贴皮肤进行移动。叩击的力度应根据病变脏器的部位或被检部位范围的大小、深浅来决定。病灶或被检部位范围小、位置浅,宜采取轻叩法;被检部位范围较大,位置较深,则使用中度叩诊法;确定心脏或肝脏的浊音界时或病变位置距体表深远则需使用重(强)叩诊法。

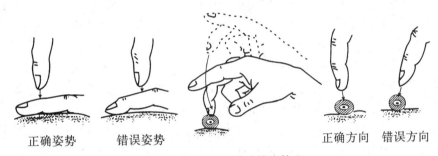

正确姿势　　错误姿势　　　　　　　　正确方向　错误方向

图 2-1　间接叩诊法的姿势

直接叩诊法:评估者用右手示指、中指、环指三个手指并拢的掌面直接拍击被检查的部位,根据手指下的震动感和拍击的反响来判断病变部位性质的方法。适用于胸、腹部面积较广泛的病变,如肺实变、胸膜肥厚、气胸、大量胸水和腹水等。

(2)叩诊音 叩诊时被叩击部位产生的反响称为叩诊音。由于叩诊部位的组织或脏器的密度、弹性、含气量以及与体表之间的距离不同,会产生不同的叩诊音。根据音响的强度(振幅)、音调(频率)及振动持续时间的不同,临床上将叩诊音分为 5 种:

1)清音(resonance):是一种频率为 100~128 次/s、音调较低,音响较强,振动持续时间较长的非乐性音。是正常肺部的叩诊音。

2)浊音(dullness):是一种音调较高、音响较弱、振动持续时间较短的非乐性音。生理情况下,当叩击被少量含气组织覆盖的实质脏器所产生的叩诊音,如心脏、肝脏的相对浊音区。病理情况下,当肺组织含气量减少(肺炎)时病变部位叩诊为浊音。

3)鼓音(tympany):是一种和谐的低音,类似击鼓声,与清音相比音响更强,振动持续时间也较长。在叩击含有大量气体的空腔脏器(胃泡)时出现的叩诊音,是正常腹部的叩诊音。病理情况下见于肺内空洞、气胸、气腹等。

4)实音(flatness):实音也称绝对浊音和重浊音,是一种音调较浊音高、音响更弱、振动持续时间更短的声音。生理情况下,在叩击未被含气组织覆盖的实质脏器时产

【议一议】
　如何区别 5 种叩诊音?

生,如肌肉、心、肝、脾等部位。病理状态下,可见于大量胸腔积液和肺实变等。

5)过清音(hyperresonance):是一种音调较清音低,音响较清音强,介于清音与鼓音之间的声音。病理情况下可见于肺组织的含气量增多及弹性减弱时,如肺气肿。正常儿童胸壁较薄,也可以叩出过清音。

(3)叩诊的注意事项 ①环境安静、温度适宜。②被检查部位要充分暴露,肌肉要放松。③叩诊时要注意对称部位的比较。④根据病情需要选择适当的叩诊方法和体位。

4.听诊(auscultation) 听诊是评估者用耳直接或用听诊器听取身体各部发出的声音并进行评估的方法。

(1)听诊方法 分为直接听诊法和间接听诊法:①直接听诊法,检查者将耳廓直接贴附于被检查体表某一部位进行听诊。此方法简单易行,但听到的声音比较弱且不卫生,临床上已很少采用。只有在某些特殊或紧急情况下偶尔采用。广义的直接听诊法还包括听被评估者的语声、咳嗽声音(刺激性咳嗽,犬吠样咳嗽等)、呻吟、啼哭、喊叫、呃逆以及被检者发出的任何声音。②间接听诊法,是用听诊器在被检者体表进行听诊的一种方法。此方法卫生方便,可以在任何部位听诊,对听诊音有放大作用(强、清楚),适用范围广泛,是心、肺评估的重要手段。除心、肺、腹部听诊外,还适用于血管音、皮下捻发音、骨折面摩擦音等。

听诊器的结构由耳件、体件和软管3部分组成。体件有膜型和钟型两种。膜型适用于听高调声音,如呼吸音、心音、主动脉瓣关闭不全时发出的舒张期杂音、肠鸣音等;钟型适用于听低调声音,如二尖瓣狭窄时的舒张期隆隆样杂音。

(2)听诊注意事项 ①听诊环境要安静、温暖和避风。听诊器的胸件在使用前应保持温暖。②将检查部位适当暴露,根据病情采取舒适体位,使其全身肌肉松弛,以便进行听诊。③听诊前应检查听诊器的耳件方向是否正确(一般耳件方向应朝前,与外耳道纵轴方向一致),听诊器管腔是否通畅、有无断裂,听诊器管道长度应为30～38 cm,过长会影响声音传导。④听诊时胸件要紧贴被检部位的皮肤,避免听诊器胸件与皮肤摩擦而产生附加音。⑤注意力要集中,听诊肺部时要排除心音的干扰,听诊心脏时要排除呼吸音的干扰。

5.嗅诊(smelling) 嗅诊是通过嗅觉来判断发自被评估者体表、呼吸道、胃肠道或呕吐物、排泄物、分泌物、脓液和血液等的气味,以此判断其健康状况的一种评估方法。具体操作方法是:评估者用手将被评估者散发的气味扇向自己的鼻部,然后仔细判断气味的性质。

(1)汗液气味 正常汗液无特殊强烈刺激气味。酸性汗液见于风湿热和长期服用水杨酸、阿司匹林等解热镇痛药物的患者;特殊的狐臭味见于腋臭等患者;脚臭味见于脚癣合并感染者。

(2)呼吸气味 呼吸呈刺激性蒜味见于有机磷杀虫药中毒;烂苹果味见于糖尿病酮症酸中毒;氨味见于尿毒症;肝腥味见于肝性脑病。

(3)痰液气味 正常痰液无特殊气味。若呈恶臭味,提示厌氧菌感染,血腥味见于大量咯血患者。

(4)呕吐物气味 单纯饮食性胃内容物略带酸味,如为酸臭味,提示食物在胃内滞留时间过长,见于幽门梗阻患者;出现粪臭味可见于肠梗阻或胃结肠瘘患者。

笔记栏

（5）粪便气味　具有腐败性臭味见于消化不良或胰腺功能不良者；腥臭味粪便见于细菌性痢疾；肝腥味粪便见于阿米巴痢疾。

（6）尿液气味　呈浓烈氨味见于膀胱炎，由于尿液在膀胱内被细菌发酵所致；大量吃蒜或有机磷农药中毒时，尿液可有刺激性大蒜味。

（二）身体评估的注意事项

1. 评估者应态度和蔼、举止端庄、操作轻柔，体现对被评估者的关爱。

2. 评估前先向患者说明检查的目的，检查中适当和被检者谈话，尽可能消除被检者的紧张情绪，争取合作。检查前先洗手，以避免医源性交叉感染。室温、光线应适当，环境应安静，选择适当的体位。

3. 评估者应站在被评估者的右侧。检查时尽量做到在一个体位做较多的检查，避免反复搬动被评估者，尤其是危重者。评估时动作要规范、准确，既要全面也要有重点。

4. 按顺序检查，首先进行生命体征和一般检查，然后按头、颈、胸、腹、脊柱和四肢的顺序进行检查，必要时进行生殖器、肛门和直肠检查。

5. 做到手脑并用，边检查边思考与解剖位置的关系及临床意义。

6. 随着病情的发展，可能会出现新的症状和体征，因此要及时复查，及早发现新的症状和体征，以调整和完善护理诊断和护理措施。

问题分析与能力提升

病例摘要　患者，男，34岁，因腹痛2 d到医院就诊。

讨论：对该患者进行护理体检时，除全身检查外，重点检查的部位和方法是什么？应注意哪些事项？

同步练习

一、选择题

1. 下列哪项不属于主观资料　　　　　　　　　　　　　　　（　　）

　　A. 发热　　　　　　　　　　　　B. 呕吐

　　C. 胸痛　　　　　　　　　　　　D. 眩晕

　　E. 蜘蛛痣

2. 护士在询问病人时，下列哪种问法是错误的　　　　　　（　　）

　　A. 你病了多久了　　　　　　　　B. 你除了发热还有什么不舒服

　　C. 你与同事相处得融洽吗　　　　D. 你有过鼻衄吗

　　E. 你平时排便有困难吗

3. 深压触诊适合下列哪种情况的检查（　　　　）　　　　　（　　）

　　A. 腋窝淋巴结　　　　　　　　　B. 阑尾压痛点

　　C. 肝脾触诊　　　　　　　　　　D. 大量腹水

　　E. 腹部包块

4. 下列关于间接叩诊法的描述，不正确的是　　　　　　　（　　）

　　A. 叩击方向与叩诊部位体表垂直

B. 叩击力量适宜

C. 左手全掌紧贴叩诊部位

D. 右手手指自然弯曲,以中指指端叩击左手中指第二指节前端

E. 叩击时以腕关节及掌指关节活动为主,肘关节、肩关节不参与活动

5. 在对病人进行身体评估时,不正确的的做法是   （   ）

A. 体检前应向病人说明评估目的   B. 检查前应先洗手

C. 按一定顺序进行检查   D. 对病重患者应详细体检,以获得完整资料

E. 评估环境宜安静

6. 在问诊时,下列哪种方式不妥   （   ）

A. 护士应先自我介绍   B. 对患者的陈述表现理解、同情

C. 问诊时可采用必要的手势   D. 说明会谈目的

E. 对患者不好的饮食卫生习惯应给予严厉批评

二、名词解释

1. 症状   2. 体征   3. 客观资料   4. 主观资料

三、简答题

1. 深部触诊法有几种?有何不同?

2. 叩诊音分为哪几种?音响特点是什么?正常情况下在什么部位听取?

(郑州铁路职业技术学院   林爱琴)

第三章

健康史评估

第一节　健康史评估的方法与注意事项

（一）健康史评估的方法与技巧

收集健康资料是健康评估中的一个重要组成部分，交谈是收集健康史最重要的方法。评估者熟练运用交谈的技巧与被评估者进行沟通和交流，记录获得的材料，通过整理及分析得出护理诊断。

采集健康史要掌握交谈的方法与技巧，特别是提问的技巧和非语言沟通技巧。一般应多听少问，先让被评估者按自己的方式把情况说出来。在交谈的过程中，当被评估者谈话内容已偏离谈话目的时，评估者应及时给予启发和引导，将其话题转回。如可以说："我很愿意在稍后与你讨论这些问题，现在请你先谈谈这次胸痛的情况，好吗?"同时，应避免套问和暗示性提问，以免被评估者随口称是，影响评估材料的真实性。要正确运用非语言性沟通技巧，在交流时，评估者的眼睛不要一直注视着被评估者，间歇的目光相触可以显示对被评估者的尊重，表示交谈的双方是平等的。适时的点头或微笑，示意听懂对方所说的话，鼓励继续交谈。理想的交谈距离为 50 ~ 120 cm，一般是彼此能清楚观察对方的反应、听到对方适中音量的交谈，而不受对方体位干扰为宜。

（二）健康史评估的注意事项

调查收集材料的关键在于取得被评估者的信任。护士高雅的气质、和蔼的态度、良好的语言修养是取得信任的首要条件。当被评估者感到平等、受到尊重，才能坦诚相告。

1. 正确应用人际交往与沟通技巧，语言要通俗易懂，问题要具体、简单明了，避免使用医学术语，如："里急后重""端坐呼吸"等。

2. 对外观异常者不要嫌弃，对难以相处的被评估者不厌恶，对被评估者的错误观点不要直接批评。

3. 应尽量询问被评估者本人，重症、意识不清者可由知情者代替。

4. 对心理、社会方面的评估材料，应不抱偏见，客观地予以记录。

笔记栏

5.尊重被评估者的隐私权,尽量回避被评估者不愿意提及的问题。对被评估者不愿意讲的内容,不要追问。

6.若病情危急,为争取时间,重点应放在对目前主要问题的评估,而且要边评估边抢救。一般入院评估应在入院后24 h内完成。

第二节　健康史内容

健康史的内容包括一般资料、主诉、现病史、既往健康史、目前用药史、生长发育史、婚姻生育史、家族健康史等。

健康史的内容

1.一般资料　一般资料(biographical data)包括姓名、性别、年龄、职业、民族、籍贯、婚姻状况、文化程度、宗教信仰、家庭住址及电话号码、资料来源的可靠性及收集资料的时间。

2.主诉　主诉(chief complain)指被评估者此次求医的主要原因,是被评估者感觉最主要、最明显的症状或体征及其性质和持续时间。记录应简明扼要,如"高热、咳嗽2天",主诉的表达必须使用被评估者的语言,而不能用诊断性用语,如"糖尿病1年"应记述为"多食、多饮、多尿1年"。

3.现病史　现病史(history of present illness)是健康史的主体部分,是指病人患病的全过程,即围绕主诉详细描述疾病的发生、发展、演变、诊治及护理经过的全过程。收集现病史是对主诉做进一步的了解,包括以下几方面内容。

(1)起病情况　包括起病的时间、在何种情况下发生及其发生的急缓。

(2)主要症状及其特点　包括主要症状出现的部位、性质、发作频率、持续时间、严重程度、缓解或加剧的因素等。

(3)病因与诱因　记录与本次发病有关的病因(如外伤、中毒、感染等)和诱因(如气候变化、环境变化、情绪失调等)。

(4)病情的发展演变　包括有关症状的发展和演变及有无新的症状出现。

(5)伴随症状　与主要症状同时或相继出现的其他症状,是疾病鉴别的重要依据。

(6)诊疗及护理经过　记录疾病发生后,被评估者对自己的健康问题的态度,何时何地做过何检查,诊断为何种疾病;已接受治疗者,应询问治疗方法,目前所用药物名称、时间、用法及剂量、效果与不良反应,已采取的护理措施及其效果。

(7)一般情况　患病后精神状况、体力状态、睡眠、食欲与食量、大小便等有无改变。

【议一议】
对腹痛患者应如何询问其特点?

4.既往健康史　收集既往健康史(past health history)的主要目的是了解被评估者过去所存在的健康问题、求医的过程及其对自身健康的态度等,被评估者过去所患疾病可能对其目前健康状况及需求造成一定影响。其主要包括以下内容。

(1)既往患病史　记录被评估者既往健康状况及过去曾经患过的疾病(包括传染病或地方病),被评估者对自己既往健康状况的评价,既往住院史及住院的原因、时间、治疗及护理情况等。

(2)预防接种史　接种种类及接种时间。

（3）外伤、手术史　注明时间、原因、严重程度及处理经过。

（4）过敏史　包括食物、药物、环境因素中已知的过敏物质,过敏发生的时间、地点及处理方法。

5. 用药史　用药史包括被评估者过去及目前使用过哪些药物,特别要询问是否有药物过敏史。对过敏者,应记录过敏时间、过敏反应情况等。对于特殊药物如激素、抗结核药物、化疗药物应记录其用法、剂量和时间。

6. 生长发育史　包括生长发育情况、个人史和月经史。

（1）生长发育情况　如被评估者为儿童,应询问其家长,了解被评估者出生情况及生长发育情况,根据被评估者所处的生长发育阶段判断其生长发育是否正常。

（2）个人史　主要了解被评估者的生活习惯和行为方式。①社会经历:包括出生地、居住地及居留时间(特别是疫源地和地方病流行区)、受教育程度、经济生活和业余爱好。②职业及工作条件:包括工种、劳动环境与工业毒物的接触情况及时间。③习惯与嗜好:起居和卫生习惯、饮食的规律与质量、烟酒的嗜好与摄入量、其他嗜好,如麻醉毒品等。④冶游史:有无不洁性交史、是否患过性病等。

（3）月经史　记录月经初潮的年龄、周期和经期天数、经血量及色、经期症状、末次月经日期、闭经日期及闭经年龄。记录格式如下:

$$初潮年龄 \frac{行经期(天数)}{月经周期(天数)} 末次月经日期(或绝经年龄)$$

7. 婚姻生育史

（1）婚姻史　记录婚姻状况,结婚年龄、配偶健康状况、夫妻关系及性生活情况等。如丧偶,应询问死亡的原因、年龄和时间。

（2）生育史　记录妊娠与生育次数及年龄、人工或自然流产的次数、有无早产、死产、手术产、产褥热及计划生育状况,有无患过影响生育的疾病。

8. 家族健康史　家族健康史(family health history)包括被评估者的祖父母、父母、兄弟姐妹及子女的健康与疾病情况,重点询问是否有与被评估者类似的疾病,有无与遗传相关的疾病,如血友病、糖尿病、高血压、冠心病、哮喘、肿瘤等。对已死亡的直系亲属,还要询问死亡的原因和年龄。

 问题分析与能力提升

病例摘要　患者,男,26岁,因"发热、咳嗽、胸痛2天"就诊。

讨论:如何对患者进行现病史采集?

 同步练习

一、选择题

1. 下列主诉中,不正确的是　　　　　　　　　　　　　　　　　　　（　　）

　　A. 咳嗽、气短3 d　　　　　　　　　　B. 冠心病2年

　　C. 反复咳嗽咳痰10年,下肢水肿1周　　D. 咯血3 h

　　E. 活动后心悸胸闷1月余

2. 患者现病史中不包括哪项　　　　　　　　　　　　　　　　　　　（　　）

笔记栏

A. 起病情况   B. 既往病史

C. 病情发展演变过程   D. 伴随症状

E. 诊治护理经过

3. 下列哪项属于现病史的内容 （　　）

A. 生育史   B. 习惯与嗜好

C. 本次发病到就诊的时间   D. 曾患过的疾病

E. 职业及工作条件

4. 下列不属于既往健康史的内容是 （　　）

A. 患病史   B. 住院史

C. 手术史   D. 外伤史

E. 生育史

5. 下列哪项不属于一般项目 （　　）

A. 姓名, 年龄   B. 性别, 籍贯

C. 出生地, 住址   D. 习惯, 嗜好

E. 民族, 职业

6. 下列哪项内容属于现病史 （　　）

A. 手术史   B. 外伤史

C. 预防接种史   D. 起病情况与患病时间

E. 月经生育情况

7. 关于主诉的描述不正确的是 （　　）

A. 患者感受最主要的疾苦   B. 最明显的症状或体征

C. 本次就诊最主要的原因   D. 主诉可能并非现病的主要表现

E. 医生对患者的诊断用语

二、名词解释

1. 主诉   2. 现病史

三、简答题

1. 现病史包括哪些内容？

2. 健康史的内容包括哪些？

（郑州铁路职业技术学院　林爱琴）

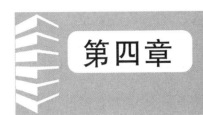

第四章

常见症状评估

学习目标

● 说出常见症状的常见病因、临床表现及护理评估要点。
● 熟悉常见症状的伴随症状及相关护理诊断。
● 简述常见症状的发病机制。
● 能够通过对症状、临床表现、伴随症状的分析,正确选择护理诊断。

症状是指被评估者主观感觉到的异常感觉或不适或某些客观病态改变。其表现形式多样,有些只有主观才能感觉到,如疼痛、恶心等;有些既可主观感觉到又能客观发现的,如发热、呼吸困难等;还有因生命现象发生了质量变化,如少尿、多尿、肥胖、消瘦等,需经客观评定才能确定的。广义的症状也包括了一些体征。

体征是指通过客观检查发现到的病态表现。如皮肤出血点、扁桃体肿大等。

【想一想】

什么是健康?患者又会因什么原因去医院看病呢?

第一节 发 热

任何原因引起体温调节中枢功能障碍,使体温升高超过正常范围则称为发热(fever)。

【病因及发生机制】

(一)病因

引起发热的病因很多,临床上可分为感染性与非感染性两大类。

1. 感染性发热 是导致发热最常见的原因。各种病原微生物如病毒、细菌、支原体、立克次体、螺旋体、真菌、寄生虫等均可引起的感染。

2. 非感染性发热 主要有下列几类原因:

(1)无菌性坏死物质的吸收 由于组织细胞坏死、组织蛋白分解及组织坏死产物的吸收所致的无菌性炎症,常可引起发热,亦称为吸收热。常见于:①机械性、物理或化学性损害,如大手术后组织损伤、内出血、大血肿、大面积烧伤等。②因血管栓塞或血栓形成而引起的心肌、肺、脾等内脏梗死或肢体坏死。③组织坏死与细胞破坏,如白

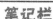

血病、淋巴瘤、溶血反应等。

（2）抗原-抗体反应　如风湿热、血清病、药物热、结缔组织病等。

（3）内分泌与代谢疾病　如甲状腺功能亢进症、重度脱水等。

（4）皮肤散热减少　如广泛性皮炎、鱼鳞病及慢性心力衰竭等引起发热，一般为低热。

（5）体温调节中枢功能失常　有些致热因素直接损害体温调节中枢，使体温调定点上移后发出调节冲动，造成产热大于散热，体温升高，称为中枢性发热。常见于：①物理性因素，如中暑。②化学性因素，如重度安眠药中毒。③机械性因素，如脑出血、脑震荡、颅骨骨折等。高热无汗是此类发热的特点。

（6）自主神经功能紊乱　由于自主神经功能紊乱，影响正常的体温调节过程，使产热大于散热，多为低热，常伴有自主神经功能紊乱的其他表现，属功能性发热。常见的功能性低热：①原发性低热，由于自主神经功能紊乱所致的体温调节障碍或体质异常，低热可持续数月甚至数年之久，热型较规则，体温波动较小，多在 0.5 ℃ 以内。②感染后低热，由于病毒、细菌、原虫等感染致发热后，低热不退，而原有感染已愈。此系体温调节功能仍未恢复正常所致，但必须与因机体抵抗力降低导致潜在的病灶（如结核）活动或其他新感染所致的发热相区别。③夏季低热，低热仅发生于夏季，秋凉后自行退热，每年如此反复出现，连续数年后多可自愈。多见于幼儿，因体温调节中枢功能不完善，夏季身体虚弱，且多见于营养不良或脑发育不全者。④生理性低热，如精神紧张、剧烈运动后均可出现低热。月经前及妊娠初期也可有低热现象。

（二）发病机制

在正常情况下，人体的产热和散热保持动态平衡。由于上述各种原因导致产热增加和（或）散热减少，则出现发热。多数发热是通过致热源引起，少数情况下，如体温调节中枢直接受损、产热过多或散热减少的疾病可为非致热源性发热。致热源是指导致发热的物质。包括外源性和内源性致热源。致热源性发热的发病机制主要如下：

1.外源性致热源　外源性致热源包括各种微生物病原体及其产物、炎性渗出物及无菌性坏死组织、抗原-抗体复合物、某些类固醇物质、多糖体成分及多核苷酸、淋巴细胞激活因子等，其多为大分子物质，特别是细菌内毒素分子量非常大，不能通过血-脑屏障直接作用于体温调节中枢，而是通过激活血液中的中性粒细胞、嗜酸性粒细胞和单核吞噬细胞系统，使其产生并释放内源性致热源，通过下述机制引起发热。

【想一想】
肺炎球菌性肺炎是怎么导致发热的？

2.内源性致热源　又称白细胞致热源，包括白介素（interleukin-1，IL-1）、肿瘤坏死因子（tumor necrosis factor，TNF）和干扰素等。其通过血-脑脊液屏障直接作用于体温调节中枢的体温调定点，使调定点（温阈）上升，体温调节中枢必须对体温加以重新调节发出冲动，并通过垂体内分泌因素使代谢增加或通过运动神经使骨骼肌阵缩（临床表现为寒战），使产热增多；另一方面可通过交感神经使皮肤血管及竖毛肌收缩，停止排汗，散热减少。这一综合调节作用使产热大于散热，体温升高引起发热。

【临床表现】

正常体温一般在 36～37 ℃ 左右，因年龄、生殖周期的差异、运动、情绪和环境因素对体温的影响而有所波动。但一日波动范围多不超过 1 ℃。

（一）发热的临床过程

发热的临床经过一般分为以下三个阶段。

1.体温上升期　体温上升常有疲乏无力、肌肉酸痛、皮肤苍白、畏寒或寒战等现象。皮肤苍白是因体温调节中枢发出的冲动经交感神经而引起皮肤血管收缩,浅层血流减少所致,甚至伴有皮肤温度下降。由于皮肤散热减少刺激皮肤的冷觉感受器并传至中枢引起畏寒。中枢发出的冲动再经运动神经传至运动终板,引起骨骼肌不随意的周期性收缩,发生寒战及竖毛肌收缩,使产热增加。该期产热大于散热,体温上升。

体温上升有两种方式:

（1）骤升型　体温在几小时内达 39～40 ℃或以上,常伴有寒战。小儿易发生惊厥。见于疟疾、大叶性肺炎、败血症、流行性感冒、急性肾盂肾炎、输液反应或某些药物反应等。

（2）缓升型　体温逐渐上升,在数日内达高峰,多不伴寒战。如伤寒、结核病、布氏杆菌病等所致发热。

发热的临床表现

2.高热期　是指体温上升达高峰之后保持一定时间,持续时间的长短可因病因不同而有差异。如疟疾可持续数小时,大叶性肺炎、流行性感冒可持续数日,伤寒则可为数周。在此期中体温已达到或略高于上移的体温调定点水平,体温调节中枢不再发出寒战冲动,故寒战消失;皮肤血管由收缩转为舒张,使皮肤发红并有灼热感;呼吸加快变深;开始出汗并逐渐增多。使产热与散热过程在较高水平保持相对平衡。

此期被评估者可出现口渴、口唇干裂、皮肤干燥或出汗、颜面潮红、脉搏与呼吸急促,重者可出现烦躁不安、谵语、幻觉等意识改变;持续高热者,因大脑皮质和呼吸中枢功能抑制,可出现昏迷、呼吸浅慢或不规则;小儿高热易发生惊厥;高热还可引起口腔炎症,如口唇疱疹、舌炎、牙龈炎等。发热时因胃肠功能异常,多有食欲不振、恶心、呕吐;长期发热使物质消耗明显增加,若营养摄入不足,可出现消瘦。

3.体温下降期　由于病因的消除,致热源的作用逐渐减弱或消失,体温中枢的体温调定点逐渐降至正常水平,产热相对减少,散热大于产热,使体温降至正常水平。此期表现为出汗多,皮肤潮湿。

体温下降有两种方式:

（1）骤降型　指体温于数小时内迅速下降至正常,有时可略低于正常,常伴有大汗淋漓。常见于疟疾、急性肾盂肾炎、大叶性肺炎及输液反应等。

（2）渐降型　指体温在数日内逐渐降至正常,如伤寒、风湿热等。

发热的临床分期

此期被评估者因末梢血管扩张和出汗,血压可轻度下降,部分被评估者可因直立性低血压而发生晕厥;若应用解热药物,特别是年老体弱或原有心、血管疾病者,可因大量出汗和饮水不足而发生失水,表现为口渴、尿量减少、皮肤黏膜干燥及弹性减退、眼球凹陷、甚至谵妄、狂躁、幻觉等。

（二）发热的分度

以口腔温度为例,按发热的高低可分为:低热,体温 37.3～38 ℃;中等度热,体温 38.1～39 ℃;高热,体温 39.1～41 ℃;超高热:体温 41 ℃以上。

（三）热型及临床意义

被评估者在不同时间测得的体温数值分别记录在体温单上,将各体温数值点连接起来成体温曲线,该曲线的不同形态(形状)称为热型(fever type)。不同的病因所致发热的热型也常不同。临床上常见的热型见表4-1。

表4-1 临床上常见的热型及特点

热型	特点	临床意义
稽留热	体温恒定持续在39～40 ℃以上达数天或数周,24 h内波动范围不超过1 ℃	常见于伤寒、斑疹伤寒及大叶性肺炎高热期
弛张热	体温常在39 ℃以上,24 h内波动范围超过2 ℃,但都在正常水平以上	见于败血症、风湿热、重症肺结核及化脓性炎症等
间歇热	体温骤升达高峰后持续数小时,又骤降至正常水平,期间无热期可持续1 d至数天,如此高热期与无热期反复交替出现	见于疟疾、急性肾盂肾炎、胆道感染等
波状热	体温渐升达39 ℃或以上,持续数日后又渐降至正常水平,数日后体温又渐升,如此反复多次	布氏杆菌病、结缔组织病和肿瘤
回归热	体温骤升至39 ℃或以上,持续数日后又骤降至正常水平。高热期与无热期各持续若干日后规律性交替一次	回归热、霍奇金病等
不规则热	发热的体温曲线无一定规律	结核病、支气管肺炎

【护理评估要点】

1.病史及发病情况

(1)一般资料　被评估者的年龄、性别、职业、居住的地区、是否为少数民族,有无免疫接种史以及发病的季节、近期外出旅游和接触感染史等。

(2)诱发因素　有无淋雨、受寒、过度疲劳、饮食不洁、身处高温环境等,有无长期服用某些药物如抗肿瘤药、免疫抑制剂、抗生素等。

2.临床特点　包括发热的程度、热期和热型。评估中应注意生理及其他因素对体温的影响。儿童体温较成人略高,老年人体温常可在正常范围的下限;孕龄女性月经期体温较平时低,月经期前及妊娠期体温偏高。运动、情绪、环境因素均可导致体温波动。目前因药物如抗生素、肾上腺糖皮质激素、退热药的应用而使许多疾病的特征性热型变得不典型或不规则,应予以注意。

3.伴随症状　发热伴寒战见于败血症、急性胆囊炎、流行性脑脊髓膜炎、疟疾、药物热、急性溶血、输血反应或输液反应等;发热伴结膜充血见于麻疹、流行性出血热等;发热伴单纯疱疹见于流行性感冒、大叶性肺炎;发热伴肝、脾、淋巴结肿大见于白血病、淋巴瘤等;发热伴出血见于流行性出血热、败血症、急性白血病等;发热伴皮疹见于麻疹、猩红热、水痘、风疹、风湿性疾病、药物热等;发热伴昏迷见于流行性乙型脑炎、流行性脑脊髓膜炎、中毒性细菌性痢疾、中暑等。评估中应详细了解伴随症状的情况,以便及时准确的做出判断进而采取相应的护理措施。

4.身心反应　对高热期的患者,应注意观察生命征及意识变化,了解高热对机体重要脏器的影响及其程度。体温下降期患者,尤其是应用退热药者或年老体弱者,要记录24 h出入液量,观察有无口渴、尿量减少、皮肤黏膜干燥及弹性下降,有无眼球凹陷、谵妄、狂躁、幻觉等脱水的症状和体征。对长期发热者需对其营养状况进行评估。

【护理诊断和合作性问题】

1. 体温过高　与病原体感染、体温调节中枢功能障碍、自主神经功能紊乱等有关。
2. 体液不足　与发热出汗过多和摄入液体量不足有关。
3. 营养失调:低于机体需要量　与代谢率增高及营养摄入不足有关。
4. 口腔黏膜改变　与发热所致口腔黏膜干燥有关。
5. 潜在并发症:惊厥、意识障碍。

【议一议】
　　当家中患儿发热后应如何处理?若尽快退热至正常对吗?为什么?

第二节　水　肿

水肿(edema)是指人体组织间隙有过多的液体积聚引起组织肿胀。水肿可分布于全身,也可在身体某一部位出现,或发生于体腔内;可显而易见,也可以隐蔽状态存在;可单独出现,也可伴有其他症状。通常临床所指的水肿不包括脑水肿、肺水肿等内脏器官的局部水肿。

【病因及发生机制】

(一)病因

1. 全身性水肿

(1)心源性水肿　主要见于右心衰竭、缩窄性心包炎。因右心衰时,有效循环血量减少致肾血流量减少,继发性醛固酮增多引起钠水潴留以及因回心血流受阻,静脉淤血,毛细血管滤过压增高,组织液回收减少而致水肿。

(2)肾源性水肿　见于各型肾炎和肾病。主要是多种因素引起肾小球有效滤过压降低,排泄水、钠减少,致水、钠潴留;大量尿蛋白导致低蛋白血症;毛细血管静水压升高。

(3)肝源性水肿　见于肝硬化肝功能失代偿期。因门脉高压、低蛋白血症、肝淋巴回流障碍、继发醛固酮增多等因素所致。

(4)营养不良性水肿　因长期热量摄入不足、蛋白质丢失过多或慢性消耗性疾病所致。

(5)其他　甲状腺功能低下所致的黏液性水肿、经前期紧张综合征、药物性水肿、特发性水肿等。

2. 局限性水肿　局部炎症、肢体静脉血栓形成或栓塞性静脉炎、上腔或下腔静脉阻塞综合征以及由丝虫病所致的"橡皮肿"等。

(二)发病机制

产生水肿的主要因素有:①水钠潴留,如继发性醛固酮增多症等;②毛细血管静水压增高,如右心衰竭等;③毛细血管通透性增高,如局部炎症、过敏所致的血管神经性

【说一说】
　　全身性水肿与局部性水肿是如何判断的?哪些病可以导致全身水肿?

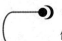

水肿;④血浆胶体渗透压降低,通常继发于各种原因所致的低蛋白血症;⑤淋巴液或静脉回流受阻,如丝虫病、血栓性静脉炎等。

【临床表现】

1.全身性水肿

(1)心源性水肿　主要见于右心功能不全引起体循环淤血。特点为首先发生在身体下垂部位,如踝内侧、胫骨前部;经常卧床者出现在腰骶部。严重时发生全身水肿、胸水、腹水及心包积液。水肿为对称性、凹陷性。通常伴有颈静脉怒张、肝大、静脉压增高的右心衰竭的表现.

(2)肾源性水肿　水肿特点是首先出现于结缔组织最疏松处,如疾病早期晨起眼睑与颜面水肿,继之发展为全身性水肿。临床主要见于肾病综合征与各型肾小球肾炎。通常伴有高血压、尿常规改变、肾功能损害的表现。肾源性水肿需与心源性水肿相鉴别,鉴别要点见表4-2。

表4-2　心源性水肿与肾源性水肿的鉴别

鉴别要点	心源性水肿	肾源性水肿
开始部位	从身体下垂部位,蔓延至全身	从晨起眼睑与颜面水肿,继之发展为全身性水肿
发展速度	发展较慢	发展较迅速
水肿性质	移动性小	移动性大
伴随症状	伴有颈静脉怒张、肝大、静脉压增高等右心衰竭表现	伴有高血压、尿常规改变、肾功能损害的表现等

(3)肝源性水肿　主要见于肝硬化失代偿期。以腹水为主要表现,也可先出现踝部水肿,逐渐向上蔓延,而头、面及上肢常无水肿。

(4)营养不良性水肿　主要见于慢性消耗性疾病、胃肠病所致蛋白丢失等。水肿从组织疏松处开始,然后发展至全身,低垂部较明显。水肿发生前常有消瘦、贫血、体重减轻等症状。

(5)其他原因引起的全身性水肿　①黏液性水肿:特征为非凹陷性水肿,主要是由于甲状腺功能减退致使组织间液蛋白含量增高所致,以口唇、眼睑、颜面及下肢较明显。②特发性水肿:多发于女性,可能与内分泌失调及直立体位的反应异常有关。主要表现在身体下垂部位,长时间直立与劳累后出现,休息后减轻。③药物性水肿:长期使用糖皮质激素、胰岛素、性激素、甘草制剂等治疗过程中可导致水肿。④经前期紧张综合征:特点为月经前7~14 d出现眼睑、踝部、手部轻度水肿,伴有乳房胀痛及盆腔沉重感,月经后消退。

2.局部性水肿　包括局部静脉回流受阻引起的水肿,如局部炎症、肢体静脉血栓形成;淋巴回流受阻引起的水肿,常见于丝虫病;血管神经性水肿,常见于变态反应性疾病。

【护理评估要点】

1.病史及发病情况 了解患者既往的健康状况,有无心、肾、肝、内分泌等疾病史和相应的临床表现;有无长期应用激素类药物;有无食物、药物过敏史;营养状况与营养条件;每日食盐情况及液体出入量;询问水肿是否与月经周期有关,是否为周期性发作等。

2.临床特点 水肿情况:评估水肿发生的时间、出现的部位、急缓、程度,是全身性还是局部性,水肿有无凹陷性以及与体位的关系等。

3.伴随症状 ①水肿伴心脏扩大、心脏杂音及肝大、颈静脉怒张、肝-颈静脉回流征阳性等,见于心功能不全。②水肿伴蛋白尿、高血压,见于肾脏疾病。③水肿伴腹水、蜘蛛痣、肝掌、黄疸、肝脾肿大者,见于肝硬化。④水肿伴消瘦、体重减轻,可见于营养不良。⑤水肿与月经周期有明显关系,见于经前期紧张综合征。

4.身心反应

(1)身体反应 全身性水肿被评估者,可因体内液体潴留而导致体重增加,常伴尿量减少。水肿严重时,因心脏的容量负荷增加,被评估者可脉搏增快、血压升高。大量胸、腹腔积液时,被评估者可出现胸闷、呼吸困难,加上严重的肢体水肿,日常活动常受限制。长期水肿使水肿区域组织、细胞营养不良,对感染的抵抗力下降,容易发生皮肤溃疡和继发感染,且伤口不易愈合。

(2)心理反应 由于严重全身水肿、胸水、腹水,出现气短、呼吸困难等症状,患者不能平卧睡眠,易出现烦躁不安、焦虑等情绪。

【护理诊断和合作性问题】

1.体液过多 与组织间隙液体潴留有关。

2.皮肤完整性受损/有皮肤完整性受损的危险 与长期卧床有关;与严重水肿导致皮肤血液供应较差、抵抗力下降有关。

3.潜在并发症:急性肺水肿。

第三节　咳嗽与咳痰

咳嗽(cough)是人体的一种保护性反射动作。呼吸道内分泌物和自外界吸入呼吸道的异物,可通过咳嗽排出体外。但长期、频繁咳嗽,既影响工作与休息,也可使呼吸道内感染扩散,或使胸腔内压力增高,加重心脏负担,则属病理现象。痰是气管、支气管的分泌物或肺泡内的渗出液,借助咳嗽动作将其排出称为咳痰(expectoration)。

【病因及发生机制】

1.呼吸系统疾病 从鼻咽部至小支气管整个呼吸道黏膜受到刺激时,均可引起咳嗽。胸膜炎或胸膜受刺激(如自发性气胸、胸腔穿刺等)时也可引起咳嗽,而呼吸道感染是引起咳嗽、咳痰最常见的原因。

2. 心血管疾病 左心衰竭引起肺淤血、肺水肿,或因右心及体循环静脉栓子脱落引起肺栓塞时均可引起咳嗽。

3. 神经、精神因素 神经、精神因素包括神经反射性和神经官能症,如习惯性咳嗽等。

4. 其他 全身感染、恶性肿瘤或白血病的肺或胸膜浸润等。

咳嗽的发生是由于延髓咳嗽中枢受刺激引起的,通过呼吸肌的运动来完成咳嗽动作,呼吸道分泌物或异物也随之被排出。咳痰是一种病理现象。正常支气管黏膜腺体和杯状细胞分泌少量黏液,用来保持呼吸道黏膜的湿润。当呼吸道发生炎症时,引起黏膜充血、水肿,黏液分泌增加,浆液渗出,此时渗出物与黏液、吸入的尘埃和组织破坏物混合成痰,借助咳嗽动作将其排出体外。在肺淤血和肺水肿时,因毛细血管通透性增高,肺泡和小支气管内有不同程度的浆液漏出,也会引起咳痰。

【临床表现】

咳嗽因病因不同,临床表现也可不同。

1. 咳嗽的性质 咳嗽无痰或痰量很少,称干性咳嗽。常见于急性咽喉炎、急性支气管炎初期、呼吸道异物、肺结核初期等。咳嗽伴有痰液称为湿性咳嗽。常见于慢性支气管炎、支气管扩张、肺脓肿、肺炎等。刺激性呛咳见于肺癌的早期表现等。

2. 咳嗽发作与时间的关系 突然发作的咳嗽,多见于急性上呼吸道感染、气管及支气管异物;长期反复发作的咳嗽多见于慢性呼吸道疾病,如慢性支气管炎、慢性纤维空洞型肺结核等;体位变动,痰液流动可使患者的咳嗽于清晨起床或夜间睡眠时加剧,如慢性支气管炎、慢性肺脓肿、支气管扩张症。

3. 咳嗽的音色 金属调咳嗽,见于原发性支气管肺癌、纵隔肿瘤等。声音嘶哑见于声带炎、喉炎等。犬吠样咳嗽,见于气管受压、会厌及喉部疾患。咳嗽声音无力,见于极度衰竭、声带麻痹。短促的轻咳、咳而不爽者多见于干性胸膜炎。胸腹部创伤或手术后,因会致疼痛而不能用力咳嗽。

4. 痰的性质、量、气味、颜色 痰的性质可分为黏液性、浆液性、脓性、黏液脓性、血性等。咳出痰的性质、量、气味、颜色也因不同疾病而异。痰量少时可仅数毫升,多时达数百毫升。黄脓痰表示呼吸道化脓性感染;铁锈色痰见于肺炎球菌性肺炎;草绿色痰见于铜绿假单胞菌;烂桃样痰见于肺吸虫病;血性痰多见于支气管扩张症、肺结核、支气管肺癌等;棕褐色痰见于阿米巴肺脓肿;粉红色泡沫痰见于急性肺水肿;白色泡沫痰见于慢性左心衰竭。合并厌氧菌感染时,痰有恶臭,多见于肺脓肿、支气管扩张症等。

【护理评估要点】

1. 病史及发病情况 需了解咳嗽发生的时间、缓急、发生年龄、所处环境、既往有无慢性疾病史等。小儿突然刺激性呛咳多由异物吸入所致;青壮年长期咳嗽者应注意肺结核、支气管扩张;男性、40岁以上、尤其长期吸烟者,应考虑慢性支气管炎、阻塞性肺气肿,若咯血应考虑支气管肺癌。雾霾天气易致咳嗽,长期接触有害粉尘、接触刺激性气体、长期吸烟等也易发生咳嗽。

2.临床特点

（1）咳嗽性质、出现时间及音色　注意咳嗽时是否伴有痰液出现,咳嗽时间及音色可因急、慢性病变性质不同而异。

（2）痰液的性质、痰量和痰色　咳出痰的性质、量、气味、颜色因不同疾病而异。注意评估痰液是黏液性、浆液性、脓性、黏液脓性还是血性等。观察痰量、痰色有助于疾病的判断。痰量增多反映支气管和肺的炎症在发展,痰量减少提示病情好转;若痰量减少,而全身中毒症状反而加重、体温升高,提示排痰不畅。

3.伴随症状

（1）咳嗽伴高热　常见于肺炎、急性渗出性胸膜炎等。

（2）咳嗽伴胸痛　常见于胸膜病变或肺部病变累及胸膜,如肺炎、支气管肺癌、肺梗死、胸膜炎、自发性气胸等。

（3）咳嗽伴咯血　常见于支气管扩张、肺结核、支气管肺癌等。

（4）咳嗽伴喘息　常见于支气管哮喘、心源性哮喘及喘息型支气管炎等。

（5）咳嗽伴大量泡沫痰　尤其是粉红色泡沫痰,常见于急性肺水肿。伴大量脓痰常见于支气管扩张、肺脓肿、支气管胸膜瘘等。

4.身心反应

（1）身体反应　长期或剧烈的咳嗽可导致被评估者出现头痛、睡眠障碍、精神萎靡、食欲不振、呼吸肌疲劳和酸痛等。体格虚弱或咳嗽无力者、昏迷者及痰液黏稠时,会导致被评估者排痰困难,影响治疗效果。

（2）心理反应　长期或剧烈的咳嗽,可引起被评估者精神紧张、焦虑;常年反复的咳嗽、咳痰,容易使被评估者对治疗丧失信心,产生抑郁等不良情绪。

【护理诊断和合作性问题】

1.清理呼吸道无效　与痰液黏稠、无力或无效咳嗽等有关。

2.睡眠型态紊乱　与夜间频繁咳嗽影响睡眠有关。

3.潜在并发症:自发性气胸。

第四节　咯　血

咯血（hemoptysis）是指喉及喉以下的呼吸器官出血,经咳嗽排出口腔的现象。咯血可表现为痰中带血、血痰和大量咯血。咯血量的多少与受损血管的性质、数量和程度有关,与病情的严重程度不完全一致。由于经口腔排出的血液可来自口腔、鼻、咽喉甚至是上消化道,因此,咯血应与鼻咽部出血、口腔出血和上消化道出血相鉴别。

【病因及发生机制】

1.病因

（1）呼吸系统疾病

1）支气管疾病:常见的有支气管扩张症、支气管肺癌、支气管结核和慢性支气管炎等,其发生是炎症、肿瘤等损伤支气管黏膜或病灶处毛细血管,使其通透性增加或黏膜下血管破裂所致。

2)肺部疾病:常见的有肺结核、肺脓肿、肺炎等,引发毛细血管通透性增高,血液渗出,甚至血管破裂。

(2)心血管疾病　较常见的是二尖瓣狭窄,引发肺淤血导致肺泡壁或支气管内膜毛细血管破裂,甚至支气管黏膜下层支气管静脉曲张破裂。

(3)全身性疾病　①血液病:如血小板减少性紫癜、白血病等。②急性传染病:如流行性出血热等。③风湿性疾病:如系统性红斑狼疮等。④其他:如气管或支气管子宫内膜异位症等,均可引起咯血。

(4)外伤　肋骨骨折、胸部刺伤、枪弹伤等,以及因胸腔或肺的穿刺与活检、支气管镜检查等引起的损伤。

2.发生机制　主要因肺部感染等因素造成血管壁通透性增加、血管壁侵蚀和破裂、血管瘤破裂等,以及肺血管内压力增高、止血与凝血功能障碍和机械性损伤等所致。

【临床表现】

咯血

1.咯血量　咯血量差异甚大,从痰中带血、血痰到大量咯血不等。咯血量不一定与疾病的严重程度一致,但临床上可作为判定咯血严重程度和预后的重要依据。少量间断咯血,不致造成严重后果,但可能是严重疾病或肿瘤的早期信号。大量咯血,可导致窒息死亡。

2.颜色及性状　咯血多为鲜红色,常见于肺结核、支气管扩张、肺脓肿、支气管结核、出血性疾病等;铁锈色血痰见于肺炎球菌肺炎;砖红色胶冻样血痰见于克雷伯菌肺炎;二尖瓣狭窄肺淤血可出现暗红色血痰;浆液性粉红色泡沫样血痰见于急性肺水肿等。

3.常见并发症

(1)窒息　是咯血最严重的并发症,不论咯血量多少均可能发生窒息,若被评估者的情绪高度紧张、年老体弱,则发生窒息的危险性增大。表现为在咯血过程中,咯血突然减少或终止,继之出现胸闷、气促、烦躁不安或紧张、恐惧、大汗淋漓、颜面青紫,重者出现意识障碍。窒息是咯血直接致死的重要原因。

(2)失血性休克　大量咯血后脉搏增快、血压下降、四肢湿冷、烦躁不安以及少尿等。

(3)肺不张　咯血后如出现呼吸困难、胸闷、气促、发绀,患侧呼吸音减弱或消失,可能为血块堵塞支气管,引起全肺、一侧肺或肺段不张。

(4)继发感染　表现为咯血后发热、体温持续不退,咳嗽加剧,局部有干湿啰音。

【护理评估要点】

1.病史及发病情况　了解被评估者有无肺或心脏疾病病史对病情评估十分重要。幼年曾患麻疹或百日咳的,应考虑支气管扩张;青壮年发生咯血者应多考虑肺结核、支气管扩张、风湿性心瓣膜病等;40岁以上者,尤其是男性、有吸烟嗜好者,应首先考虑原发性支气管肺癌。年轻女性反复咯血与月经周期有关者应考虑子宫内膜异位症。

2.临床特点

（1）咯血量　由于咯血常骤然发生，被评估者或将血液吐在地面，或有血液吞入胃内，故咯血量多粗略估计。

1）少量咯血：咯血量少于100 mL/24 h，可仅表现为痰中带血，多无全身症状。

2）中等量咯血：咯血量100～500 mL/24 h，咯血前可有喉痒、胸闷、咳嗽等先兆症状。

3）大咯血：咯血量超过500 mL/24 h 或一次咯血300 mL 以上，表现为咯出满口血液或短时内咯血不止，常伴脉速、出冷汗、呼吸急促、面色苍白、紧张不安和恐惧感。

（2）与呕血的鉴别　大咯血时需与呕血鉴别（表4-3）。

表4-3　咯血与呕血的鉴别

鉴别项目	咯血	呕血
病因	肺结核、支气管扩张、肺癌、心脏病等	消化性溃疡、肝硬化食管胃底静脉曲张、急性胃黏膜病变等
出血前症状	咽部痒感、胸闷、咳嗽等	上腹部不适、恶心、呕吐等
出血方式	咯出	呕出，可呈喷射状
血色	鲜红	棕黑、暗红，有时鲜红
血中混有物	痰、泡沫	食物残渣、胃液
血液 pH 值	碱性	酸性
黑便	无，如咽下血液可有	有，可为柏油样便，呕血停止后持续数日
出血后痰的性状	常有血痰数日	无痰

【想一想】

　鼻腔出血可能从口腔中排出吗？若口鼻出血应如何与咯血相区别？

（3）颜色及性状　不同疾病可有不同特点，需仔细观察血痰的颜色及性状。

（4）并发症　大咯血时易发生并发症，尤其注意窒息的发生。

3.伴随症状　咯血伴发热，常见于肺炎、肺结核等；咯血伴胸痛，常见于肺炎、肺结核、肺癌等；咯血伴皮肤黏膜出血，常见于血液病、结缔组织病、流行性出血热等；咯血伴脓痰，常见于支气管扩张症、肺脓肿、肺结核空洞及肺囊肿并发感染等；咯血伴黄疸，常见于钩端螺旋体病等。

4.身心反应

（1）身体反应　咯血可偶尔一次或长年反复。咯血后口中可有血腥味，中等量以上的咯血，咯血前被评估者可先有咽痒、胸闷等症状；咯血时可伴呛咳，出冷汗、脉搏细数、呼吸急促、面色苍白等。

（2）心理反应　无论咯血量多少，被评估者均会产生不同程度的心理反应，出现焦虑或恐惧等。

【护理诊断和合作性问题】

1.有窒息的危险　与大量咯血、情绪紧张、无力咳嗽或屏气等因素有关。

2.恐惧　与大咯血有关。

3.有感染的危险　与血液滞留支气管有关。

4.体液不足　与大量咯血所致循环血量不足有关。

5.潜在并发症：休克。

第五节　疼　痛

疼痛是由于机体受到伤害性刺激等所引起的痛觉反应，为临床常见的症状之一，又是一种警戒信号，可促使机体采取相应的防护措施以避免进一步的损害，因而对机体的正常活动具有保护作用。但疼痛常引起不愉快的情绪反应，特别是强烈或持久的疼痛还会引起生理功能紊乱，甚至休克等。本节重点介绍头痛、胸痛、腹痛。

【病因及发病机制】

1.头痛（head ache）　头痛是指额、顶、颞及枕部的疼痛。

（1）病因　①颅脑病变：颅内感染、颅内占位性病变、血管病变、颅脑损伤、偏头痛等。②颅外病变：颅骨、颈椎病变及其他颈部疾病、神经痛、眼耳鼻和牙疾病等所致的头痛。③全身性疾病：急性感染、心血管病、中毒、尿毒症、低血糖、肺性脑病、中暑等。④神经症。

（2）发病机制　①各种原因引起的颅内外血管收缩、扩张，或血管受牵拉，如肺炎、高血压等。②脑膜受刺激或牵拉，如脑膜炎、蛛网膜下腔出血等。③具有痛觉的脑神经和颈神经受刺激、挤压或牵拉所致的神经性头痛。④头、颈部肌肉的收缩引起的局部缺血，如精神过度紧张、头颈部外伤等。⑤五官和颈椎病变的疼痛扩散或反射到头部。⑥生化因素及内分泌紊乱。⑦神经功能紊乱等。

2.胸痛（chest pain）

（1）病因　主要由胸部病变所致。①胸壁疾病：皮肤、肌肉、肋骨及肋间神经的炎症和损伤。②呼吸系统疾病：胸膜炎、气胸、肺炎、肺癌、肺梗死等。③心血管疾病：心绞痛、心肌梗死、心包炎、心脏神经症等。④食管与纵隔疾病：食管炎、食管癌、纵隔脓肿、纵隔肿瘤等。⑤其他：膈下脓肿、肝脓肿等。

（2）发生机制　胸部的感觉神经受缺血、炎症、肌张力改变、癌症浸润等因素的刺激，产生痛觉冲动，传入大脑皮质的痛觉中枢引起疼痛。

3.腹痛（abdominal pain）

（1）病因　多由腹部病变引起，也可由胸部疾病或全身性疾病引起。腹痛按病程可分为急性和慢性，按病变性质分为功能性与器质性，其中属于外科范围的急性腹痛，临床上常称为"急腹症"。

1）急性腹痛：①腹腔脏器的急性炎症。②腹腔内脏器急性穿孔或破裂或扭转。③空腔脏器梗阻或扩张。④腹腔内急性血管病变如肠系膜动脉栓塞。⑤胸部疾病引起的牵涉痛如心肌梗死。⑥全身性疾病如糖尿病酮症酸中毒、尿毒症等。

2）慢性腹痛：①腹腔内脏器的慢性炎症或溃疡性病变。②肿瘤性病变。③胃肠神经功能紊乱。④中毒与代谢障碍。

【想一想】
　　痛觉与痛反应是一回事吗？

（2）发生机制　因分布于腹壁组织的脊神经或分布于腹腔内脏组织的交感神经和副交感神经受到病变的刺激而致。脊神经对各种刺激均较敏感，且痛觉定位准确。内脏组织的感觉神经对锐器刺激如刺、割、烧、灼等不敏感，但当空腔脏器内压力增高、平滑肌强烈痉挛或组织缺血时会产生明显痛觉。

【临床表现】

由于引起疼痛的病因及病变部位不同，疼痛的临床表现也不尽相同。皮肤痛的定位明确，疼痛明显的部位多为病变部位，躯体痛与内脏痛的定位较模糊且常伴有牵涉痛。

（一）头痛

1. 发病情况　剧痛，持续不减，伴有不同程度意识障碍，但无发热者，提示血管性病变；慢性进行性头痛伴有颅内高压表现者，应注意颅内占位性病变；慢性头痛突然加剧并伴有意识障碍者，提示可能发生脑疝；青壮年长期反复发作头痛，常因焦虑、紧张而发生，无颅内高压表现者，多为肌收缩性头痛。

2. 头痛的部位　偏头痛及丛集性头痛多在一侧；高血压引起的头痛多在额部或整个头部；全身性或颅内感染性疾病的头痛，多为全头部痛。

3. 头痛程度与性质　头痛的轻重程度与病情严重性不一定相一致。三叉神经痛、偏头痛及脑膜刺激的疼痛最为剧烈；脑肿瘤的头痛多较轻；血管性头痛多为胀痛、搏动性痛；神经痛多为电击、烧灼样痛或刺痛。

4. 头痛发生与持续的时间　神经性头痛多短暂；颅内占位性病变引起的头痛多为持续性，往往清晨加剧；丛集性头痛常在晚间发生；鼻窦炎引起的头痛常于清晨或上午发生，逐渐加重至午后减轻；女性偏头痛常与月经周期有关。

5. 影响头痛的因素　用力、转体、摇头、咳嗽等可加剧血管性、颅内高压性及脑肿瘤性头痛；颈肌收缩性头痛可经按摩颈肌而减轻；丛集性头痛在直立时可减轻；偏头痛于应用麦角胺后常可缓解。

（二）胸痛

1. 胸痛部位　胸壁胸廓疾病引起的胸痛，部位固定，局部有压痛，胸壁的炎症可有红、肿、热、痛表现；心绞痛及急性心肌梗死的胸痛多在胸骨后或心前区，可向左肩和左臂内侧放射；食管及纵隔疾病引起的胸痛，亦多在胸骨后；自发性气胸、胸膜炎及肺梗塞引起的胸痛多位于患侧的腋下。

2. 胸痛性质　胸痛的性质可有多种多样。程度可呈剧痛、轻微疼痛和隐痛。如心绞痛呈压榨性伴窒息感；急性心肌梗死时则疼痛更剧烈而持久伴濒死感；原发性支气管肺癌及纵隔肿瘤常表现为闷痛。

3. 发病年龄　青壮年胸痛多考虑自发性气胸、心肌炎；老年人胸痛应警惕心绞痛、急性心肌梗死、原发性支气管肺癌等。

4. 影响胸痛的因素　心绞痛易在劳累、精神紧张时发生，发作时间短暂（持续 1～5 min），而急性心肌梗死所致的疼痛持续时间长（数小时或更长）且不易缓解。咳嗽、深呼吸可使胸膜炎、心包炎、自发性气胸的胸痛加剧。

笔记栏

（三）腹痛

1. 腹痛的部位　一般腹痛的部位多为病变所在部位。胃、十二指肠疾病的疼痛多在上腹部；肝胆疾病的疼痛多位于右上腹；小肠疾病的疼痛多在脐部或脐周；阑尾炎的疼痛多位于右下腹部；急性胰腺炎可有腰背部束带状疼痛；弥漫性腹膜炎可出现全腹痛等。

2. 腹痛的性质与程度　与引起疼痛的病因及病变部位密切相关。急性腹痛起病急骤，疼痛剧烈，可呈钝痛、刺痛、烧灼样疼痛、绞痛、刀割样痛等。肝炎主要为肝区胀痛，胆道蛔虫表现为上腹部钻顶样绞痛。持续性隐痛多为内脏炎症或包膜过度伸展所致；持续性剧痛常见于急性腹膜刺激，如急性腹膜炎、宫外孕破裂等；持续性疼痛呈阵发性加剧者，一般由腹内空腔性脏器炎症伴有蠕动加强或平滑肌痉挛引起，如胆道感染等。慢性腹痛发病隐匿，常为隐痛、钝痛或胀痛等。慢性周期性、节律性上腹部烧灼痛、钝痛常提示消化性溃疡。

3. 诱发、加重与缓解腹痛的的因素　食管病变的胸痛常与吞咽食物有关。消化性溃疡的疼痛多与饮食有关，十二指肠溃疡常为饥饿性疼痛，餐后上腹部不适或疼痛见于胃溃疡。胆囊炎、胆石症常因进食油腻食物而诱发或加重，急性胰腺炎常有暴食、酗酒史。反流性食管炎常在躯体前屈时出现剑突下烧灼痛，胃下垂可因长时间站立出现上腹痛。腹部受外部暴力作用而突然引起的腹部剧痛伴休克者，应考虑是肝、脾破裂所致。

4. 疼痛的发生与持续时间　胃溃疡疼痛多于饭后发生，而十二指肠溃疡疼痛多于饭前出现。突发的疼痛，常提示急性病变或慢性病变突然加重；起病缓慢、迁延不愈的疼痛见于慢性胃炎、消化性溃疡等。

【护理评估要点】

不同被评估者因年龄、文化背景等因素的影响，对疼痛的认识与理解、忍耐力、表达能力及表现形式等存在个体差异。因此，评估者除收集被评估者的主观资料外，还必须注意对被评估者面部表情等非语言行为的观察，以获取可靠的信息。

1. 病史及发病情况　①对头痛者应注意有无颅脑外伤史，偏头痛可有家族史。②胸痛被评估者应注意心脏病病史或最近的心脏手术史、既往的身体状况等。③腹痛者要了解被评估者有无外伤及食物中毒史，既往有无类似发作等病史。而年龄与性别的不同，疾病的性质也有所不同，如小儿以肠道病变为常见，如肠道蛔虫症、肠套叠、嵌顿性疝等；青壮年以消化性溃疡、阑尾炎等多见；中老年则以胆石症、胰腺炎、恶性肿瘤等多见；女性被评估者必须注意盆腔器官病变，如卵巢囊肿扭转、异位妊娠等。

2. 临床特点

（1）疼痛的部位　疼痛最明显的部位多为病变所在部位，但应注意某些内脏疾病可伴有牵涉痛，甚至突出表现为牵涉部位疼痛。如心绞痛可单纯表现为左肩痛、左臂痛、上腹痛或牙痛等；而急性阑尾炎早期可主要为上腹痛。

（2）疼痛性质　疼痛的性质与病因及病变部位密切相关。血管性头痛多为搏动性，脑肿瘤多为强烈钝痛。心绞痛则呈压榨性，有紧缩或窒息感；肋间神经痛呈刀割样、触电样或灼痛。肝炎主要为肝区胀痛，胆道蛔虫表现为上腹部钻顶样绞痛。持续

【议一议】
对腹痛患者可随意用止痛剂止痛吗？为什么

性隐痛多为内脏炎症或包膜过度伸展所致;持续性剧痛常见于急性腹膜刺激;慢性胃炎则可表现为轻微上腹不适等。

(3)疼痛的程度 疼痛的程度可分为轻度、中度和重度,或可描述为隐痛、钝痛或剧痛。但由于不同个体对疼痛的耐受程度不同,描述的疼痛程度也不同。

(4)疼痛的时间 不同病因引起的疼痛持续时间长短不一,临床上将持续时间在半年以内的疼痛称为急性疼痛,半年以上者称为慢性疼痛。疼痛的经过可以是间歇性、阵发性、周期性、持续性或持续性伴阵发性加剧等。

(5)诱发、加重与缓解的因素 咳嗽、打喷嚏、摇头可使颅内压增高的头痛加重,饮酒可诱发丛集性头痛,使用脱水剂使颅内压降低后头痛可缓解。胸膜炎的疼痛常在深吸气和咳嗽时加重,屏气时减轻或消失;食管病变的胸痛常与吞咽食物有关。消化性溃疡、急性胰腺炎疼痛与饮食有关。

3.伴随症状

(1)头痛伴剧烈呕吐者应考虑颅内压增高;有视力障碍的多见于偏头痛、青光眼等。

(2)胸痛伴咳嗽、咳痰者提示为肺部疾病;肺癌可伴有痰中带血或少量咯血;食管病变可伴有咽下困难及食物反流等。

(3)腹痛伴有发热者提示腹腔内炎性病变;阵发性腹痛且不排便及排气者,多提示肠梗阻;伴腹泻者常见于急性肠炎;伴有黏液血便时应考虑结肠、直肠病变,小儿则提示肠套叠;剧烈腹痛伴有便血者,提示肠绞窄或肠系膜血管栓塞等;伴有尿频、尿急、尿痛和血尿者,多提示泌尿系统疾病;上腹部突然剧痛伴腹肌紧张、压痛、反跳痛多见于消化性溃疡穿孔。

4.身心反应

(1)身体反应 颅内压增高引起的头痛可出现呼吸及脉搏减慢,血压升高。胸痛被评估者可因不敢深呼吸和咳嗽而出现缺氧、分泌物潴留。疼痛伴剧烈呕吐者可引起水、电解质及酸碱平衡紊乱。疼痛剧烈或有胃肠穿孔、肠梗阻等可引起休克等。慢性腹痛被评估者常伴有食欲减退、食量减少,导致消瘦。

(2)心理反应 急性剧烈疼痛可使被评估者产生精神不振、焦虑、恐惧感。长期慢性疼痛可造成被评估者失眠、健忘、思想不集中、烦躁或抑郁等心理反应。

【护理诊断和合作性问题】

1.疼痛 头痛:与脑膜炎、脑外伤等引起颅内压增高有关;胸痛:与冠状动脉狭窄、阻塞导致心肌缺血,胸膜炎症,胸部损伤等有关;腹痛:与胃肠平滑肌痉挛,胃酸刺激,肝脏肿瘤迅速增大使肝包膜被牵拉等有关。

2.焦虑 与疼痛迁延不愈有关。

3.恐惧 与急性疼痛程度剧烈,或疼痛持续,担心疾病预后等有关。

4.潜在并发症:神经源性休克等。

5.睡眠型态紊乱 与长期性疼痛有关。

笔记栏

第六节 发 绀

发绀(cyanosis)是指血液中还原血红蛋白浓度增多,或血液中含有异常血红蛋白衍生物致皮肤及黏膜呈青紫色改变的一种现象,也称为紫绀。临床以口唇、舌、两颊、鼻尖、耳垂、甲床等皮肤较薄、色素较少和毛细血管丰富的部位较明显。

【病因及发生机制】

(一)病因

1. 血液中还原血红蛋白增多

(1)中心性发绀 因心肺疾病引起动脉血氧饱和度降低所致,常见于呼吸系统疾病,如慢性阻塞性肺疾病等及心血管疾病,如发绀型先天性心脏病等。

(2)周围性发绀 ①全身血液循环障碍:休克、慢性心力衰竭、缩窄性心包炎、腔静脉阻塞综合征等。②局部血液循环障碍。③红细胞增多:真性红细胞增多症,因慢性缺氧引起的继发性红细胞增多症。

(3)混合性发绀 为中心性与周围性发绀并存,多见于心功能不全。

2. 血源中存在异常血红蛋白衍生物

(1)高铁血红蛋白血症 先天性家族性高铁血红蛋白血症、特发性阵发性高铁血红蛋白血症、磺胺类或非那西丁类药物过量以及亚硝酸盐、硝基苯等中毒引起的继发性高铁血红蛋白血症。

(2)硫化血红蛋白血症 服用某些含硫的药物或化学品后引起。

(二)发生机制

绝大多数的发绀是由于血液中还原血红蛋白含量增多引起,当毛细血管循环血液中还原血红蛋白含量超过 50 g/L 时,就会出现发绀。少部分是由于血液中存在异常血红蛋白致血红蛋白结构异常,使部分血红蛋白丧失携氧能力而致发绀。

【临床表现】

发绀主要表现为甲床、口唇、舌、鼻尖及颊部的皮肤黏膜青紫。发绀的程度取决于体表毛细血管的状态,在受热或二氧化碳含量增加的情况下,毛细血管扩张,发绀较为明显。严重贫血时因外周血中血红蛋白量减少,发绀可不明显,易被忽视。

1. 中心性发绀 全身皮肤黏膜均发绀,皮肤温暖,可伴有杵状指(趾)和红细胞增多。

2. 周围性发绀 表现为肢体末梢与下垂部位如肢端、耳垂、鼻尖等部位的皮肤青紫、发凉。局部加温或按摩后,皮肤可转暖,发绀可减轻或消退。

3. 混合性发绀 兼有中心性发绀和周围性发绀的表现。

4. 血源中存在异常血红蛋白衍生物所致发绀 多于服用相关药物、化学品或因食物中毒后,且发绀多急剧发生,常无呼吸困难现象。进食含有大量亚硝酸盐的蔬菜、腌制的咸菜或变质的剩菜后也可发生发绀,又称肠源性青紫症。

【议一议】
　　严重缺氧时会发绀吗?是否缺氧越严重发绀也一定更明显?为什么?

【护理评估要点】

1. 病史及发病情况　需了解发生的年龄、起病时间、可能的原因、出现的急缓以及既往有无心肺疾病病史等。婴幼儿出现发绀主要见于先天性心脏病,成人发绀常由心肺疾病引起,多有相应的病史或于呼吸道感染后发生或加重。原无心肺病变者突然出现发绀,须了解有无服用药物或接触化学品史。

2. 临床特点

(1) 发绀程度与体表毛细血管的状态、皮肤厚薄、色素沉着、红细胞的多少等有关。血管扩张、皮肤较薄、色素较少者,发绀明显。严重贫血时,发绀可不明显。休克时,因血管收缩,发绀较轻,易被忽视。

(2) 中心性发绀与周围性发绀表现相似又各有特点,需注意鉴别(表4-4)。

表4-4　中心性发绀与周围性发绀的鉴别

类型	病因	临床表现
中心性发绀	心、肺疾病导致动脉血氧饱和度降低引起的发绀	中心性发绀的特点为全身性发绀,除四肢与颜面外,亦可见于舌、口腔黏膜和躯干皮肤,发绀部位皮肤温暖,常伴有杵状指(趾)及红细胞增多
周围性发绀	由于周围循环障碍或周围血管收缩、组织缺氧所致	周围性发绀的特点为肢体末梢与下垂部位发绀,如肢端、耳垂与鼻尖,发绀部位皮肤温度低,按摩或加温后皮肤变暖,发绀可消失

3. 伴随症状　急性发绀伴呼吸困难多见于急性左心衰与呼吸衰竭,发绀伴有意识障碍的多为药物或化学品中毒、休克、急性肺部感染、急性肺水肿等。发绀明显而不伴呼吸困难者,提示异常血红蛋白血症。发绀伴头晕、头痛的多为缺氧所致。发绀伴杵状指(趾)的,主要见于先天性心脏病和某些慢性肺部疾病如支气管扩张、慢性肺脓肿等。慢性发绀伴呼吸困难多见于慢性阻塞性肺疾病与心脏疾病等。

4. 身心反应

(1) 身体反应　由于缺氧被评估者可出现呼吸气促、脉搏增快、意识改变等全身症状。

(2) 心理反应　突发而严重的发绀被评估者常可出现焦虑、恐惧。先天性心脏病被评估者因对预后的担忧可能出现忧郁等心理反应。

【护理诊断和合作性问题】

1. 活动无耐力　与心肺功能减退、机体缺氧等有关。
2. 气体交换受损　与心肺功能不全有关。
3. 低效性呼吸型态　与肺泡通气、换气、弥散功能障碍有关。

笔记栏

第七节　呼吸困难

呼吸困难(dyspnea)是指被评估者主观上感觉空气不足、呼吸费力,客观上表现为呼吸频率、节律和深度的改变,严重者出现张口呼吸、鼻翼扇动、端坐呼吸、发绀、辅助呼吸肌参与呼吸运动。呼吸困难是呼吸衰竭的主要临床症状之一。

【病因及发生机制】

(一)病因

1.呼吸系统疾病

(1)气道阻塞　上呼吸道阻塞主要由气管异物、喉头水肿、白喉等引起;下呼吸道阻塞见于慢性阻塞性肺疾病(COPD)、支气管哮喘等。

(2)肺部病变　肺炎、肺结核、肺癌、肺淤血、肺水肿、肺梗死等。

(3)胸廓及胸膜病变　严重胸廓畸形、肋骨骨折、气胸、胸腔积液等。

(4)呼吸肌及神经病变　急性感染性多发性神经炎、重症肌无力、严重低钾血症等。

(5)膈运动障碍　如大量腹腔积液、妊娠末期等。

2.循环系统疾病　各种心脏疾病引起的左心或右心衰竭、大量心包积液、缩窄性心包炎等。

3.中毒性疾病　尿毒症、糖尿病酮症酸中毒,药物中毒如吗啡和巴比妥类,农药中毒如有机磷,化学毒物如亚硝酸盐中毒及一氧化碳中毒、代谢性酸中毒等。

4.血液系统疾病　严重贫血、白血病、异常血红蛋白血症、输血反应等。

5.神经精神性疾病　如颅脑外伤、脑出血、脑炎及脑膜炎等引起的呼吸中枢功能障碍和精神性疾病如癔症等。

(二)发生机制

呼吸困难发生机制有以下几方面,气道狭窄导致通气功能障碍;肺组织病变与肺淤血导致换气功能障碍;呼吸膜病变引起气体弥散障碍;肺组织压缩,心脏左右分流引起的通气与血流比值失调;各种原因导致呼吸肌麻痹;呼吸中枢调节障碍;血液成分的改变等。

【临床表现】

根据呼吸困难的发生机制及临床表现特点,将呼吸困难分为以下几种类型。

1.肺源性呼吸困难　肺源性呼吸困难主要是呼吸系统疾病引起的通气、换气功能障碍导致缺氧和(或)二氧化碳潴留。常见有以下三种类型:

(1)吸气性呼吸困难　由于喉炎、喉水肿、气管内异物或气管受压等导致大气管狭窄与阻塞所致。表现为吸气时间明显延长,吸气显著困难。严重者,由于呼吸肌极度用力,胸腔负压增大,吸气时出现胸骨上窝、锁骨上窝和肋间隙明显凹陷,称为"三凹征"(图4-1),亦可伴有干咳及高调吸气性喉鸣,上腹部在吸气时亦凹陷。是严重上呼吸道梗阻的典型体征。

（2）呼气性呼吸困难　由于慢性阻塞性肺部疾病、支气管哮喘等所致肺泡弹性减弱，支气管、细支气管不完全阻塞所致。主要表现为呼气费力、呼气缓慢、呼气时间明显延长，常伴有哮鸣音，是支气管哮喘的典型表现。

（3）混合性呼吸困难　由重症肺炎、肺结核、大量胸腔积液等所致换气功能障碍所致。表现为吸气与呼气均感费力，呼吸频率增加，呼吸变浅，常伴呼吸音减弱或消失，可有病理性呼吸音。

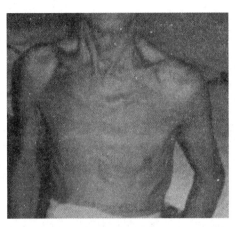

图4-1　三凹征

2．心源性呼吸困难　主要由于左心衰竭和（或）右心衰竭引起。

（1）左心衰竭　左心衰竭发生呼吸困难的主要原因是肺淤血和肺泡弹性降低。临床类型为：①劳力性呼吸困难，呼吸困难导致患者对体力活动的耐受下降，早期出现体力活动时呼吸困难，逐渐发展到登梯及平路行走发生呼吸困难，严重时稍事活动亦有呼吸困难，是左心功能不全最常见的症状。②夜间阵发性呼吸困难，发作时患者常于熟睡中突感胸闷气急，被迫坐起，惊恐不安，伴有咳嗽，轻者数分钟至数十分钟后症状逐渐减轻、缓解；重者可见端坐呼吸、面色青紫、大汗，有哮鸣声，咳浆液粉红色泡沫样痰，两肺底部有较多湿啰音，心率增快，有奔马律。此种呼吸困难，又称"心源性哮喘"。③端坐呼吸，活动时呼吸困难出现或加重，休息时减轻或消失，卧位时明显，坐位或立位时减轻，当病情严重时，往往采取半坐位或端坐呼吸。

（2）右心衰竭　右心衰竭发生呼吸困难的主要原因是体循环淤血。引起右心衰竭的基础病因为慢性肺源性心脏病、先天性心脏病或由左心衰竭发展而来。右心衰竭所导致呼吸困难较左心衰竭轻，也可由急性或慢性心包积液所致心包压塞或心包纤维性增厚、钙化、缩窄，使心脏舒张充盈受限，引起体循环瘀血所致。

3．中毒性呼吸困难　尿毒症、糖尿病酮症酸中毒时常出现深而规则的呼吸，可伴有鼾声。

4．神经、精神性呼吸困难　神经性呼吸困难是由于重症颅脑疾病引起颅压增高，导致呼吸中枢受刺激和供血减少，出现慢而深的呼吸，并常伴有呼吸节律改变。精神性呼吸困难常见于癔症患者，病人常突然发生呼吸困难，主要表现为呼吸频率快而浅，伴有叹息样呼吸或出现手足搐搦。

笔记栏

5.血液源性呼吸困难　重度贫血与高铁血红蛋白症,使红细胞携氧量下降,引起呼吸急促,心率增快。此外,急性失血或休克,因缺氧和血压下降,刺激呼吸中枢也可出现呼吸增快。

【评估要点】

1.病史及发病情况　评估呼吸困难时应注意其发生急缓、出现的年龄段以及既往的病史等多方面加以判断。如儿童突发呼吸困难时应注意是否有异物吸入,严重肺炎等也可出现。青壮年的呼吸困难应考虑肺结核、肺炎、胸腔积液、风湿性心瓣膜病等。老年人的呼吸困难应多考虑肺气肿、肺癌、肺炎、心脏病等。原有慢性心肺等疾病史者常因病情逐渐加重而出现呼吸困难,易于判断。

2.临床特点

(1)呼吸困难表现　评估时除倾听患者主诉外,更重要的是观察其呼吸频率、节律及深度等客观表现。根据病史及临床表现特点等判断患者的呼吸困难是肺源性呼吸困难还是心源性呼吸困难等。

(2)起病方式　数分钟与数小时内发生的呼吸困难常由支气管哮喘、肺水肿、气胸等引起;数天或数周发生的呼吸困难多为心功不全、胸腔积液等。慢性呼吸困难主要考虑慢性阻塞性肺疾病等。

3.伴随症状　①呼吸困难伴胸痛,常见于大叶性肺炎、急性胸膜炎、自发性气胸、急性心肌梗死等。②呼吸困难伴发热、咳嗽咳痰,常见于呼吸系统感染性疾病。③呼吸困难伴意识障碍或伴严重发绀、大汗、面色苍白、四肢厥冷、脉搏细数、血压下降等,提示休克等严重病情。

4.身心反应

(1)身体反应　被评估者因呼吸困难日常生活自理能力常会受到影响,严重呼吸困难时,常使被评估者部分或完全丧失生活自理能力,常需提供帮助与支持。呼吸困难严重程度的判断除倾听被评估者主诉外,更重要的观察其呼吸频率、节律与深度的客观表现。

【说一说】
你如何判断患者有呼吸困难?

(2)心理反应　呼吸困难与心理反应相互作用、相互影响,情绪变化可致呼吸中枢兴奋,加重呼吸困难。而严重的呼吸困难,又可使被评估者紧张、焦虑,甚至产生惊慌、恐惧或濒死感。

【主要护理诊断/问题】

1.气体交换受损　与肺部广泛病变导致有效呼吸面积减少等有关。
2.低效性呼吸型态　与上呼吸道梗阻、肺泡弹性减退、呼吸肌麻痹等因素有关。
3.语言沟通障碍　与严重喘息及辅助呼吸有关。
4.活动无耐力　与呼吸困难所致能量消耗增加和缺氧有关。
5.焦虑　与呼吸困难反复发作有关。

笔记栏

第八节 心 悸

心悸(palpitation)是一种自觉心脏跳动不适或心慌感。常伴心前区不适。身体评估可发现心率增快或减慢,或心律失常。心率和心律正常者也可有心悸。

【病因及发生机制】

(一)病因

1.心脏搏动增强

(1)生理性 主要见于健康人剧烈运动、受惊吓或过度紧张、大量饮酒及饮浓茶或咖啡后等。

(2)病理性 主要见于风湿性心脏病、先天性心脏病、高血压性心脏病等所致的心室肥厚及甲状腺功能亢进症、高热等原因所致的心排出量增加。

(3)药物性 应用氨茶碱、肾上腺素、阿托品等药物也可引起心悸。

2.心律失常 各种类型的心律失常均可产生心悸症状,尤以突然发生者为甚。包括心动过速,如窦性心动过速、阵发性室上性或室性心动过速等;心动过缓,如窦性心动过缓、房室传导阻滞等;心律不齐,如房性或室性期前收缩、心房颤动等。

3.心脏神经症 由自主神经功能紊乱引起。

(二)发生机制

心悸的发生机制尚未完全明了。一般认为心脏活动过度是心悸发生的基础,常与心率及心搏出量改变、心律失常有关,如心动过速、心脏收缩力增强等;也与精神因素、个体的感受性、心律失常发生的急缓及存在的时间长短有关。

【临床表现】

患者自觉心前区悸动、气短是主要表现。初发时不适感明显,常引起病人紧张、焦虑或恐惧,此种不良情绪又使交感神经兴奋、心脏负荷加重,甚至诱发心律失常而使心悸进一步加重。心悸可影响工作、学习、睡眠和日常活动能力,但一般无危险性,少数由严重心律失常所致者可发生猝死,此时多有血压降低、大汗、意识障碍、脉搏细速等表现。

心悸被评估者除自觉心跳或心慌外,不同病因所致的心悸,均有其原发病的表现。

【护理评估要点】

1.病史及发病情况 了解有无过度劳累、精神刺激、有无烟酒嗜好;有无阿托品、氨茶碱等用药史;有无心脏病、甲状腺功能亢进症、贫血等疾病病史。

2.临床表现特点 心悸发作的时间、频度、性质及程度,评估患者心悸发作时是在休息时还是于活动中发生;偶发性还是持续性,持续时间与间隔时间的长短等;心悸出现时有无先兆症状等。

心悸患者评估

3.伴随症状 心悸伴有心跳过快、过慢或不规则的情况,提示有心律失常;心悸伴呼吸困难,常见于心力衰竭、重症贫血等;心悸伴心前区疼痛,常见于冠状动脉粥样硬化性心脏病、心脏神经官能症等;心悸伴有多食、怕热、易出汗、消瘦等,多见于甲状腺功能亢进症(表4-5)。

表4-5 心悸的临床特点

分类	性质	临床特点
心脏搏动增强	生理性	持续时间较短,可伴有胸闷不适感,正常活动一般不受影响,去除诱因后恢复正常
	病理性	持续时间长或反复发作,常伴有胸闷、气急、心前区疼痛、晕厥等心脏病表现
心律失常		多伴有乏力、头晕、胸闷、气急,严重被评估者可有呼吸困难、低血压、晕厥,甚至可诱发心绞痛、心力衰竭、休克、昏迷、抽搐、猝死
自主神经功能紊乱		以青年女性多见,常在安静状态下发生,除心悸外常有心动过速、胸闷、心前区刺痛或隐痛、叹息样呼吸等症状,还有头昏、头痛、失眠、耳鸣、注意力不集中等神经官能症症状。心悸发作多与精神因素有关,心脏本身并无器质性病变

4.身心反应

(1)身体反应 观察心悸发生时脉搏、呼吸、血压等的变化。

(2)心理反应 由心悸持续的时间、原有身体状况及个人心理素质等多方面决定。可出现紧张、害怕、恐惧等情绪;神经症者,一般心理反应更大;由心悸导致的心理或情绪上的反应对日常生活、工作均可造成影响。

【护理诊断和合作性问题】

1.活动无耐力 与心悸发作机体缺氧有关。

2.恐惧 与心悸发作时情绪紧张有关。

3.潜在并发症:晕厥、心力衰竭。

第九节 恶心与呕吐

恶心(nausea)与呕吐(vomiting)是临床常见症状,多属机体的保护性功能。恶心常为呕吐的先兆,是一种紧迫欲吐的感觉,多伴有迷走神经兴奋的症状如面色苍白、流涎、出冷汗、血压降低、心率减慢等。呕吐是通过胃部强烈收缩使胃或部分小肠的内容物,通过食管反流经口腔排出体外的现象。

【病因及发生机制】

呕吐是一个复杂的反射活动。其过程分为三个阶段,即恶心、干呕及呕吐。恶心时胃张力和蠕动减弱,十二指肠张力增加,可伴或不伴十二指肠液反流;干呕时胃上部放松,胃窦部短暂收缩;呕吐时胃窦部持续收缩,贲门开放,腹肌收缩,腹压增加迫使胃内容物急速而猛烈地从胃反流,经食管、口腔而排出体外。

呕吐中枢位于延髓,它有两个功能不同的机构,一是神经反射中枢,即呕吐中枢,位于延髓外侧网状结构的背部,接受来自消化道、大脑皮质、内耳前庭、冠状动脉以及化学感受器触发带的传入冲动,直接支配呕吐的动作;一是化学感受器触发带,位于延髓第四脑室的底面,接受各种外来的化学物质或药物和内生代谢产物的刺激,并由此引发出神经冲动至呕吐中枢再引起呕吐。

引起恶心、呕吐的病因很多,根据发生机制可分为以下几类:

1. 反射性呕吐

(1)消化系统疾病　①口咽部刺激;②胃肠疾病,如胃炎、肠梗阻;③肝、胆、胰腺疾病;④腹膜及肠系膜疾病,如急性腹膜炎等。

(2)其他系统疾病　①眼部疾病,如青光服、屈光不正等;②泌尿及生殖系统疾病;③心血管疾病,如急性心肌梗死、心力衰竭等。

2. 中枢性呕吐　①神经系统疾病:见于颅内血肿、脑肿瘤等。②药物或化学毒物:如吗啡、洋地黄、有机磷、鼠药等。③其他:妊娠、肾上腺皮质功能不全、甲状腺功能亢进、低血糖、尿毒症、糖尿病酮症酸中毒、低钠血症、低钾血症、低氯血症等。

3. 前庭功能障碍性呕吐　如迷路炎、晕动病等。

4. 神经性呕吐　如胃肠神经官能症、神经性厌食、癔症等。

【临床表现】

1. 恶心　常为呕吐的前驱表现,但也有呕吐前无恶心,或有恶心而无呕吐的情况。有恶心感时多伴有皮肤苍白、流涎、出汗、心率减慢、血压降低等迷走神经兴奋的表现。呕吐后,常有轻松感。

2. 消化系统疾病引起的呕吐　常有恶心先兆,胃排空后仍干呕不止。急性胃肠炎引起的恶心、呕吐多伴有腹痛、腹泻;胃肠梗阻引起者,其呕吐物为隔宿食物,甚至有粪臭味。

3. 中枢性呕吐　呈喷射性、较剧烈且多无恶心先兆,吐后不感轻松,可伴剧烈头痛及不同程度的意识障碍。

4. 前庭功能障碍性呕吐　与头部位置改变有关,多伴有眩晕、眼球震颤、恶心、血压下降、出汗、心悸等自主神经功能失调症状。

5. 神经性呕吐　与精神或情绪因素有关,常无恶心先兆,食后即吐,吐后可再进食。

【护理评估要点】

1. 病史及发病情况　了解呕吐发作的病因及诱因,以往有无同样的发作史,以及呕吐与进食、体位等的关系;是否有加重或缓解的因素。

2.临床特点

(1)呕吐的特点 了解呕吐前有无明显恶心、呕吐发生的时间、呕吐的次数,呕吐是否呈喷射状,呕吐后是否有轻松感等。

(2)呕吐物的性状 呕吐物的量及气味,是否有酸味,是否含胆汁或血液等。十二指肠溃疡活动期呕吐物中常含大量酸性胃液;幽门梗阻患者呕吐物为有酸臭味的隔夜宿食,一般不含胆汁,呕吐量大,一次可超过1 000 mL;小肠低位梗阻、麻痹性肠梗阻被评估者呕吐物带有粪臭;有机磷农药中毒患者呕吐物可伴有大蒜气味;频繁剧烈呕吐、小肠高位梗阻、胃空肠吻合术后等呕吐物中有多量胆汁。

3.身心反应

(1)身体反应 呕吐频繁、持续时间较久者,可导致水、电解质和酸碱平衡紊乱以及消瘦和营养不良,但精神性呕吐的全身状况基本稳定。儿童、老人和意识障碍者,易发生误吸而导致肺部感染,甚至窒息。

(2)心理反应 频繁呕吐者常有紧张、焦虑等情绪反应。

4.伴随症状

(1)恶心、呕吐伴腹痛 可见于与急腹症相关的疾病,消化性溃疡、急性胃炎、高位肠梗阻等,有时腹痛可在呕吐之后得到暂时缓解,但胆囊炎、胆石症、急性胰腺炎等患者呕吐多不能使腹痛得到缓解。

(2)恶心、呕吐伴发热、寒战或黄疸 常见于胆囊炎和胆石症。

(3)恶心、呕吐伴头痛 应考虑引起颅内压增高的疾病,除此之外,还应想到偏头痛、鼻窦炎、青光眼、屈光不正等。

(4)伴有眩晕 应考虑迷路病变、是否因氨基糖苷类药物引起。

【护理诊断和合作性问题】

1.舒适的改变 与频繁呕吐有关。
2.体液不足/有体液不足的危险 与呕吐导致体液丢失和(或)摄入减少有关。
3.营养失调:低于机体需要量 与长期频繁呕吐和食物摄入量不足有关。
4.有误吸的危险 与呕吐物误吸入肺内有关。

第十节 呕 血

呕血(hematemesis)是指因上消化道疾病或全身性疾病导致上消化道出血时,血液从口腔呕出的现象。上消化道一般是指屈氏韧带以上的胃肠道,包括食管、胃、十二指肠、胰管和胆道。

【病因及发生机制】

1.消化系统疾病

(1)食管疾病 食管炎、食管憩室炎、食管癌、食管异物、食管及食管贲门损伤等。

（2）胃、十二指肠疾病　消化性溃疡、急性胃黏膜病变、应急性溃疡、胃癌等，以及少见的佐林格-埃利森综合征（卓-艾综合征）、胃血管异常、胃淋巴瘤、Crohn病等。

（3）肝、胆、胰疾病　肝硬化门脉高压时的食管胃底静脉曲张破裂出血；肝癌、肝脓肿或肝动脉瘤破入胆管；胆管或胆囊结石、胆道蛔虫症、胆囊或胆管癌以及乏特壶腹癌等引起的出血；胰腺炎合并脓肿破裂出血、胰腺癌出血等。

2. 全身性疾病

（1）急性传染性疾病　如败血症、流行性出血热、钩端螺旋体病、重症肝炎等。

（2）血液病　如白血病、再生障碍性贫血、血小板减少性紫癜、弥散性血管内凝血等。

（3）其他　脏器功能衰竭如尿毒症、呼吸衰竭、肝衰竭等；风湿性疾病如系统性红斑狼疮、结节性多动脉炎等。

上述病因中，以消化性溃疡引起出血者最为常见，其次是肝硬化食管-胃底静脉曲张破裂出血，再次为急性胃黏膜病变。

上述疾病发生的主要机制有以下四点：①凝血功能障碍，因为肝功能下降、维生素K缺乏、遗传等因素造成的凝血因子缺乏所致；②毛细血管壁功能异常，由过敏、急性感染、维生素C缺乏等所致；③血小板异常，由血液病、遗传、免疫因素等所致；④血管破裂，胃底、食管下段曲张的静脉被粗糙食物划破，痔疮破裂、溃疡病时小动脉被腐蚀破裂等所致。

【说一说】
　　呕血最常见的疾病有哪些？

【临床表现】

呕血前多有上腹部不适及恶心，随后呕出血性胃内容物。呕出血液的颜色取决于出血量及血液在胃内停留的时间。血红蛋白和胃酸作用可生成咖啡色或棕褐色的酸化正铁血红素。若出血量大，在胃内停留的时间短，则呕出的血液颜色呈鲜红色或暗红色；若在胃内停留的时间长，则为咖啡色或棕褐色。呕血多伴有黑便。重者可出现全身症状。上消化道出血在1 000 mL以下，可表现为头晕、乏力、出汗、四肢厥冷、心慌、脉搏增快。出血量大于1 000 mL，可有脉搏细速、血压下降、呼吸急促及休克等急性周围循环衰竭表现。

【护理评估要点】

1. 病史及发病情况　评估患者有无消化性溃疡、慢性肝炎等病史，有无服用肾上腺糖皮质激素、水杨酸类等药物史，出血前有无酗酒、进食粗硬或刺激性食物等。

2. 临床特点

（1）确定是否呕血　判断呕血时，应先排除口腔、鼻咽部出血和咯血，大呕血易与咯血相混淆，鉴别见本章第四节"咯血"。

（2）呕血的颜色　与出血量的大小以及血液在胃肠道内停留的时间长短有关。若出血量大，血液在胃内停留时间短，呕出的血液呈鲜红或暗红色；若出血量小，血液在胃内停留时间较长，呕出的血液呈咖啡色或褐色。

（3）出血量的估计　根据呕血的次数、量、颜色、性状以及黑便次数、量、性状等变化来粗略估计出血量。一般粪便隐血试验阳性提示每日出血量大于5 mL。出现黑便提示出血量在 50～70 mL 以上。呕吐血液提示胃内积血量达 250～300 mL。上消化道出血量的估计详见表4-6。

表4-6　上消化道出血量的估计

失血量	血压	脉搏	血红蛋白（g/L）	临床表现
占全身总血量10%～15%，成人出血量<500 mL	基本正常	正常或稍快	无变化	一般不引起全身症状或仅有头晕、乏力
占全身总血量20%左右，成人出血量500～1 000 mL	收缩压下降	100次/min左右	70～100	一时性眩晕、口渴、心悸、烦躁、尿少、皮肤苍白
占全身总血量30%以上，成人出血量>1 500 mL	收缩压在120 mmHg以下	>120次/min，细弱或摸不清	<70	烦躁不安、神志恍惚、四肢厥冷、少尿或无尿、呼吸深快

（4）出血是否停止　临床上出现下列情况提示继续出血或有再出血的可能：①反复呕血，甚至呕血转为鲜红色，或胃管抽吸液持续为血性；②黑便持续存在，或次数增多，粪质稀薄，甚至变成暗红色，伴肠鸣音活跃；③经补充血容量后，周围循环衰竭的表现无明显改善，或暂时好转而后又恶化。

3. 身心反应

（1）身体反应　上消化道大出血被评估者，一般在24 h内可出现发热，大多在38.5 ℃以下。出血早期红细胞和血红蛋白变化不大，3～4 h以后，由于组织液渗入血管内及输液，使血液稀释，出现贫血表现。

（2）心理反应　由于突然出现呕血，被评估者常可表现为紧张、恐惧。

4. 伴随症状

（1）呕血伴吞咽困难或疼痛　见于食管癌、贲门癌、反流性食管炎等。

（2）呕血伴全身出血倾向　见于全身性疾病，如血液病、尿毒症等。

（3）呕血伴脾大、腹壁静脉曲张、腹水　提示肝硬化门脉高压所致的食管-胃底静脉曲张破裂出血。

（4）呕血伴黄疸进行性加深　常见于胰头癌、壶腹周围癌、胆管癌、重症肝炎等。

【护理诊断和合作性问题】

1. 组织灌注无效　与上消化道出血所致血容量不足有关。

2. 活动无耐力　与消化道出血所致贫血或周围循环衰竭有关。

3. 恐惧　与大量呕血有关。

4. 潜在并发症：休克。

【想一想】
上消化道出血后可有哪些表现？出现哪些现象提示病情严重？

📖 问题分析与能力提升

病例摘要一　患者,男,34岁,1d前受凉后突然出现寒战、高热,体温39℃,并出现咳嗽,咳少量黏液痰,右侧胸痛,深吸气及咳嗽时加重。自述全身不适且食欲减退。既往身体健康。

讨论与思考:①写出该患者的主诉。②发热怎样分度?该患者属于哪种程度?③分析此患者胸痛的原因?还应与哪些可导致胸痛的病因区别?如何区别?④写出该病例的护理诊断。

病例摘要二　患者,男,38岁,因自口腔排出血液1h来院就诊。家属告知发现时见其口角处有鲜血,地上也有血液。

分析思考:①该患者的出血可能的原因有哪些?②如何判断患者是咯血还是呕血?

病例摘要三　患者,女,21岁,因呼吸困难,不能平卧2h,急诊住院。患者于2h前在公园游玩中突觉鼻咽部发痒,打喷嚏,随后出现胸闷、咳嗽咳白色黏液痰,并发生呼吸困难,呼气费力,情绪紧张,急诊入院。既往有过类似发病史。

讨论与思考:①呼吸困难的常见原因有哪些?②该患者属于哪种类型的呼吸困难?

病例摘要四　患者,女性,36岁。近半年来常于劳累时出现心慌、气促现象,1周来症状渐重,且出现双下肢水肿。自诉少年时曾患"风湿性心脏炎"。

分析思考:①全身性水肿原因有哪些?其各自的表现特点是什么?②该患者的水肿最可能是何原因所致?为什么?③水肿的严重程度如何判断?

病例摘要五　患者,男,50岁,工人,因咳嗽、咳痰6年,气促1年入院。6年前始出现咳嗽、咳痰,痰多为白色黏液泡沫痰,晨起明显,冬季加重。一年前出现气促,早期较轻,仅在劳动时发生,近日来,轻度劳动、平地走路时亦感气促。1d前因受凉"感冒",病情加重而入院。查体见呼吸急促,口唇、肢端发绀。

分析思考:①该患者的发绀属于哪种类型?②为明确发绀类型应需补充哪些资料?

📝 同步练习

一、选择题

1. 咯血最严重的并发症是　　　　　　　　　　　　　　　　　　　　　　　　(　　)
   A.休克　　　　　　　　　　　　　B.窒息
   C.感染　　　　　　　　　　　　　D.肺不张
   E.恐惧

2. 肾源性水肿的特点是　　　　　　　　　　　　　　　　　　　　　　　　　(　　)
   A.多从眼睑、颜面开始继而遍及全身　　B.多从下肢开始继而遍及全身
   C.多伴有腹水　　　　　　　　　　　　D.多为非压陷性水肿
   E.多伴有淋巴回流受阻

3. 患者出现"三凹症"提示下列哪种情况的发生　　　　　　　　　　　　　　　(　　)
   A.吸气性呼吸困难　　　　　　　　　B.呼气性呼吸困难
   C.血源性呼吸困难　　　　　　　　　D.代谢性呼吸困难
   E.中毒性呼吸困难

4. 下列哪一项更能提示是呕血　　　　　　　　　　　　　　　　　　　　　　(　　)
   A.有胃病病史　　　　　　　　　　　B.呕吐物有血及胃内容物
   C.出血颜色深　　　　　　　　　　　D.出血量大
   E.有黑便

5. 出现黑便时下列哪项多不考虑 （　　）

    A. 上消化道出血　　　　　　　　B. 下消化道急性出血

    C. 服用铁剂　　　　　　　　　　D. 食入动物血

    E. 慢性出血且便秘

6. 呕血患者出现烦躁不安、神志恍惚、四肢厥冷、少尿或无尿、呼吸深快,血压下降在 10.6 kPa 以下,心率大于 120 次/min,估计此患者出血量为 （　　）

    A. 100 mL　　　　　　　　　　　B. 300 mL

    C. 500 mL　　　　　　　　　　　D. 1 000 mL

    E. 1 500 mL 以上

7. 发热最常见的原因是 （　　）

    A. 组织大面积坏死　　　　　　　B. 急性中毒

    C. 化脓性感染　　　　　　　　　D. 变态反应

    E. 恶性肿瘤

8. 患者感右前胸部疼痛,咳嗽及深呼吸加重,且举臂扩胸时也感疼痛,考虑 （　　）

    A. 右侧胸膜炎　　　　　　　　　B. 右侧肺炎

    C. 冠心病　　　　　　　　　　　D. 食管损伤

    E. 胸壁病变

9. 对腹痛患者的评估主要应询问以下哪些方面 （　　）

    A. 部位　　　　　　　　　　　　B. 性质

    C. 程度　　　　　　　　　　　　D. 加重或缓解的因素

    E. 以上均是

10. 对咳嗽、咳痰患者评估时不必了解 （　　）

    A. 咳嗽的性质　　　　　　　　　B. 咳嗽发作与时间的关系

    C. 咳嗽的部位　　　　　　　　　D. 痰液的量

    E. 痰液的性状

二、填空题

1. 全身性水肿常见原因有 _____、_____、_____、_____、_____。

2. 肺源性呼吸困难包括 _____、_____、_____。

3. 临床上常见的热型有 _____、_____、_____、_____、_____、_____。

三、名词解释

1. 发绀　2. 呼吸困难　3. 咯血　4. "三凹"征

四、问答题

1. 发热如何分度?

2. 心源性呼吸困难的表现特点有哪些?

3. 简述咯血与呕血的区别。

4. 中心性发绀与周围性发绀的鉴别要点有哪些?

5. 如何判断呕血患者出血已停止?

(郑州铁路职业技术学院　邓双全)

第十一节　便　血

便血(hematochezia)是指消化道出血,血液自肛门排出。便血一般提示为下消化道出血。便血颜色可呈鲜红、暗红或黑便(柏油便),少量出血不造成粪便颜色改变,需经隐血试验才能确定,称隐血便。

【病因及发生机制】

1. 病因

(1)上消化道疾病　同呕血,视出血量和出血速度不同。

(2)下消化道疾病　①小肠疾病,如肠结核、急性出血性坏死性小肠炎、肠套叠、肠伤寒、小肠肿瘤、小肠血管瘤、钩虫病等。②结肠疾病,如急性细菌性痢疾、阿米巴痢疾、慢性非特异性溃疡性结肠炎、结肠癌、血吸虫病、结肠息肉等。③直肠肛管疾病,如直肠息肉、直肠肛管损伤、直肠癌、痔、肛裂、肛瘘等。④肠道血管畸形,如血管瘤、血管畸形、缺血性肠炎、静脉曲张等。

(3)其他疾病　如血小板减少性紫癜、白血病、血友病、维生素 C 和维生素 K 缺乏症、肝脏疾病、尿毒症、流行性出血热等。

2. 发生机制　引起便血的病因不同,其发生机制各异。便血发生的主要机制是上述病因造成肠道溃疡和炎症、肠血液循环障碍、凝血机制障碍等。

【临床表现】

1. 便血　便血的颜色、性状取决于病因、出血部位、出血量、出血速度以及血液在肠腔内停留的时间长短等。一般出血部位愈低、出血量愈大、排出愈快,血便的颜色愈红。

(1)黑便　上消化道或小肠出血时,血液在肠内停留时间较长,因红细胞破坏后,血红蛋白在肠内与硫化物结合形成硫化亚铁,使粪便呈黑色,且由于粪便表层附有黏液而发亮,类似柏油,故又称柏油便(tarry stool)。但上消化道大出血伴肠蠕动加快时,可排出红色血便。

(2)血便　下消化道出血,如出血量多且速度快则呈鲜红色,若出血量少且停留时间较长,则为暗红色。粪便可全为血液或与血液混合。血液鲜红不与粪便混合,仅附于粪便表面或于排便后有鲜血滴出或喷射出,提示肛门或肛管疾病出血,如痔、肛裂或直肠肿瘤引起的出血。

(3)脓血便　黏液脓血便多见于急性细菌性痢疾;阿米巴痢疾多为暗红色果酱样脓血便;急性出血性坏死性肠炎多为洗肉水样便。

2. 其他表现　视出血量、出血速度而异。出血量少者,一般无明显的全身症状;短时间内有大量出血者,可有周围循环衰竭和急性失血性贫血的表现;长期慢性失血可出现面色苍白、乏力、头晕、记忆力减退、失眠等贫血的症状。

【想一想】
　柏油便是怎么形成的?

【护理评估要点】

1.病史及起病情况　评估病人有无引起便血的相关病史,有无饮食不洁,进食生冷、辛辣刺激食物等诱发因素。

2.临床特点

(1)确定是否为便血　诊断便血时应注意排除下列因素所致黑便:①食用动物血、肝等,其可有黑便或隐血实验假阳性,但素食后隐血实验转为阴性;②服用铋剂、铁剂、炭粉及某些中药等,其粪便颜色为灰黑色且无光泽,隐血试验阴性。

(2)便血情况　评估便血的方式、次数、量、颜色、性状等,并观察有无全身失血症状,估计失血量的大小。

3.伴随症状　评估病人是否伴有发热、里急后重、皮肤黏膜出血、肝掌和蜘蛛痣、腹部包块等。便血伴发热多见于急性细菌性痢疾、肠伤寒、流行性出血热等传染病及溃疡性结肠炎等免疫性疾病;便血伴中腹部疼痛多见于小肠病变;伴下腹部疼痛多见于结肠病变;无痛性鲜血便应警惕直肠癌的可能;便血伴全身出血倾向者,提示可能为血液系统疾病。

4.身心反应　评估病人有无急性失血的全身反应,以及慢性失血性贫血的表现。评估病人是否有紧张、恐惧和焦虑等心理反应。长期、大量或反复便血不能确诊,经久不愈或预后不佳者,病人常出现不同程度的紧张、恐惧和焦虑,甚至会出现意志消沉、情感淡漠等消极情绪。不良情绪影响病人的休息和睡眠,使迷走神经兴奋,胃肠蠕动增强,可能导致再次出血导致病情加重。

【护理诊断及合作性问题】

1.组织灌注量改变　与大量便血所致血容量不足有关

2.活动无耐力　与便血所致贫血有关。

3.有体液不足的危险　与大量便血所致血周围循环衰竭有关。

4.有皮肤完整性受损的危险　与便血次数频繁,排泄物刺激肛周皮肤有关。

5.焦虑　与长期便血未能确诊有关。

6.潜在并发症:休克、肾功能衰竭。

第十二节　腹　泻

腹泻(diarrhea)指排便次数增多,粪质稀薄,或带有黏液、脓血、未消化的食物。腹泻可分为急性与慢性两种,超过2个月者属慢性腹泻。

【病因及发生机制】

(一)病因

1.急性腹泻　①肠道疾病,由病毒、细菌、霉菌、原虫、蠕虫等感染所引起的肠炎及急性出血性坏死性肠炎、Crohn病或溃疡性结肠炎急性发作等;②急性中毒,如进食河豚胆及砷、铅、汞、磷等化学物质;③全身性感染,如败血症、伤寒或副伤寒等;④其他,如过敏性紫癜、变态反应性肠炎等,以及服用氟尿嘧啶、利血平及新斯的明等药物。

2.慢性腹泻

(1)消化系统疾病　①胃部疾病,如慢性萎缩性胃炎、胃大部切除术后胃酸缺乏等;②肠道疾病,如慢性细菌性痢疾、肠结核、血吸虫病、钩虫病、Crohn病、溃疡性结肠炎、大肠癌、小肠淋巴瘤、吸收不良综合征等;③胰腺疾病,如慢性胰腺炎、胰腺癌等;④肝胆疾病,如肝硬化、胆汁淤积性黄疸、慢性胆囊炎等。

(2)内分泌及代谢性疾病　甲状腺功能亢进、肾上腺皮质功能减退、胃泌素瘤及糖尿病性肠病。

(3)药源性腹泻　如甲状腺素、消胆胺、洋地黄类药物。另外,某些抗肿瘤药物和抗生素等也可引起腹泻。

(4)神经功能紊乱,如肠易激综合征、神经功能性腹泻等。

(5)其他　如尿毒症、系统性红斑狼疮、硬皮病等。

(二)发生机制

腹泻的发病机制比较复杂,并非单一因素所致,从病理生理角度可归纳为以下几个方面。

1.分泌性腹泻　由于胃肠黏膜分泌过多液体所引起,能引起分泌性腹泻的因素有细菌外毒素、体液性促分泌物(如血管活性肠肽)等。霍乱弧菌外毒素引起的大量水样腹泻即属于典型分泌性腹泻。

2.渗出性腹泻　由于肠黏膜发生炎症时渗出大量黏液、脓血等所引起,常见于各种肠道炎症性疾病。

3 渗透性腹泻　由于肠腔内渗透压增加,阻碍肠内水与电解质的吸收所引起,常见于食物消化不良,如乳糖酶缺乏,乳糖不能水解造成肠内高渗状态;服用不易吸收的药物,如硫酸镁、甘露醇,以及黏膜运转机制障碍,如葡萄糖-半乳糖吸收不良等。

4.动力性腹泻　由于肠蠕动增快致使肠内食糜不能被充分吸收所引起,常见于神经官能症、甲状腺功能亢进等。

5.吸收不良性腹泻　由于肠黏膜吸收面积减少或吸收障碍所引起,常见于小肠大部切除术后、吸收不良综合征等。

【临床表现】

1.急性腹泻特点　发病急骤,病程短,如急性胃肠炎、食物中毒等;每日排便可多达10次以上,呈糊状或水样便,少数为脓血便;常伴有腹痛尤其是感染性腹泻。急性大量腹泻可引起脱水、电解质紊乱、代谢性酸中毒,严重时出现周围循环衰竭,危及病人生命。

2.慢性腹泻特点　起病缓慢,病程较长,如溃疡性结肠炎、肠易激综合征、吸收不良综合征等,可长达数十年,且呈间歇性发作。慢性腹泻多每日排便数次,可为稀便,也可混有黏液、脓血,伴可不伴有腹痛。长期慢性腹泻可致营养缺乏、贫血、体重下降,甚至发生营养不良性水肿。

3.排便情况与粪便性状　细菌性痢疾常为黏液脓血便;阿米巴痢疾的粪便颜色暗

红或果酱样。霍乱的粪便呈稀水样,无脓血;小肠疾病腹泻排便次数不多而量多,粪便稀薄、黏液少,含油脂和不消化的食物;结肠疾病腹泻排便次数多而量少,粪便黏液多或带脓血;胰腺疾病腹泻粪便量多,呈灰色糊状,且有油光色彩,又称脂肪泻;肠易激综合征多在清晨起床或早餐后发生腹泻,粪便含有大量黏液。

4.腹泻与腹痛的关系 小肠疾病腹泻,疼痛常在脐周,排便后腹痛多不缓解;结肠疾病腹泻则疼痛多在下腹部,排便后疼痛常可缓解或减轻。

【议一议】
  如何评估大量腹泻?

【护理评估要点】

1.病史及起病情况 评估病人有无引起腹泻相关病史,如胃肠道疾病、胰腺疾病、肝胆疾病、内分泌疾病等,有无胃大部切除术史、长期应用抗生素以及服用番泻叶、硫酸镁等药物史;评估病人有无进食不洁或刺激性食物、受凉、疲劳、情绪紧张等诱发因素。

2.腹泻特点 评估腹泻发生的缓急、病程长短,每日排便次数,粪便的量、性状、颜色、气味、混杂物。

3.伴随症状 伴发热者可见于急性细菌性痢疾、败血症等;伴里急后重者见于急性痢疾、肿瘤等;伴明显消瘦者多见于小肠病变为主者,如胃肠道恶性肿瘤;伴皮疹或皮下出血者见于败血症、伤寒等;伴腹部肿块者见于胃肠恶性肿瘤、肠结核;伴重度失水者常见于霍乱、细菌性食物中毒或尿毒症等;伴关节痛或肿胀者见于溃疡性结肠炎、系统性红斑狼疮等。

4.身心反应 对急性严重腹泻病人评估时应注意有无口渴、疲乏无力、心慌,以及皮肤黏膜干燥、无弹性、眼窝凹陷、尿量减少等脱水表现;有无恶心、腹胀、肌肉无力、心律失常等电解质紊乱的表现;评估有无呼吸深大、口唇樱桃红色等代谢性酸中毒表现,必要时应做血清电解质及血气分析等检查。对长期慢性腹泻病人评估应注意有无消瘦、肛周皮肤破损以及睡眠与休息型态改变等。评估病人是否有紧张、恐惧、烦躁、焦虑、郁闷等情绪反应。

急性腹泻病人常有不洁饮食史,起病急,有明显的粪便性状改变,病人没有心理准备,常感到恐慌;慢性腹泻病情经久不愈,病人对预后感到担忧;肛周局部不良刺激,病人自觉疼痛不适,加之腹泻会不同程度的影响生活、工作、学习及社交活动,病人易产生情绪低落、抑郁、焦虑,不愿参加社会活动和人际交往。另外,某些辅助检查有一定痛苦,病人对此没有足够的认识,可出现紧张和惧怕心理。

【护理诊断和合作性问题】

1.腹泻 与肠道感染有关;与结肠癌有关;与胃大部切除术有关。

2.体液不足/有体液不足的危险 与腹泻所致的体液丢失过多有关。

3.营养失调:低于机体需要量 与长期慢性腹泻有关。

4.有皮肤完整性受损的危险 与排便次数增多及排泄物刺激有关。

5.焦虑 与慢性腹泻迁延不愈有关。

第十三节　便　秘

便秘(constipation)是指排便频率减少,7 d 内排便次数少于 2～3 次,排便困难,粪便干结。

【病因及发生机制】

(一)病因

1. 功能性便秘　①进食、饮水量少或食物缺乏纤维素,对结肠运动的刺激减少。②生活环境改变、工作紧张、生活节奏过快、精神因素等使排便规律受到抑制或干扰。③结肠运动功能障碍,见于肠道平滑肌张力减退,如年老体弱、长期卧床、慢性消耗性疾病,以及肠道平滑肌痉挛,如肠易激综合征等。④腹肌与盆底肌张力减退,排便推动力缺乏,如多次妊娠。⑤结肠冗长,食糜残渣中水分被结肠过多吸收。⑥药物影响,见于滥用泻药造成对泻药的依赖,以及应用吗啡类药、抗胆碱能药、镇静药、抗抑郁药、钙通道阻滞剂等使肠肌松弛引起便秘。

2. 器质性便秘　①直肠与肛门病变引起肛门括约肌痉挛,因排便疼痛造成惧怕排便,如痔疮、肛裂、直肠炎等;②结肠病变,如结肠肿瘤、各种原因所致肠梗阻、肠粘连等;③腹腔或盆腔内肿瘤的压迫,如子宫肌瘤;④全身性疾病使肠肌松弛,排便无力,如尿毒症、甲状腺功能低下、糖尿病等,此外血卟啉病、铅中毒等致肠痉挛,也可引起便秘。

(二)发生机制

食物在消化道内经消化吸收后,剩余的食物残渣从小肠运到结肠,其中的大部分水分和电解质在结肠被吸收而形成粪团,最后输送至乙状结肠、直肠,通过一系列排便运动将粪便排出体外。其排便过程主要包括粪团在直肠内膨胀产生机械刺激,引起便意和排便反射及随后的一系列肌肉活动,即直肠平滑肌推动性收缩,肛门内、外括约肌松弛,腹肌与膈肌收缩使腹内压增高,最后将粪便排出体外。正常排便需要具备以下条件:①有足够引起肠蠕动的肠内容物,即足够的食物量及食物中含有适量的纤维素和足够的水分;②肠道肌肉张力及蠕动功能正常;③有正常的排便反射;④参与排便的肌肉功能正常。其中任何一项条件不具备,即可发生便秘。

【临床表现】

1. 排便障碍的表现　主要为排便次数减少,粪便干硬,排便困难,并逐渐加重;有的病人粪便并不干硬,但也难以排出。体格检查常可在左下腹部触及条索状块状物,直肠指诊可触及直肠内有似羊粪状的干硬粪块。

2. 其他表现　便秘时粪块长时间停留在肠道内可引起腹胀及下腹部疼痛不适;粪便过于坚硬,排便时可引起肛门疼痛,并可导致肛裂;直肠、肛门过度充血,可促发或加重痔疮;粪块在肠停留时间过长导致有害毒素吸收增多,可引起头痛、头晕、口渴、食欲不振、疲乏等症状;因排便用力、腹内压增高可诱发心肌梗死、脑血管意外、腹疝等,并使其病情加重,甚至危及病人生命。另外,病人常有原发病的各种表现。

笔记栏

【护理评估要点】

1.病史及起病情况　评估病人平时饮食习惯、食物性质类别、饮水量等,特别是食物中是否缺乏纤维素和饮水量不足;有无工作过于紧张、排便环境改变等干扰排便规律的因素存在;有无长期应用泻药或其他致便秘的药物史;有无长期卧床、腹部手术、多次妊娠等;有无引起便秘的肠道疾病及全身性疾病等。

2.临床特点　评估病人大便的次数、排便量、粪便性状、排便难易度、排便时有无腹部坠胀感等,以确定是否有便秘;询问便秘起病的缓急、病程的长短、是持续性还是间歇性、伴随症状等,以判别便秘的状况。

3.伴随症状　伴呕吐、腹胀、肠绞痛等,可能为各种原因引起的肠梗阻;伴腹部肿块者应注意结肠肿瘤;伴便血及肛门疼痛者常见于肛裂、痔疮;便秘与腹泻交替者应注意肠结核、溃疡性结肠炎;伴生活条件改变、精神紧张出现便秘,多为功能性便秘。伴扁平细条状粪便、便血、消瘦应考虑结肠癌和直肠癌的可能。

4.身心反应　评估病人有无肛裂、痔疮;有无头痛、头晕、口渴、食欲不振、疲乏等症状,以及便秘是否对心功能不全、心肌梗死、脑血管意外、腹疝等疾病产生不良影响及其程度。评估病人有无精神紧张、恐惧、烦躁不安、郁闷、焦虑等情绪反应,以及有无对泻药或灌肠产生依赖性。

【护理诊断及合作性问题】

【议一议】

老年人如何预防便秘?

1.便秘　与摄入纤维素量不足有关;与运动过少有关;与排便环境改变有关;与长期卧床有关。

2.疼痛　与粪便过于干硬,引起肛门裂伤有关。

3.皮肤完整性受损/有皮肤完整性受损的危险　与粪便过于干硬导致肛周组织损伤有关。

4.知识缺乏　缺乏有关排便机制及促进排便的知识。

 同步练习

一、选择题

1.便秘是指7 d以内排便次数少于多少次　　　　　　　　　　　　　　　( )

 A.1～2次　　　　　　　　　　　B.2～3次

 C.1～3次　　　　　　　　　　　D.2～4次

 E.3～4次

2.与便秘无关的护理诊断是　　　　　　　　　　　　　　　　　　　　( )

 A.便秘　　　　　　　　　　　　B.疼痛

 C.组织完整性受损　　　　　　　D.活动无耐力

 E.知识缺乏

3.黏液脓血便伴里急后重肛门坠胀感常见于　　　　　　　　　　　　　( )

 A.消化性溃疡　　　　　　　　　B.结肠炎

 C.肠结核　　　　　　　　　　　D.直肠癌

E.急性细菌性痢疾

4.下列哪项腹泻疾病容易引起脱水　　　　　　　　　　　　　　　　　（　　）

A.肠伤寒　　　　　　　　　　　　　B.肠结核

C.细菌性食物中毒　　　　　　　　　D.霍乱或副霍乱

E.急性细菌性痢疾

5.下列属于非感染性腹泻的病变是　　　　　　　　　　　　　　　　　（　　）

A.肠结核　　　　　　　　　　　　　B.结肠炎

C.阿米巴性痢疾　　　　　　　　　　D.溃疡性结肠炎

E.急性细菌性痢疾

6.男性,28 岁,有甲状腺功能亢进症 2 年,近日排便次数增多,每日 3~5 次不等,稀便,粪内有未消化的食物,其余无异常,该腹泻的主要机制是　　　　　　　　　　　（　　）

A.渗出性腹泻　　　　　　　　　　　B.分泌性腹泻

C.渗透性腹泻　　　　　　　　　　　D.吸收不良性腹泻

E.肠蠕动增强性腹泻

7.女性,58 岁,大便带鲜血 5~8 d,粪便干结成形,外带血丝,有时便后滴血,无发热及腹痛,本次便血的原因是　　　　　　　　　　　　　　　　　　　　　　　　　　（　　）

A.直肠癌　　　　　　　　　　　　　B.结肠癌

C.肛裂　　　　　　　　　　　　　　D.痔

E.细菌性痢疾

二、名词解释

1.便秘　2.慢性腹泻　3.便血

三、简答题

1.腹泻的发生机制有哪些?

2.便秘的常见病因有哪些?

(郑州铁路职业技术学院　　林爱琴)

第十四节　黄　疸

黄疸是由于血清中胆红素浓度升高致使皮肤、黏膜和巩膜呈现黄染的症状和体征。血清胆红素浓度正常为 1.7~17.1 μmol/L,其中结合胆红素小于 3.42 μmol/L,非结合胆红素 1.7~13.68 μmol/L。血清中胆红素浓度达到 17.1~34.2 μmol/L 时,临床上不易察觉的黄疸称为隐性黄疸;血清中胆红素浓度超过 34.2 μmol/L 时即表现为显性黄疸。

血清中的胆红素主要来源于红细胞中的血红蛋白。血循环中衰老的红细胞在单核吞噬细胞系统内被破坏和分解,产生游离胆红素,又被称为非结合胆红素(UCB)。非结合胆红素经血液循环至肝脏时,被肝细胞摄取,经葡萄糖醛酸转移酶的作用和葡萄糖醛酸结合,形成结合胆红素(CB)。结合胆红素经肝细胞排泌到毛细胆管,随胆汁进入肠道,在肠道细菌的作用下形成尿胆原。尿胆原大部分在肠内经空气氧化成尿胆素,从粪便中排出,称为粪胆素。小部分尿胆原被肠道重吸收,经门静脉回到肝脏,其中大部分再转变为结合胆红素,随胆汁进入肠道,即形成胆红素的肠肝循环(图4-2)。

被吸收回肝的小部分尿胆原随体循环经肾由尿液排出体外形成尿胆素。

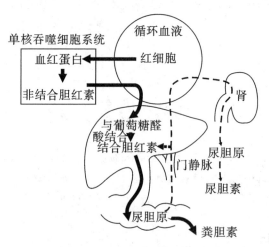

图 4-2　胆红素正常代谢

【病因及发生机制】

凡胆红素产生过多,肝细胞对胆红素的摄取、结合、排泄障碍,或肝内外胆管阻塞等,均可致血清胆红素浓度增高而发生黄疸。临床上按病因不同可将黄疸分为溶血性、肝细胞性、胆汁淤积性三种类型。另外,还有一种先天性非溶血性黄疸临床罕见,是由于机体胆红素代谢功能缺陷引起的,多为家族遗传。

1.溶血性黄疸　　主要由于大量的红细胞破坏,使非结合胆红素生成增多,超过肝脏的摄取、结合与排泌能力;其次由于溶血造成的贫血、缺氧、红细胞破坏产物的毒性作用,使肝细胞对胆红素的代谢功能受影响,非结合胆红素便在血液中潴留而产生黄疸。常见的病因有:

(1)先天性溶血性贫血　　如遗传性球形红细胞增多症、珠蛋白生成障碍性贫血等。

(2)后天获得性免疫性溶血性贫血　　如自身免疫性溶血性贫血、蚕豆病、异型输血、新生儿溶血,蛇毒、伯氨喹等引起的溶血(图 4-3)。

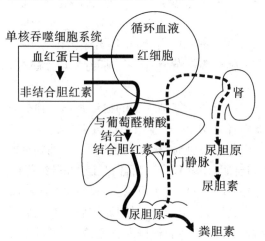

图 4-3　溶血性黄疸发生机制

2.肝细胞性黄疸　由于肝细胞受损时肝细胞对胆红素的摄取、结合和排泌功能降低,导致正常代谢产生的非结合胆红素不能全部转化为结合胆红素,引起血中非结合胆红素增加;而未受损的肝细胞将部分非结合胆红素转化为结合胆红素,结合胆红素一部分仍经毛细胆管从肠道排泄,一部分经已受损或坏死的肝细胞反流入血,使血中结合胆红素也增加而出现黄疸(图4-4)。常见的病因有病毒性肝炎、中毒性肝炎、肝硬化、钩端螺旋体病等。

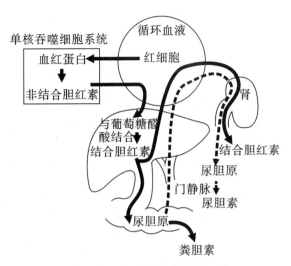

图4-4　肝细胞性黄疸发生机制

3.胆汁淤积性黄疸　由于胆道梗阻,胆汁淤积,胆管内压力增高,胆管扩张,最终导致毛细胆管、小胆管破裂,胆汁中的胆红素反流入血而使血中结合胆红素增高,而引起黄疸(图4-5)。常见的病因有:

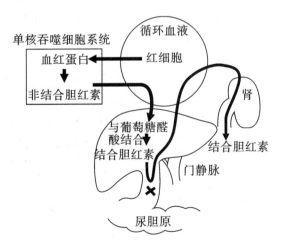

图4-5　胆汁淤积性黄疸发生机制

（1）非梗阻性胆汁淤积　淤胆性病毒性肝炎、妊娠期肝内胆汁淤积、全胃肠道外静脉高营养、瘀血性胆汁淤积、手术后胆汁淤积、药物性胆汁淤积等。

（2）梗阻性胆汁淤积　①肝内胆汁淤积性疾病:原发性胆汁性肝硬化、肝内胆管

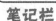

结石、胆管炎,肿瘤如胆管细胞性肝癌、继发性肝癌等。②肝外胆管疾病:胆总管结石,胰头、壶腹、十二指肠乳头周围癌,胆总管癌,淋巴结癌性转移,淋巴瘤等;各种原因引起的胆管狭窄如急性梗阻性化脓性胆管炎、急慢性胰腺炎、手术后胆管狭窄、寄生虫病等。

【临床表现】

黄疸首先出现的部位是巩膜、结膜、舌下及软硬腭等处,其次是颜面及前胸部,以后全身皮肤均匀分布。

1.溶血性黄疸　一般为轻度黄疸,皮肤常呈浅柠檬黄色,尿色、粪便颜色加深。急性溶血时表现为突起寒战、高热、头痛、呕吐、全身酸痛,并有不同程度的贫血和血红蛋白尿(尿呈酱油色或茶色)。严重者可发生急性肾功能衰竭。慢性溶血多为先天性,有家族史,表现为轻度或间歇性黄疸,常伴有贫血及脾大。

2.肝细胞性黄疸　黄疸程度不等,皮肤、黏膜呈浅黄色至深黄色,尿色加深,粪便颜色不变或变浅。常伴有乏力、食欲减退、恶心、呕吐、腹胀、肝区不适或疼痛等症状,少数有皮肤瘙痒,严重者可有出血倾向。

3.胆汁淤积性黄疸　黄疸程度较重,皮肤呈暗黄色、甚至黄绿色,尿色深似浓茶,粪便颜色变浅或呈白陶土色。并有皮肤瘙痒及心动过缓,因脂溶性维生素 K 吸收障碍,常有出血倾向。

【护理评估要点】

(一)病史与起病情况

1.年龄与性别　出生后 2～3 d 出现轻度黄疸,4～6 d 达高峰,一般情况良好,不伴其他症状者,首先考虑生理性黄疸,足月儿于 10～14 d 内常能消退,早产儿可稍迟;如黄疸仍持续不退,甚至加深,应结合病情考虑是否有新生儿病毒性肝炎、新生儿感染及败血症或先天性胆管闭锁的可能。青中年黄疸要考虑病毒性肝炎,中年以后多考虑肝硬化、胆石症和原发性肝癌。老年人癌性黄疸的机会增加。胆石症、胆囊癌、原发性胆汁性肝硬化等以女性多见;原发性肝癌、胰腺癌等则以男性多见。

2.流行病史及接触史　疑似病毒性肝炎者,应了解其病前是否曾与肝炎患者接触及相关的流行病史;注意询问被评估者近半年内有无输血或血制品史。收割季节遇有流行区疫水接触史的黄疸者,应想到钩端螺旋体病的可能。有食生鱼习惯并处于华支睾吸虫病流行区域的,应想到华支睾吸虫病的可能。疟疾流行区域出现发热伴黄疸的,应首先考虑恶性疟疾。

3.用药史　服用止痛剂、镇静剂、避孕药等药物可引起黄疸,可能为药物性胆汁淤积或中毒性肝炎所致。

(二)临床表现特点

1.黄疸的发生与发展　发病急骤者应多考虑病毒性肝炎、中毒性肝炎、胆石症或急性溶血;起病慢性隐袭者,多为肝硬化、慢性胰腺炎、壶腹周围癌等所致。黄疸波动性较大者,多见于胆总管结石和胆管炎症;黄疸呈进行性加深者,多为胰头癌或原发性肝癌。

2.黄疸的程度　生理性黄疸、溶血性黄疸、妊娠期胆汁淤积等,黄疸常较轻。深度黄疸往往见于梗阻性胆汁淤积,如胆管本身病变或因受压而导致胆道完全梗阻;也可见于非梗阻性者如广泛肝细胞病变或坏死、重症肝炎和其他严重的非梗阻性胆汁淤积。

3.皮肤、尿、粪的色泽

(1)皮肤颜色　皮肤的颜色取决于血清中胆红素的性质和黄疸持续的时间。如皮肤呈黄绿色或褐绿色,黄疸逐渐加深,且常伴有不同程度的皮肤瘙痒,提示有持久的胆汁淤积;溶血性黄疸皮肤色泽较浅,呈柠檬色;重症肝炎者皮肤呈橙黄色。

(2)尿色　血红蛋白尿尿色明显加深,如浓茶色或酱油色,常见于溶血性黄疸,尿色的改变多早于巩膜黄染出现之前数日;结合胆红素尿液呈豆油样,振荡后出现黄色泡沫且不易消失,常见于阻塞性黄疸和肝细胞性黄疸;非结合胆红素增高为主的黄疸,尿色多无明显改变。

(3)粪色　白陶土色粪便常见于完全性胆道梗阻,若持续存在应怀疑为癌肿所致。黄疸同时伴有柏油样便者,见于壶腹癌侵入十二指肠或因肝硬化食管-胃底静脉曲张破裂出血所致。

(三)伴随症状

1.黄疸伴发热　见于感染、肝细胞坏死、急性溶血或癌症。肝炎和急性溶血的发热一般出现在黄疸之前;胆总管结石合并化脓性胆管炎者常有高热并伴寒战;癌性黄疸多为低热。

2.黄疸伴右上腹剧痛或绞痛者　多见于胆道结石、胆道蛔虫症;部分肝脓肿患者及个别重症肝炎患者也可有明显的右上腹疼痛。钝痛者可见于肝炎、肝脓肿、原发性肝癌、肝瘀血等;晚期胰腺癌常伴有腰背或中上腹疼痛。

3.黄疸伴肝脾或胆囊增大　肝炎、肝脓肿、肝瘀血、原发性肝癌、肝硬化等可有肝大;病毒性肝炎、钩端螺旋体病、疟疾、败血症、肝硬化、溶血性贫血等可有脾大;胰头癌、胆总管癌、胆囊癌等可有胆囊增大。

4.黄疸伴腹水　见于肝坏死、晚期肝硬化、腹腔内癌肿转移等。

(四)身心反应

1.身体反应　注意有无贫血外貌及急性溶血的全身表现;有无恶心、呕吐、腹胀、腹痛、腹泻或便秘等消化道症状;有无皮肤黏膜出血;有无因严重瘙痒而致皮肤搔抓破损,或影响休息和睡眠。

2.心理反应　有无因巩膜、皮肤明显黄染而产生病情严重的预感及焦虑、恐惧等情绪反应。

【护理诊断和合作性问题】

1.舒适的改变　与皮肤瘙痒有关。
2.焦虑　与皮肤黄染影响自我形象、皮肤瘙痒影响休息与睡眠等有关。
3.自我形象紊乱　与严重黄疸所致外观改变有关。
4.有皮肤完整性受损的危险　与皮肤瘙痒有关。

笔记栏

第十五节 眩 晕

眩晕(vertigo)是一种运动幻觉,是患者感到自身或周围环境物体旋转或摇动的一种主观感觉障碍,常伴有客观的平衡障碍,一般无意识障碍,主要由迷路、前庭神经、脑干及小脑病变引起,亦可由其他系统或全身性疾病引起。

【病因及发生机制】

1.病因

(1)前庭周围性眩晕 主要由内耳疾病引起(内耳眩晕症),常见于梅尼埃病、迷路炎、位置性眩晕、前庭神经元炎、晕动病、内耳药物中毒等。

(2)前庭中枢性眩晕 椎基底动脉供血不足、颈椎病、听神经瘤、脑干肿瘤、小脑病变、颅脑外伤、颅内感染、癫痫。

(3)其他全身疾病 重度贫血、尿毒症、低血糖、心血管病、神经官能症、眼肌麻痹和屈光不正。

2.发生机制 眩晕的发病机制有多种因素,可因病因的不同而异。

(1)梅尼埃(Meniere)病 由内耳的淋巴代谢失调,淋巴分泌过多或吸收障碍,引起内耳膜迷路积水,亦有人认为是变态反应,B族维生素缺乏等因素所致。

(2)迷路炎 常由于中耳病变(胆脂瘤、炎症性肉芽组织等)直接破坏迷路的骨壁引起,少数是炎症经血行或淋巴扩散所致。

(3)药物中毒 由于对部分药物敏感,导致对内耳前庭或耳蜗的损害。

(4)晕动病 由于乘车、船或飞机时,内耳迷路受到机械性刺激,引起前庭功能紊乱所致。

(5)椎基底动脉供血不足 可由动脉管腔变窄、内膜炎症、椎动脉受压或动脉舒缩功能障碍等因素所致。

【临床表现】

周围性眩晕症状较明显,其他病因所致的眩晕可有不同程度的眩晕,但常无真正的旋转感,一般不伴有听力减退、眼球震颤,少有耳鸣。

1.梅尼埃病 发作短,可反复发作,以发作性眩晕伴耳鸣、听力减退及眼球震颤为主要特点,严重时伴有恶心、呕吐、面色苍白和出汗。

2.迷路炎 多由中耳炎并发,检查可发现鼓膜穿孔。

3.内耳药物中毒 多为渐进性眩晕伴耳鸣、听力减退,常先有口周及四肢发麻等。

4.前庭神经元炎 多在发热或上呼吸道感染后突然出现眩晕,伴恶心、呕吐,持续时间可达6周,少有复发,一般无耳鸣及听力减退。

5.位置性眩晕 病人头部处于一定位置出现眩晕,伴眼球震颤,可见于迷路和中枢病变,多数不伴耳鸣及听力减退。

6.晕动病 见于晕船、晕车等,常伴恶心、呕吐、面色苍白、出冷汗等。

【护理评估要点】

1. 病史与发病情况　有无急性感染、中耳炎、颅脑疾病及外伤、心血管疾病、严重肝肾疾病、糖尿病史，有无乘车、乘船、服药等诱发因素。

2. 临床表现特点　眩晕发作时间、诱因、病程、有无复发性特点。

3. 伴随症状　眩晕伴进行性双侧听力减退提示梅尼埃病，伴头痛、单侧耳鸣、行走偏斜、站立不稳提示听神经瘤及桥小脑角占位性病变，伴高血压、高血脂动脉硬化症，多提示椎基底动脉供血不足。

4. 身心反应　评估眩晕发生时，脉搏、呼吸、血压的异常变化，以及眩晕对日常生活自理能力、眩晕要注意与头晕鉴别，后者主要表现为头重脚轻、站立或行走不稳而无运动幻觉。

【相关护理诊断】

1. 感知改变（运动、视、听）　与前庭或小脑功能障碍有关。
2. 恶心、呕吐　与前庭功能障碍有关。

第十六节　惊　厥

惊厥(convulsion)是指全身或局部成群骨骼肌发生短暂的非自主的强烈强直性和阵挛性抽搐，一般为全身性、对称性，伴或不伴意识丧失。惊厥的概念同癫痫大发作，而癫痫症的其他类型则不属于惊厥。

【病因及发生机制】

(一)病因

1. 脑部疾病
(1)感染　如脑结核瘤、脑炎、脑膜炎、脑脓肿等。
(2)外伤　产伤、颅脑外伤等。
(3)肿瘤　原发性脑肿瘤、脑转移瘤等。
(4)血管疾病　脑出血、蛛网膜下腔出血、脑栓塞、脑血栓形成、脑缺氧等。
(5)寄生虫病　脑型疟疾、脑囊虫病等。
(6)其他　先天性脑发育障碍、核黄疸、遗传代谢性脑病等。

2. 全身性疾病
(1)感染　如急性胃肠炎、中毒型菌痢、链球菌败血症、中耳炎、百日咳、狂犬病、破伤风等。小儿高热惊厥主要由急性感染所致。
(2)中毒　①内源性：如尿毒症、肝性脑病；②外源性：如酒精、苯、铅、砷、汞、氯喹、阿托品、樟脑、白果、有机磷等中毒。
(3)心血管疾病　高血压脑病或阿-斯综合征(Adams-Stokes syndrome)等。

(4)代谢障碍 如低血糖、低钙血症及低镁血症、急性间歇性血卟啉病、子痫、维生素 B_6 缺乏等。其中低血钙可表现为典型的手足搐搦症。

(5)风湿病 如系统性红斑狼疮、脑血管炎等。

(6)其他 如突然撤停安眠药、抗癫痫药等可出现惊厥,还可见于热射病、溺水、窒息、触电等。

3. 神经官能症。

(二)发生机制

目前发生机制尚未完全明了,多认为是大脑神经元异常放电所致。这种病理性放电主要因神经元膜电位不稳定而引起,并与遗传、免疫、内分泌、微量元素、精神因素等多种因素有关,可由代谢、营养、脑皮质肿物或瘢痕等激发。

【临床表现】

典型发作以全身抽搐和意识障碍为特征。患者突发意识模糊或丧失,全身骨骼肌持续收缩,牙关紧闭,呼吸暂停,面色由苍白转青紫,继而四肢发生阵挛性抽搐,呼吸不规则,大小便失禁,发作约半分钟自行停止,可反复发作或呈持续状态。发作时眼球上翻、两侧瞳孔散大,对光反应消失;可出现心率增快,血压升高,汗液、唾液和支气管分泌物增多等自主神经现象。惊厥发作可致跌伤、舌咬伤、短期频繁发作可致高热,发作时可因呼吸道分泌物、呕吐物吸入或舌后坠堵塞呼吸道而引起窒息。自发作开始至意识恢复需 5~10 min。醒后感头痛、疲乏,对抽搐过程不能回忆。

【护理评估要点】

1. 病史与起病情况

(1)惊厥发生的年龄 新生儿惊厥多为产伤、窒息、颅内出血等引起;7 个月至 3 岁者以高热惊厥多见;3 岁以上者可为癫痫或中毒引起;青壮年惊厥多为癫痫、颅脑损伤、脑肿瘤引起;老年人惊厥多由脑动脉硬化、高血压所致。

(2)惊厥的诱因及先兆 发作是否与高热、缺氧、劳累、饱食、饥饿、饮酒、睡眠、情绪波动、环境因素刺激有关。小儿惊厥多与高热有关;癔症性惊厥常由情绪波动引起;光、声刺激可使破伤风患者发生强烈痉挛。部分病人在惊厥发作前可有烦躁、口角抽搐,肢体的麻木感、针刺感、触电感等先兆症状,但时间极为短暂。

(3)惊厥的发作情况 注意发作的时间、发作频率、发作严重程度、病程长短、发作的临床经过及表现、肢体抽搐的顺序、持续时间、是持续强直性还是间歇阵挛性等。

(4)相关病史 有无颅脑外伤、脑血管疾病、脑炎、脑膜炎、脑肿瘤等病史;有无高血压病、严重心律失常等心血管疾病;有无毒物接触史及某些药物服用史;有无外伤及狗咬伤等病史;有无癫痫家族史及类似发作史;有无内分泌代谢紊乱;对病儿应询问分娩史及生长发育史等。

2. 临床表现特点 惊厥发作频率、持续和间隔时间,发作时意识状态,以及有无血压增高、脑膜刺激征、剧烈头痛、意识丧失等提示危重急症的伴随症状和体征。

3. 伴随症状 惊厥伴发热多见于感染性疾病;惊厥伴意识障碍多见于癫痫大发作、重症颅脑疾病等;惊厥伴瞳孔扩大、舌咬伤、大小便失禁见于癫痫大发作而不见于癔症性惊厥;惊厥伴脑膜刺激征可见于脑膜炎、蛛网膜下腔出血等;惊厥伴血压增高可见于高血压脑病、尿毒症、子痫等。

4.身心反应 注意生命体征的改变及意识状态。有无意识丧失、大小便失禁、舌咬伤、跌伤等;有无疲乏、头痛、肌肉酸痛等;有无瞳孔改变,脑膜刺激征、病理反射;惊厥发作引起的焦虑、恐惧或因发作失态而致的窘迫、难堪、自卑等心理变化。

【护理诊断和合作性问题】

1.有受伤的危险 与惊厥发作所致短暂意识丧失有关。

2.排尿障碍/排便失禁 与惊厥发作所致短暂意识丧失有关。

3.有窒息的危险 与惊厥伴意识障碍所致呼吸道分泌物误吸有关;与惊厥发作舌后坠堵塞呼吸道有关。

4.个人/家庭应对无效 与无能力处理突发惊厥有关。

第十七节 意识障碍

意识障碍(disturbcmce of consciousness)是指人体对周围环境及自身状态的识别和觉察能力出现障碍,对外界环境刺激缺乏反应的一种精神状态。多由于高级神经中枢功能活动受损所引起,可表现为嗜睡、意识模糊和昏睡,严重的意识障碍表现为昏迷。

【病因及发生机制】

(一)病因

1.感染性因素

(1)颅内感染 各种脑炎、脑膜炎、脑脓肿、脑型疟疾等。

(2)急性全身重症感染 败血症、伤寒、中毒性肺炎、中毒性菌痢、严重胆道感染等。

2.非感染性因素

(1)颅脑疾病 ①脑血管疾病,如脑出血、脑栓塞、脑血栓形成、蛛网膜下腔出血等;②脑肿瘤;③颅脑外伤,如脑挫裂伤、脑震荡、颅骨骨折等;④癫痫。

(2)内分泌与代谢障碍 尿毒症、肝性脑病、糖尿病酮症酸中毒、低血糖昏迷、甲状腺危象、甲状腺功能减退等。

(3)心血管疾病 心律失常所致阿-斯综合征、急性心肌梗死、严重休克等。

(4)中毒 安眠药、有机磷杀虫药、抗精神病药、麻醉镇痛药、酒精、一氧化碳、氰化物等中毒。

(5)物理性及缺氧性损害 触电、溺水、高温中暑、日射病和高山病等。

(6)水、电解质紊乱 水中毒、低氯性碱中毒等。

(二)发生机制

意识活动是大脑皮质功能活动,包括记忆、思维、理解、定向力和情感等精神活动,

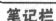

以及通过视、听、语言和复杂运动等与外界保持紧密联系的能力。清醒的意识活动有赖于大脑皮质和皮质下网状结构功能的完整。任何原因引起脑缺血、缺氧、能量供应不足、酶代谢异常均可引起脑细胞代谢紊乱,从而导致弥漫性大脑皮质或脑干网状结构损害或功能抑制,产生不同程度的意识障碍。

【临床表现】

1. 以觉醒状态改变为主的意识障碍

(1)嗜睡 是最轻程度的意识障碍。患者处于一种持续性的病理性睡眠状态,可被轻刺激唤醒,并能正确回答问题和作出各种反应,但反应迟钝,当刺激去除后很快又入睡。

(2)昏睡 是比嗜睡严重的一种意识障碍。患者处于沉睡状态,不易唤醒,虽在强烈刺激(压迫眶上神经、摇动身体等)下方可被唤醒,但很快又入睡。醒时答话含糊或答非所问。

(3)昏迷 是最严重的意识障碍,按程度不同可分为三个阶段。

浅昏迷:意识大部分丧失,无自主运动,对声光刺激无反应,对疼痛刺激尚可出现痛苦表情或肢体退缩等防御反应。吞咽反射、角膜反射、瞳孔对光反射、眼球运动等可存在,生命体征无明显异常。

中昏迷:对周围事物及各种刺激均无反应,对剧烈刺激可有防御反应。无眼球转动,角膜反射减弱,瞳孔对光反射迟钝,可有不同程度的排便排尿功能障碍。生命体征轻度异常。

深昏迷:意识完全丧失,全身肌肉松弛,对任何刺激均无反应,深、浅反射均消失,大小便失禁。生命体征明显异常,呼吸不规则,血压正常或有下降。

2. 以意识内容改变为主的意识障碍

(1)意识模糊 是较嗜睡为深的一种意识障碍。患者意识水平轻度降低,能保持简单的精神活动,但对时间、地点、人物等定向能力发生障碍,思维和语言不连贯,可有错觉、幻觉、躁动不安、谵语或精神错乱。

(2)谵妄 是一种以中枢神经系统兴奋性增高为主的急性脑功能失调。表现为意识模糊,知觉障碍(幻觉、错觉等),定向力丧失、躁动不安、言语杂乱等,病情夜间加重白天减轻,常持续数小时至数天。多见于急性感染高热期、某些药物中毒、代谢障碍(如肝性脑病)、循环障碍及中枢神经系统疾病等。

【护理评估要点】

1. 病史及发病情况

(1)相关病史 有无急性重症感染、高血压病、严重心律失常、糖尿病、肺性脑病、肝肾疾病、颅脑外伤、癫痫等病史;有无类似发作史;有无毒物或药物接触史等。

(2)发病情况 起病时间、发病前有无诱因、病情进展情况及病程长短等。发病急骤并成为疾病首发症状的常见于脑血管意外、颅脑损伤、外源性中毒、中枢神经系统急性感染。缓慢发生的昏迷多见于脑肿瘤和代谢疾病,如肝性脑病,尿毒症等;高热或烈日下工作而突然昏迷应考虑日射病。

2. 临床特点　根据病人对刺激的反应,回答问题的准确性、肢体活动情况、痛觉试验、神经反射等判断有无意识障碍及程度。也可以按格拉斯哥昏迷评分(Glasgow coma score,GCS)对意识障碍的程度进行评估,见表4-7。评分项目包括睁眼反应、运动反应和语言反应,分别检测3个项目并予以计分,再将各项目分值相加求其总分,即可得到意识障碍程度的客观评分。GCS总分范围为3~15分,14~15分为正常,8~13分表示患者已有程度不等的意识障碍,7分以下为昏迷,3分以下为深度昏迷。评估中应注意运动反应的刺激部位应以上肢为主,并以其最佳反应记分。

表4-7　格拉斯哥昏迷评分量表

评分项目	反应	得分
睁眼反应	自发性睁眼	4
	言语呼唤时睁眼	3
	疼痛刺激时睁眼	2
	任何刺激无睁眼反应	1
运动反应	按指令动作	6
	对疼痛刺激能定位	5
	对疼痛刺激有肢体退缩反应	4
	疼痛刺激时肢体过屈(去皮层强直)	3
	疼痛刺激时肢体过伸(去皮层强直)	2
	对疼痛刺激无反应	1
语言反应	能准确回答时间、地点、人物等定向问题	5
	能说话,但不能准确回答时间、地点、人物等定向问题	4
	对答不切题	3
	言语模糊不清,字意难辨	2
	对任何刺激无语言反应	1

通过动态的GCS评分和记录可显示意识障碍演变的连续性。GCS动态评分是将每日GCS三项记录值分别绘制成横向的三条曲线,曲线下降提示意识障碍程度加重,病情趋于恶化;反之,曲线上升提示意识状态障碍程度减轻,病情趋于好转。

3. 伴随症状

(1)意识障碍伴皮肤黏膜改变　一氧化碳中毒时皮肤黏膜呈樱桃红色;感染与酒精中毒者皮肤潮红;肝胆疾病或溶血时皮肤黏膜黄染;心肺疾病导致机体缺氧则皮肤发绀。

(2)意识障碍伴发热　多见于脑炎、脑膜炎、肺炎或败血症等感染性疾病,以及脑出血、蛛网膜下腔出血等。

(3)意识障碍伴体温过低　可见于休克、革兰阴性菌败血症、巴比妥类中毒、低血糖症、一氧化碳中毒,以及甲状腺、垂体、肾上腺皮质功能减退等。

（4）意识障碍伴脉搏改变　脉搏增快可见于感染性疾病,细速或不规则见于中毒与休克;急性颅内压增高时脉搏缓慢而有力;严重的脉搏过缓、过速或节律不齐提示心源性因素。

（5）意识障碍伴呼吸改变　糖尿病酮症酸中毒、尿毒症、败血症等可出现深而快的呼吸;肺炎等缺氧性疾病呼吸浅而快,伴发绀和鼻翼扇动;吗啡、巴比妥类药物中毒时呼吸缓慢;中枢神经系统病变导致呼吸中枢抑制时,可有呼吸节律的改变,出现潮式呼吸和间停呼吸。

（6）意识障碍伴血压改变　脑出血、高血压脑病、脑血栓形成、尿毒症或蛛网膜下腔出血可引起血压升高;休克、阿-斯综合征、甲状腺功能减退症、糖尿病性昏迷、肾上腺皮质功能减退症、镇静剂或安眠药中毒等可引起血压降低。

（7）意识障碍伴神经系统改变　脑膜炎和蛛网膜下腔出血者有脑膜刺激征;急性脑血管病变者有局限性瘫痪;急性脑血管病变、急性中毒、中枢神经系统病变等可有瞳孔对光反射的改变。

4. 身心反应　定时测量生命体征,观察瞳孔变化。注意有无大小便失禁;有无咳嗽反射及吞咽反射的减弱或消失;有无肺部感染或尿路感染的发生;有无口腔炎、结膜炎、角膜炎、角膜溃疡;有无营养不良及褥疮形成;有无肢体肌肉挛缩、关节僵硬、肢体畸形及活动受限。

【护理诊断和合作性问题】

1. 急性意识障碍　与脑出血、肝性脑病等有关。
2. 有窒息的危险　与无意识、吞咽反射减弱或消失有关。
3. 清理呼吸道无效　与意识障碍所致咳嗽、吞咽反射减弱或消失有关。
4. 有误吸的危险　与意识障碍所致咳嗽反射减弱或消失有关。
5. 完全性尿失禁　与意识障碍所致排尿失控有关。
6. 排便失禁　与意识障碍所致排便失控有关。
7. 有感染的危险　与久卧、导尿等有关;与意识障碍所致咳嗽、吞咽反射减弱或消失有关。
8. 有皮肤完整性受损的危险　与意识障碍所致自主运动消失有关;与意识障碍所致排便、排尿失禁有关。
9. 有受伤的危险　与无意识、躁动不安有关。
10. 身体移动障碍与意识障碍　自主运动丧失有关。
11. 营养失调,低于机体需要量　与意识障碍不能正常进食有关。
12. 照顾与角色困难　与长期昏迷导致家属照顾者角色不当有关。

问题分析与能力提升

病例摘要一　患儿,7岁,因进食新鲜蚕豆后出现寒战、高热、头痛、呕吐、全身酸痛、排酱油色尿、皮肤黄染。

讨论:①判断该患儿的黄疸类型。②入院后进行血液检查,血胆红素结果如何?③列出该患儿可能的护理诊断(3个)。

病例摘要二   患者,女,72 岁,有高血压病史 15 年,晨起时有头晕感,上街买菜时突然摔倒,意识障碍,急送入院。体检时患者倦睡,反应迟钝,问话时尚知道自己名字,现在正在医院看病等结果,检查瞳孔对光反射及压眶反应均存在。

讨论:①该患者突出症状是什么?②上述症状如何分度?③列出该患者主要的护理诊断(3个)。

同步练习

一、选择题

1. 深昏迷区别于浅昏迷的最有价值的特点是   ( )

  A. 不能被唤醒   B. 无任何自主运动

  C. 肌肉松弛   D. 大小便失禁

  E. 全身反射消失

2. 对于昏睡和昏迷的鉴别,最有价值的是   ( )

  A. 瞳孔对光反射正常否   B. 角膜反射存在与否

  C. 膝腱反射是否消失   D. 能否看到吞咽动作

  E. 病人能否被唤醒

3. 一病人需要强烈刺激才能唤醒,醒时答非所问,反应迟钝,这种意识状态属于   ( )

  A. 嗜睡   B. 昏睡

  C. 浅昏迷   D. 意识模糊

  E. 深昏迷

4. 符合轻度昏迷的表现是   ( )

  A. 角膜反射存在   B. 浅反射消失

  C. 全身肌肉松弛   D. 深反射消失

  E. 对疼痛刺激无反应

5. 意识障碍伴瞳孔缩小见于   ( )

  A. 氰化物中毒   B. 低血糖

  C. 酒精中毒   D. 癫痫发作

  E. 有机磷农药中毒

6. 病人意识障碍,对各种强刺激无反应,且一侧瞳孔散大,可能为   ( )

  A. 休克   B. 癫痫

  C. 脑疝   D. 低血压

  E. 吗啡中毒

7. 男性,68 岁,皮肤、巩膜黄染 10 余天,伴全身瘙痒,粪便呈白陶土色。体检:总胆红素(TB)108 μmol/L,直接胆红素(CB)50 μmol/L,丙氨酸转氨酶(ALT)68 U/L,碱性磷酸酶(ALP)130 U/L,γ-谷氨酰转肽酶(γ-GT)350 U/L,尿胆原(-),尿胆红素(+++),B 超:肝内胆管扩张及胆总管扩张,胆总管下端可疑结石。该黄疸属于   ( )

  A. 溶血性黄疸   B. 阻塞性黄疸

  C. 肝细胞性黄疸   D. 先天性黄疸

  E. 药物中毒

8. 男,44 岁,食欲不振、尿色深半月,来院就诊。评估见皮肤、巩膜黄染,肝脏肋下 2 cm,有触痛,脾未触及。实验室检查:总胆红素、结合胆红素、非结合胆红素均增高,尿胆红素、尿胆原均阳性。属于   ( )

A.溶血性黄疸   B.肝细胞性黄疸

C.胆汁淤积性黄疸   D.药物中毒

E.食胡萝卜过多所致

9.下列不属于胆汁淤积性黄疸的是   ( )

A.肝硬化   B.肝内胆管结石

C.妊娠复发性黄疸   D.毛细胆管型病毒性肝炎

E.长期服用甲基睾酮所致黄疸

10.肝细胞性黄疸可引起   ( )

A.尿胆红素阴性   B.尿中尿胆原降低

C.血中间接胆红素降低   D.血中游离胆红素增高

E.以上均不对

11.全身黄疸,粪便呈白陶土色,可见于   ( )

A.肝硬化   B.胰头癌

C.重症肝炎   D.溶血性贫血

E.钩端螺旋体病

二、填空题

1.导致意识障碍的感染性因素主要包括_____和____两种。

2.格拉斯哥昏迷评分包括_____、_____和语言反应3项评估内容。

3.根据格拉斯哥昏迷评分判断,____属于意识障碍,_____为深昏迷。

三、简答题

1.试述不同类型黄疸的临床表现。

2.试述意识障碍的病因分类及病变类型。

3.试述意识障碍主要的临床表现。

4.试述昏迷分类及各类的临床特点。

(信阳职业技术学院 吴冬景)

第五章

身体状况评估

- 说出生命体征、意识状态、浅表淋巴结、头部、颈部、肺脏、心脏、腹部、脊柱神经反射的正确检查方法、重要体征及其临床意义。
- 各项评估内容的正常状态、阳性体征及其临床意义。
- 熟悉身体评估中能够对被评估者进行系统性及针对性的身体评估。

第一节　一般状态评估

一般状态评估是对病人全身状态的概括性观察。评估方法以视诊为主,也可配合触诊、听诊。评估内容包括性别、年龄、生命体征、发育与体型、营养、意识状态、面容与表情、体位与步态等。

(一)性别

性别(sex)通常以性征来区别。性征的正常发育与雌激素和雄激素有关,正常成人男女性征明显,不难判断性别。评估时应注意:①某些疾病对性征的影响,如肾上腺皮质肿瘤或长期使用肾上腺皮质激素可使女性男性化,肝硬化可引起男性乳房发育及出现其他第二性征的改变。②性染色体异常对性别和性征的影响,如性染色体数目和结构异常导致的两性畸形。③性别与某些疾病发生率有关,如甲状腺疾病和系统性红斑狼疮多发生于女性,消化道肿瘤则多见于男性,甲型血友病仅见于男性。

(二)年龄

年龄(age)可经询问患者获知或通过观察进行大致判断。评估时多以观察皮肤的弹性与光泽、肌肉的状态、毛发的颜色和分布、面部与颈部皮肤的皱纹、牙齿的状态等作为依据。注意年龄同某些疾病发生与预后的关系,如佝偻病、麻疹、白喉多见于幼儿与儿童;结核病、风湿热多见于青少年;动脉硬化性疾病、某些癌肿多见于老年人。青年患病后易康复,老年则康复较慢。

(三)生命体征

生命体征(vital sign)是评价生命活动质量的重要征象,为身体评估的重要项目之

笔记栏

一。亦是观察患者病情变化的重要指标,包括体温、脉搏、呼吸和血压(其测量方法及正常范围详见《基础护理学》等相关课程)。

1.体温　体温异常及其临床意义如下:

(1)体温升高　指体温高于正常范围,也称为发热。见于感染、恶性肿瘤、创伤、脑血管意外、抗原-抗体反应、内分泌代谢障碍等疾病。

(2)体温降低　指体温低于正常。常见于休克、慢性消耗性疾病、严重营养不良、甲状腺功能减退症及在低温环境下暴露过久等。

2.脉搏　脉搏异常及其临床意义如下:

(1)水冲脉　脉搏骤起骤降,犹如潮水涨落,急促有力。评估时,紧握被评估者手腕掌面桡动脉处,将其前臂高举过头,可明显感知犹如水冲的脉搏。此为脉压增大所致,见于主动脉瓣关闭不全、甲状腺功能亢进症、动脉导管未闭及严重贫血等。

(2)交替脉　指节律规则而强弱交替出现的脉搏,由左心室收缩力强弱交替所致,是左心衰竭的重要体征之一,见于高血压性心脏病、急性心肌梗死等。

(3)奇脉　指平静吸气时脉搏明显减弱或消失的现象,又称"吸停脉",是由于吸气时右心舒张受限,回心血量减少,右心排血量相应减少,使肺静脉回流入左房血量减少,左室排血减少所致。见于心包积液或缩窄性心包炎,是心包压塞的重要体征之一。

(4)短绌脉　也叫脉搏短绌,是指脉率少于心率。常见于心房颤动。评估时最好两名护士同时进行操作,一人测脉率,一人测心率,同步计时 1 min。

(5)无脉　即脉搏消失。多见于严重休克及多发性大动脉炎,由于某一段动脉闭塞相应部位脉搏消失。

3.呼吸　呼吸异常及其临床意义如下:

(1)呼吸频率变化

呼吸加快:呼吸频率超过24 次/min,见于发热、贫血、剧烈运动、甲状腺功能亢进症、心功能不全等。一般情况下,体温升高 1 ℃,呼吸大约增加 4 次/min。

呼吸减慢:呼吸频率低于12 次/min,见于麻醉剂或镇静剂过量、颅内压增高等。

(2)呼吸深度变化

呼吸浅快:见于肺炎、胸膜炎、胸腔积液、气胸、呼吸肌麻痹等。

呼吸深快:见于剧烈运动、情绪激动等。

呼吸深长:见于严重代谢性酸中毒,如尿毒症、糖尿病酮症酸中毒。此种呼吸可伴有鼾音,又称酸中毒大呼吸或库斯莫尔(Kussmaul)呼吸,为严重的代谢性酸中毒时机体为排除过多的二氧化碳的调节代偿机制。

(3)呼吸节律变化

潮式呼吸:又称陈-施(Cheyne-Stokes)呼吸,表现为呼吸由浅慢逐渐变深快,再由深快到浅慢,随之呼吸暂停,周而复始。多见于脑炎、脑膜炎、颅内压增高及某些物质中毒等。老年人熟睡时也可出现,为脑动脉硬化的表现(图5-1)。

间停呼吸:又称比奥(Biot)呼吸,表现为有规律地呼吸几次后,突然停止,间隔几秒后又开始呼吸,周而复始。发生原因同潮式呼吸,但情况更严重,多在临终前发生(图5-1)。

叹息样呼吸:表现为一段正常呼吸中出现一次深大呼吸,常可伴有叹息声,常见于神经衰弱、抑郁症等。

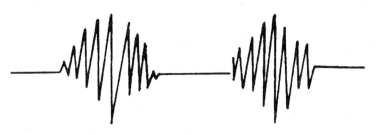

Cheyne-Stokes呼吸

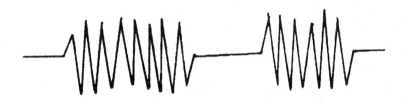

Biot呼吸

图 5-1　常见的呼吸节律异常

4.血压　血压标准:健康人的血压随年龄增长而升高,正常人血压为(90～139)/(60～89)mmHg,脉压为30～40 mmHg,右上肢比左上肢高5～10 mmHg,下肢血压比上肢血压高20～40 mmHg。

血压异常及其临床意义如下:

(1)高血压　采用标准测量方法,非同日至少3次收缩压达到或超过140 mmHg及舒张压达到或超过90 mmHg,即为高血压,如仅收缩压平均值达到诊断标准称为收缩期高血压。正常人的血压常受各种环境因素的影响而变动,尤以收缩压明显。生理情况下情绪激动、紧张、恐惧、吸烟、疼痛等均可使血压上升。临床上确诊的高血压大多为原发性高血压,少数为继发性高血压。

(2)低血压　指血压低于90/60 mmHg,常见于休克、急性心肌梗死、心力衰竭、心包压塞等。另外,可有体质性低血压和体位性低血压。

(3)脉压的改变　①脉压>40 mmHg 为脉压增大,见于主动脉瓣关闭不全、原发性高血压、甲状腺功能亢进症、严重贫血、动脉导管未闭等。②脉压<30 mmHg 为脉压减小,常见于主动脉瓣狭窄、心包积液、心力衰竭、低血压等。

(四)发育与体型

发育(development)正常与否通常以年龄、智力和体格成长状态(身高、体重及第二性征)之间的关系来综合判断。发育正常者相互间关系均衡。正常发育与种族、遗传、内分泌、营养代谢、生活条件、体育锻炼等因素有密切关系。成人发育正常的判断指标包括:两上肢展开后,左右指端的距离约等于身高,胸围等于身高的一半,坐高等于下肢的长度,头长为身高的1/7～1/8。

体型(body type)是发育的外在表现,包括骨骼、肌肉与脂肪分布的状态。临床上将正常成人的体型分为如下三种类型。

1.无力型(瘦长型)　身高肌瘦,颈长肩窄,胸廓扁平,腹上角<90°。

2. 超力型(矮胖型)　身短粗壮,颈粗肩宽,胸廓宽厚,腹上角>90°。

3. 正力型(均称型)　身体各部分匀称适中,腹上角 90°左右,见于多数正常成人。

评估中注意病态发育与内分泌之间的密切关系:①腺垂体,发育成熟前腺垂体功能亢进者,体格异常高大,称为巨人症;反之,体格异常矮小,称垂体性侏儒症。②甲状腺,发育成熟前甲状腺功能减退,体格矮小,智力低下,称为呆小症;反之,小儿患甲状腺功能亢进时,代谢增强,食欲亢进,体格发育可超过正常。③性腺,某些疾病如结核、肿瘤破坏性腺分泌功能,可出现性腺功能低下所致的第二性征改变,男性表现为"阉人症",女性表现为乳房发育不良、闭经、女性体格男性化。

【想一想】
　　体型有正常与不正常之分吗?

(五)营养状态

营养状态是评估个体健康和疾病程度的标准之一。营养状态与食物的摄取、消化、吸收及代谢等因素有关。营养过度或营养不良均可致营养状态的改变,导致肥胖或消瘦。

1. 营养状态的评估　临床上通常以皮肤黏膜、毛发、皮下脂肪及肌肉发育状况对营养状态做出综合判断。最简便而迅速的方法是观察皮下脂肪充实的程度,以前臂曲侧或上臂背侧下 1/3 处脂肪分布的个体差异最小,因此此处是判断脂肪充实程度的最适宜部位。临床上通常以营养良好、营养不良、营养中等三个等级来描述。

(1)营养良好　黏膜红润、皮肤光泽、弹性良好,毛发润泽,皮下脂肪丰满,肌肉结实,指甲、毛发润泽,肋间隙、锁骨上窝深浅适中,肩胛部及股部肌肉丰满。

(2)营养不良　皮肤黏膜干燥、弹性降低,毛发稀疏,皮下脂肪菲薄,肌肉松弛无力,指甲粗糙无光泽,肋间隙、锁骨上窝凹陷,肩胛骨、髂骨嶙峋突出。

(3)营养中等　介于上述两者之间。

2. 异常营养状态

(1)消瘦　体重减轻至低于正常的 10% 时称为消瘦,极度消瘦称恶病质。多由于长期摄食或消化、吸收功能障碍以及慢性消耗性疾病如结核病、恶性肿瘤、糖尿病、甲状腺功能亢进等所致。

(2)肥胖　体重超过标准体重的 20% 以上者称为肥胖(obesity)。包括外源性肥胖和内源性肥胖。摄食过多或运动减少导致外源性肥胖,全身脂肪分布均匀,身体各部无其他异常表现,常有一定的遗传倾向。儿童期生长较快,青少年期有时可见外生殖器发育迟缓。继发性肥胖多由某些内分泌疾病引起,其脂肪分布多有显著特征,如肾上腺皮质功能亢进表现为向心性肥胖,以面部(满月脸)、肩背部(水牛背)、腰腹部最显著;又如下丘脑病变所致的肥胖性生殖无能综合征表现为大量脂肪积聚在面部、腹部、臀部及大腿,性器官和第二性征发育不全。

(六)意识状态

意识(consciousness)是大脑功能活动的综合表现。正常人意识清晰,定向力正常,反应敏捷,思维正常,语言流畅、准确,表达能力良好。凡影响大脑功能活动的疾病都可引起不同程度的意识改变,称意识障碍。根据意识障碍的程度,分为嗜睡、意识模糊、昏睡、昏迷以及谵妄。临床上多通过与病人交谈判断其思维、反应、情感活动和定向力是否正常,结合计算、痛觉试验、瞳孔反射等检查确定意识障碍的程度。

(七)面容与表情

健康人表情(expression)自然,神态自如。某些疾病可使人的面容(facial features)

与表情发生变化,疾病发展到一定程度时,可出现特征性的面容与表情,可为疾病的诊断提供重要的参考价值。常见典型病容如下:

1. 急性病容　面色潮红,呼吸急促,兴奋不安,鼻翼扇动,口唇疱疹,表情痛苦,多见于急性感染性疾病如疟疾、大叶性肺炎等。

2. 慢性病容　面色灰暗或苍白,面容憔悴,目光暗淡,多见于慢性消耗性疾病如恶性肿瘤、结核病、肝硬化等。

3. 二尖瓣面容　双颊紫红,口唇发绀,常见于风湿性心瓣膜病二尖瓣狭窄(图5-2)。

4. 甲状腺功能亢进面容　面容惊愕,眼裂增大,眼球凸出,目光炯炯,兴奋不安,烦躁易怒,见于甲状腺功能亢进(图5-3)。

5. 肢端肥大症面容　头颅增大,面部变长,下颌增大前突,眉弓及两颧隆起,唇舌肥厚,耳、鼻增大,见于肢端肥大症(图5-4)。

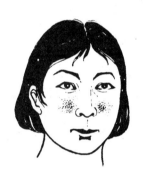
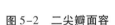
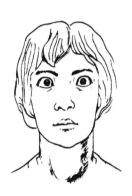
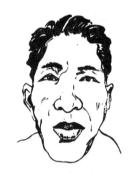

图5-2　二尖瓣面容　　　图5-3　甲状腺功能亢进面容　　图5-4　肢端肥大症面容

6. 满月面容　面如满月,皮肤发红,常伴痤疮、胡须,多见于库欣(Cushing)综合征及长期使用肾上腺皮质激素者。

7. 面具面容　面容呆板无表情,似面具。见于震颤麻痹、脑炎等。

8. 黏液性水肿面容　颜面水肿、面色苍白,面宽睑厚,目光呆滞,反应迟钝,眉毛、头发稀疏,见于甲状腺功能减退症。

9. 苦笑面容　牙关紧闭,面肌痉挛,呈苦笑状,见于破伤风。

10. 贫血面容　面色苍白,唇舌色淡,表情疲惫,见于各种原因所致的贫血。

(八)体位

体位(position)是指患者身体在卧位时所处的状态。疾病常可使体位发生改变,可为临床诊断疾病提供一定的参考价值,常见体位如下:

1. 自主体位　身体活动自如,不受限制,见于正常人、轻或疾病早期患者。

2. 被动体位　患者不能自己随意调整或变换体位,见于意识丧失或极度衰竭的病人。

3. 强迫体位　为了减轻疾病痛苦,患者被迫采取的体位,临床上常见的强迫体位有下列几种:

(1)强迫仰卧位　仰卧位,双腿屈曲,以减轻腹肌的紧张,见于急性腹膜炎等。

【说一说】
　　被动体位、强迫体位的区别。

（2）强迫俯卧位　俯卧位可减轻脊背肌肉的紧张程度,常见于脊柱疾病。

（3）强迫侧卧位　有胸膜疾患者多采取患侧卧位,以减轻疼痛,有利于健侧代偿性呼吸,见于一侧胸膜炎或大量胸腔积液的病人。

（4）强迫坐位　亦称端坐呼吸。坐位,双手置于膝盖或扶持床边,以使膈肌活动度增加,增加肺通气量,而且下肢回心血量减少,以减轻心脏负担,见于心肺功能不全者。

（5）强迫蹲位　短距离行走或其他活动中,因呼吸困难和心悸而取蹲踞位或膝胸位以缓解症状,见于先天性发绀型心脏病。

（6）强迫停立位　步行中突发心前区疼痛而被迫立刻站立,并以右手按抚心前区,待缓解后才离开原地,见于心绞痛。

（7）辗转体位　病人辗转反侧,坐卧不安,见于胆石症、胆道蛔虫症、肾绞痛等。

（8）角弓反张位　颈或脊背肌肉强直,使病人头向后仰,胸腹前凸,背过伸,躯干呈弓状,见于破伤风和小儿脑膜炎。

（九）步态

步态(gait)指走动时表现的姿态。健康人步态稳健。某些疾病可以使步态异常,并具有一定特征性,可以辅助临床诊断疾病。常见异常步态如下:

1. 蹒跚步态　行走时身体左右摆动如鸭步,见于佝偻病、大骨节病、进行性肌营养不良、先天性双侧髋关节脱位患者等。

2. 醉酒步态　行走时躯干重心不稳,步态紊乱不准确如醉酒状,见于小脑疾患、酒精中毒等。

3. 共济失调步态　站立时双足间距很宽,行走时一脚高抬,骤然垂落,且双目下视,摇晃不稳,闭目则不能保持平衡,见于脊髓痨患者。

4. 慌张步态　起步后小步加速前冲,身体前倾,难以止步,见于震颤麻痹患者。

5. 跨阈步态　由于踝部肌肉弛缓,病人患足下垂,行走时必须抬高下肢才能起步,见于腓总神经麻痹。

6. 剪刀步态　因双下肢肌张力增高,尤其以伸肌和内收肌张力增高最明显,移步时下肢过度内收,两腿交叉呈剪刀状,见于脑性瘫痪与截瘫病人。

同步练习

一、单项选择题

1. 一般检查内容不包括　　　　　　　　　　　　　　　　　　　　　（　　）
　　A. 面容表情　　　　　　　　　　　B. 神经反射
　　C. 意识状态　　　　　　　　　　　D. 生命体征
　　E. 皮肤黏膜

2. 下列哪项不是判断身体发育状况的指标　　　　　　　　　　　　　（　　）
　　A. 身高　　　　　　　　　　　　　B. 年龄
　　C. 第二性征　　　　　　　　　　　D. 肌肉发育情况
　　E. 体重

3. 下列哪项不是判断营养状况的指标　　　　　　　　　　　　　　　（　　）

A. 皮肤　　　　　　　　　　　B. 皮下脂肪

C. 体重　　　　　　　　　　　D. 毛发

E. 肌肉发育情况

4. 检查脉搏一般检查　　　　　　　　　　　　　　　　（　）

　A. 颞动脉搏动　　　　　　　　B. 肱动脉搏动

　C. 桡动脉搏动　　　　　　　　D. 面动脉搏动

　E. 股动脉搏动

5. 某患者气促，诊断为右侧大量胸腔积液。该患者多采用何种体位（　）

　A. 自主体位　　　　　　　　　B. 被动体位

　C. 强迫坐位　　　　　　　　　D. 右侧卧位

　E. 左侧卧位

6. 某女性患者，面色晦暗，双颊紫红，口唇轻度发绀，该患者为何种面容（　）

　A. 病危面容　　　　　　　　　B. 肝病面容

　C. 肾病面容　　　　　　　　　D. 二尖瓣面容

　E. 慢性面容

二、名词解释

1. 强迫停立位　2. 二尖瓣面容　3. 水冲脉　4. 酸中毒大呼吸

三、填空题

1. 生命体征包括_____、_____、_____、_____。

2. 理想的血压标准是：收缩压_____，舒张压_____。

3. 在发育成熟前，如腺垂体功能亢进，可致体格异常高大称_____；反之，体格异常矮小称_____。

4. 根据意识障碍的程度可分为_____、_____、_____、_____及_____。

四、问答题

1. 简述一般状态检查的内容。

2. 常见的典型病容有哪些？

问题分析与能力提升

病例摘要　患者，男，53岁。因车祸头部血流不止急诊入院。

讨论：

1. 请为该患者做出一般状态的评估。

2. 写出该患者的护理诊断。

3. 列出该患者需要重点观察的内容。

第二节　皮肤、浅表淋巴结评估

一、皮肤评估

许多疾病在病程中会伴随局部或全身的皮肤病变和反应。皮肤评估通常与身体其他部位评估同时进行。评估方法以视诊为主，结合触诊。

(一)颜色

皮肤颜色与种族、遗传、毛细血管的分布、色素量、血液充盈度及皮下脂肪的厚薄有关。

1.苍白　由于贫血、末梢毛细血管痉挛或充盈不足所致,如惊恐、寒冷、休克、虚脱等,四肢末端的局限性苍白,常由于局部动脉阻塞或痉挛,如血栓闭塞性脉管炎、雷诺病等。

2.发红　由于毛细血管扩张、血流加速、血量增加或红细胞增多所致。生理情况下,见于饮酒、运动或情绪激动等;病理情况下见于发热性疾病如肺炎、猩红热等。

3.发绀　皮肤黏膜呈青紫色,常见于口唇、耳郭、面颊、肢端等部位,见于单位容积血液中还原血红蛋白量增高或异常血红蛋白血症(详见第四章第六节发绀)。

4.黄染　皮肤黏膜发黄,称为黄染。主要见于血中胆红素浓度过高所致的黄疸。早期或轻微时仅见于巩膜及软腭黏膜,较明显时才见于皮肤。常见于胆道阻塞、肝细胞损害或溶血性疾病(详见第四章第十四节黄疸)。

过多食用胡萝卜、南瓜、橘子汁等血中胡萝卜素增加,也可使皮肤发黄,但发黄的部位多在手掌、足底,一般不发生于巩膜和口腔黏膜。停止食用含胡萝卜素的蔬菜或果汁后,皮肤黄染逐渐消退。长期服用阿的平、呋喃类药物亦可致皮肤、巩膜黄染,巩膜黄染以角膜边缘最明显,离角膜边缘越远,黄染越轻,这是与黄疸鉴别的重要特征。

5.色素沉着　因表皮基底层黑色素增加所致皮肤色泽加深,称色素沉着。生理情况下,身体外露部分,以及乳头、生殖器、关节、肛门周围等处皮肤色素较深。如果这些部位色素明显加深,或其他部位出现色素沉着,才具临床意义。全身性色素沉着见于慢性肾上腺皮质功能减退症,也可见于肝硬化、肝癌晚期以及长期使用砷剂、抗肿瘤药物等。妊娠妇女面部、额部可发生色素沉着,称妊娠斑。老年人全身或面部可有散在色素沉着,称老年斑。

6.色素脱失　正常皮肤都含有一定量的色素,皮肤丧失原有色素称色素脱失,由于酪氨酸酶缺乏以致体内酪氨酸不能转化为多巴而形成黑色素所引起。常见有白癜、白斑及白化症。

(二)湿度

皮肤温度与汗腺分泌功能有关,在气温高、湿度大的环境中,出汗增多是正常的生理调节功能。出汗多者皮肤较湿润,出汗少者皮肤较干燥。病理情况下出汗过多或无汗,具有一定的临床意义。风湿病、结核病、甲状腺功能亢进、佝偻病时出汗增多。手脚皮肤发凉而大汗淋漓称为冷汗(cold sweat),见于休克、虚脱。夜间睡后出汗为盗汗(night sweat),是结核病的常见征象。无汗时皮肤异常干燥,见于维生素 A 缺乏症、黏液性水肿、硬皮病、尿毒症和脱水。

(三)温度

评估时以指背触摸被评估者皮肤感觉皮肤温度。全身皮肤发热见于发热性疾病、甲状腺功能亢进。发凉见于休克、甲状腺功能减退症等。局部皮肤发热见于疖痈、丹毒等炎症。肢端末梢发冷可见于雷诺病。

(四)弹性

皮肤弹性与年龄、营养状态、皮下脂肪及组织间隙所含液体量有关。评估时常取手背或上臂内侧部位,用示指和拇指将皮肤捏起,正常人于松手后皮肤皱褶迅速平复。儿童、青年人皮肤紧张富有弹性,中年以后弹性逐渐减弱,老年人皮肤组织萎缩,皮下脂肪减少,弹性减退。弹性减弱时皮肤皱折平复缓慢,见于长期消耗性疾病或严重脱水病人。

(五)皮疹

皮疹(exanthem)多为全身性疾病的体征之一,常见于传染病、皮肤病、过敏反应等。观察皮疹时应详细记录其分布部位、出现与消失时间、发展顺序、形态大小、平坦或隆起、颜色、压之是否褪色、有无瘙痒及脱屑等。常见皮疹如下:

1.斑疹　只有局部皮肤发红,一般不隆起皮肤,见于丹毒、风湿性多形性红斑、斑疹伤寒等。

2.丘疹　局部皮肤颜色改变,隆起于皮肤表面,见于麻疹、药物疹、湿疹等。

3.斑丘疹　丘疹周围有皮肤发红的底盘称斑丘疹,见于风疹、猩红热、药物疹等。

4.玫瑰疹　为鲜红色圆形斑疹,直径 2～3 mm,病灶周围血管扩张所致,以手指按压皮疹消退,松开后又复出现,多出现于胸腹部,是伤寒和副伤寒的特征性皮疹。

5.荨麻疹　为隆起皮面的苍白色或红色、大小不等的局限性水肿,常伴瘙痒,由速发性皮肤变态反应所致,常见于异体蛋白性食物或药物过敏。

(六)褥疮

褥疮,又称压力性溃疡,为局部组织长期受压,发生持续缺血、缺氧、营养不良所致的皮肤损害。易发生于枕部、耳郭、肩胛部、脊柱、肘部、髋部、骶尾部、膝关节内外侧、内外踝、足跟等身体受压的骨突部位。褥疮可分为四期:

1.淤血红肿期　此期皮肤红肿,有触痛。

2.炎性浸润期　红肿扩大、变硬,表面由红变紫,并有水泡形成。

3.浅表溃疡期　水泡逐渐扩大、溃破,继发感染。

4.坏死溃疡期　坏死组织侵入真皮下层和肌肉层,感染向深部扩展,可破坏深筋膜,继而破坏骨膜及骨质。详见《护理学基础》。

(七)皮肤黏膜出血

皮肤黏膜出血压之不褪色,根据直径大小可分为以下几种:小于 2 mm 称为瘀点(petechia),3～5 mm 为紫癜(purpura),大于 5 mm 为瘀斑(ecchymosis),片状出血伴皮肤显著隆起者为血肿(hematoma)。皮肤黏膜出血见于出血性疾病、重症感染、某些中毒等。

【议一议】
皮肤黏膜出血与皮疹的鉴别。

(八)蜘蛛痣

蜘蛛痣(spider angioma)为皮肤小动脉末端分支性扩张所形成的血管痣,形似蜘蛛,故称蜘蛛痣,大小不一,直径从帽针头至数厘米不等。主要出现于上腔静脉分布的区域内,如面、颈、手背、上臂、前胸和肩部等处。评估时用火柴杆压迫蜘蛛痣中心(即中央小动脉干部),其辐射状小血管网立即消失,去除压力后又复出现。一般认为蜘蛛痣的出现与肝对雌激素灭活减弱有关,常见于急、慢性肝炎、肝硬化。

此外,慢性肝病患者手掌的大、小鱼际处常发红,压之褪色,称肝掌,其发生机制与蜘蛛痣相同。

笔记栏

（九）水肿

水肿（edema）是皮下组织的细胞内及组织间隙液体潴留过多所致。轻度水肿单凭视诊不易发现，以手指加压局部组织后出现凹陷，为凹陷性水肿。黏液性水肿及橡皮肿（丝虫病）可见组织明显肿胀，但指压后局部组织无凹陷，可与凹陷性水肿鉴别。根据水肿的轻重程度，可分为：

1. 轻度　仅见于眼睑、踝部及胫骨前皮下组织，指压后有轻度凹陷，平复较快。

2. 中度　全身疏松组织均可见明显水肿，指压后出现较深凹陷，平复缓慢。

3. 重度　全身严重水肿，低垂部位皮肤紧张发亮，甚至有液体渗出，胸、腹腔等浆膜腔内可有积液，外阴部可见明显水肿。（详见第四章第二节水肿）。

二、浅表淋巴结评估

淋巴结分布于全身，一般只能检查身体各部的浅表淋巴结。正常浅表淋巴结很小，直径多在 0.5 cm 以内，质地柔软，表面光滑，与周围组织无粘连，不易触及，亦无压痛。

1. 淋巴结分布　浅表淋巴结分为以下几个组群，一个组群收集一定区域内的淋巴液。耳后、乳突淋巴结收集头皮范围内的淋巴液；颌下淋巴结收集口底、颊黏膜、牙龈等处的淋巴液；颏下淋巴结收集颏下三角区内组织、唇、舌部的淋巴液；颈深淋巴结上群收集鼻咽部淋巴液，下群收集咽喉、气管、甲状腺等处的淋巴液；左侧锁骨上淋巴结收集食管、胃等器官的淋巴液，右侧收集气管、胸膜和肺的淋巴液；腋窝淋巴结收集乳房、前后胸壁及躯干上部淋巴液；腹股沟淋巴结收集会阴部及下肢的淋巴液。局部炎症或肿瘤可引起相应区域的淋巴结肿大。

2. 评估方法　评估时，被评估者最好取坐位，也可取仰卧位，受检部位应充分放松。评估主要使用触诊，四指并拢紧贴检查部位，由浅入深进行滑动触摸，按耳前、耳后、乳突区、枕骨下区、颈后三角、颈前三角、锁骨上窝、腋窝、滑车上、腹股沟、腘窝等顺序进行。检查颈部时嘱被评估者头稍低，使皮肤、肌肉放松，用双手进行触诊，左手触诊右侧，右手触诊左侧。检查腋窝时，评估者以左手扶持被评估者左前臂使其稍外展，以右手检查左侧，触诊腋窝前壁、侧壁及顶部（左手检查右腋窝淋巴结方法同前）。触及肿大淋巴结时应注意其部位、大小、数目、硬度、压痛、活动度，有无粘连，局部皮肤有无红肿、瘢痕、瘘管等，同时寻找引起淋巴结肿大的原发病灶。

3. 淋巴结肿大的临床意义

（1）局部淋巴结肿大　①非特异性淋巴结炎：由引流部位的急、慢性炎症引起，淋巴结肿大，一般有压痛，质软，表面光滑无粘连，肿大到一定程度即停止。②淋巴结结核：常发生在颈部，质稍硬，大小不等，可相互粘连或与周围组织粘连，晚期破溃后形成瘘管，愈合后可形成瘢痕。③恶性肿瘤淋巴结转移：质地坚硬，或有橡皮样感，与周围组织粘连，不易推动，一般无压痛。胃癌或食管癌多向左锁骨上淋巴结转移，称 Virchow 淋巴结；肺癌多向右锁骨上淋巴结转移；乳腺癌多向腋下淋巴结转移；颈部淋巴结肿大可见于鼻咽癌转移。

（2）全身淋巴结肿大　淋巴结遍及全身，大小不等，无粘连，可见于淋巴瘤、白血病、传染性单核细胞增多症等。

同步练习

一、选择题

1. 皮肤出血点的特征是 （　　）
   - A. 稍高出皮面
   - B. 直径 3～5 mm
   - C. 压之不褪色
   - D. 表面光亮
   - E. 周围有辐射小血管网

2. 发绀是由于 （　　）
   - A. 毛细血管扩张充血
   - B. 红细胞增多
   - C. 红细胞减少
   - D. 血液中还原血红蛋白增多
   - E. 毛细血管血流加速

3. 蜘蛛痣最常见的部位是 （　　）
   - A. 颈面部
   - B. 腰部
   - C. 下胸部
   - D. 四肢
   - E. 背部

4. 玫瑰疹对下列哪种疾病有诊断意义 （　　）
   - A. 伤寒
   - B. 麻疹
   - C. 猩红热
   - D. 丹毒
   - E. 风湿热

5. 关于蜘蛛痣的描述不正确的是 （　　）
   - A. 大小不等
   - B. 是皮肤小动脉末端扩张所致
   - C. 多见于下腔静脉分布区
   - D. 是雌激素增高所致
   - E. 多分布于头部、上臂及肩背部等处

6. 体格检查时，鉴别是否为黄疸，下列哪项判断是正确的 （　　）
   - A. 皮肤有黄染肯定是黄疸
   - B. 巩膜有黄染肯定为黄疸
   - C. 巩膜均匀黄染
   - D. 皮肤黄染仅在手掌、足底
   - E. 巩膜黄染仅出现在角膜缘周围

7. 触诊肿大的浅表淋巴结应注意的内容不包括 （　　）
   - A. 部位
   - B. 大小
   - C. 数目
   - D. 硬度
   - E. 病因

8. 易向左锁骨上淋巴结转移的是 （　　）
   - A. 乳腺癌
   - B. 肺癌
   - C. 胃癌
   - D. 食管癌
   - E. 结肠癌

二、填空题

1. 肺癌常转移至_____，胃癌常转移至_____，乳腺癌常转移至____。

2. 全身性水肿主要分为_____，_____，_____。

3. 皮疹和出血点的主要区别在于_____。

4. 皮肤黄染主要见于_____。

5. 皮肤或黏膜下出血，出血面的直径小于 2 mm 称为_____；3～5 mm 称为_____；5 mm 以上称为_____；片状出血伴皮肤隆起称为_____。

三、名词解释

1. 黄疸　2. 紫癜　3. 盗汗

笔记栏

四、问答题

1. 简述引起全身性水肿的主要原因和临床特点。
2. 试述淋巴结肿大的临床意义。

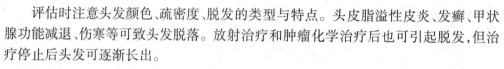

第三节　头面部与颈部评估

一、头面部

(一)头发

评估时注意头发颜色、疏密度、脱发的类型与特点。头皮脂溢性皮炎、发癣、甲状腺功能减退、伤寒等可致头发脱落。放射治疗和肿瘤化学治疗后也可引起脱发,但治疗停止后头发可逐渐长出。

(二)头颅

头面部评估

注意头颅大小、外形及有无异常运动。头颅大小以头围来衡量,测量时以软尺自眉间绕到颅后通过枕骨粗隆。成人头围平均≥53 cm。

1. **临床常见的头颅畸形**　①小颅:因囟门过早闭合引起,常伴智力障碍。②巨颅:头颅增大,伴颜面很小,头皮静脉充盈,由于颅内压增高,压迫眼球,双目下视,巩膜外露,称落日现象(setting sun phenomenon),见于脑积水。③方颅:头顶平坦呈方形,见于小儿佝偻病或先天性梅毒。④尖颅:亦称塔颅,头顶高尖,由于矢状缝与冠状缝过早闭合所致,见于先天性尖颅并指(趾)畸形,即阿佩尔(Apert)综合征。

2. **头部运动异常**　头部运动受限见于颈椎疾患;头部不随意颤动见于震颤麻痹;与颈动脉搏动一致的点头运动,见于严重主动脉瓣关闭不全。

(三)眼

1. **眼眉**　正常人眉毛两侧对称,内侧与中央较浓,外侧较稀。外1/3眉毛过于稀疏或脱落,见于黏液性水肿、腺垂体功能低下、麻风病。

2. **眼睑**　①眼睑水肿:眼睑皮下组织疏松,轻度水肿即可在眼睑表现出来。临床常见于肾炎、慢性肝病、营养不良、血管神经性水肿等。②眼睑闭合障碍:双侧眼睑闭合障碍见于甲状腺功能亢进;单侧见于面神经麻痹。③上睑下垂:双侧上睑下垂见于先天性睑下垂、重症肌无力;单侧上睑下垂提示动眼神经麻痹;一侧上睑下垂,眼球下陷、瞳孔缩小、同侧结膜充血及面部无汗称霍纳(Horner)综合征,为该侧颈交感神经麻痹所致。④睑内翻:由于瘢痕使睑缘向内翻转,见于沙眼。

3. **结膜**　分为睑结膜、穹隆部结膜、球结膜三部分。检查上睑结膜时需翻转眼睑,左手检查右眼,右手检查左眼。检查方法:嘱被评估者向下看,用示指和拇指捏起上睑中外1/3交界处的边缘,轻轻向前下方牵拉,同时示指轻向下压,配合拇指将睑缘向上捻转,即可使上眼睑外翻。检查下睑结膜时,嘱被评估者向上看,用示指将下眼睑向下翻开,即可暴露下眼睑。结膜充血见于结膜炎;出血见于感染性心内膜炎;颗粒与滤泡见于沙眼;苍白见于贫血。发黄见于黄疸。

4. **巩膜**　不透明,因血管极少,为瓷白色。黄疸时,巩膜黄染最明显。

5. 角膜　观察角膜透明度,有无白斑、云翳、溃疡、软化及新生血管等。白斑和云翳发生在瞳孔部位可影响视力;角膜软化见于婴幼儿营养不良、维生素 A 缺乏等;角膜周围血管增生见于严重沙眼。角膜边缘出现灰白色混浊环,是类脂质沉着的结果,多见于老年人,又称老年环,无自觉症状,不妨碍视力。角膜边缘出现黄色或棕褐色的色素环称凯－弗环(Kayser－Fleischer 环),为铜代谢障碍所致,见于肝豆状核变性(Wilson 病)。

6. 眼球

(1)眼球突出　双侧眼球突出见于甲状腺功能亢进;单侧眼球突出多见于局部炎症或眶内占位性病变,偶见于颅内病变。

(2)眼球下陷　双侧眼球下陷见于严重脱水;单侧眼球下陷见于 Horner 综合征。

(3)眼球运动　评估者置目标物(棉签或手指)在被评估者眼前 30～40 cm 处,嘱患者固定头部,眼球随目标方向移动,按左→左上→左下→右→右上→右下 6 个方向进行,观察有无斜视、复视或眼球震颤。当动眼、滑车、外展神经这三对支配眼肌运动的神经麻痹时,眼球运动障碍伴复视。由支配眼肌运动的神经麻痹所致的斜视,称麻痹性斜视,多见于颅内炎症、肿瘤、脑血管病变。

眼球震颤是指眼球有规律的快速往返运动,运动方向以水平方向多见,垂直和旋转方向少见。自发的眼球震颤见于耳源性眩晕、小脑疾患。

7. 瞳孔　瞳孔可反映中枢神经的功能状况,为危重病人的重要监测项目。评估时要注意瞳孔大小、形状,双侧是否等大等圆、对光及调节反射等。

(1)瞳孔大小　正常人两侧瞳孔等大等圆,直径 3～4 mm。瞳孔缩小见于虹膜炎症、有机磷农药中毒、毒蕈中毒,或吗啡、氯丙嗪等药物过量;瞳孔扩大见于阿托品药物影响;双侧瞳孔大小不等,提示颅内病变,如脑外伤、脑肿瘤、脑疝等。

(2)瞳孔对光反射　正常人瞳孔经光照后立即缩小,移开光源后瞳孔迅速复原。瞳孔对光反射以迅速、迟钝、消失加以描述。瞳孔对光反射迟钝或消失,见于昏迷病人;两侧瞳孔散大伴对光反射消失为濒死状态的表现。

(3)调节与集合反射　嘱患者注视 1 m 外检查者的手指,然后将手指迅速移近眼球 5～10 cm 处,正常人瞳孔缩小,为调节反射;同时双侧眼球向内聚合,为集合反射。甲状腺功能亢进时集合反射减弱;动眼神经功能受损时,调节和集合反射均消失。

(四)耳

1. 外耳　注意外耳有无畸形及分泌物。痛风病人可在耳郭上触及痛性小结节,为尿酸钠沉积的结果,称痛风结节。有黄色液体流出并有痒痛者为外耳道炎;外耳道内有局部红肿疼痛,并有耳郭牵拉痛为疖肿。有脓液流出并有全身症状应考虑急性中耳炎;有血液或脑脊液,提示颅底骨折。

2. 中耳　观察鼓膜是否穿孔,注意穿孔位置。如有恶臭、溢脓,可能为胆脂瘤。

3. 乳突　检查乳突有无压痛。化脓性中耳炎引流不畅时,可蔓延至乳突引起乳突炎,此时乳突有明显压痛,有时可见瘘管,严重时可继发耳源性脑脓肿或脑膜炎。

(五)鼻

1. 鼻外形　鼻梁部皮肤出现红色斑块高出皮肤并向两侧面颊部扩展呈蝴蝶状,见于系统性红斑狼疮。鼻尖、鼻翼皮肤发红,伴毛细血管扩张和组织肥厚,见于酒渣鼻。

鼻梁塌陷称鞍鼻,见于鼻骨骨折、鼻骨发育不良或先天性梅毒。鼻腔完全阻塞,外鼻变形,鼻梁宽平,称蛙状鼻,见于鼻息肉。

2.鼻翼扇动　吸气时鼻孔开大,呼气时鼻孔回缩,称鼻煽。见于高度呼吸困难者,如大叶性肺炎、支气管哮喘、心源性哮喘发作时。

3.鼻腔分泌物　鼻腔黏膜受刺激时可致分泌物增多。清稀无色的分泌物为卡他性炎症,黏稠发黄的脓性分泌物为鼻或鼻窦化脓性炎症所引起。

4.鼻出血　多为单侧,见于外伤、局部血管损伤、鼻腔肿瘤等。双侧出血多由全身性疾病引起,如某些发热性传染病(流行性出血热、伤寒)、血液系统疾病(血小板减少性紫癜、白血病、血友病等)、高血压、肝脏疾病等。

5.鼻窦　鼻窦共四对,分别为上颌窦、额窦、筛窦、蝶窦,均有窦口与鼻腔相通,引流不畅时可发生鼻窦炎,表现为鼻塞、流涕、头痛和鼻窦压痛。评估上颌窦时,双手拇指置于鼻侧颧骨向后按压,其余4指固定在两侧耳后。评估额窦时,评估者双手拇指置于眼眶上缘内侧,用力向后向上按压,其余4指固定在头颅颞侧作为支点。评估筛窦时,双侧拇指分置于鼻根部与眼内眦之间向后按压,其余4指固定在两侧耳后。蝶窦因解剖位置较深,不能在体表进行检查。

(六)口

1.口唇　注意口唇颜色,有无疱疹、口角糜烂或歪斜。口唇苍白见于贫血、虚脱;口唇发绀为血液中还原血红蛋白增多所致,见于心肺功能不全;口唇呈樱桃红色见于一氧化碳中毒。口唇干燥并有皲裂见于严重脱水患者。急性发热性疾病如大叶性肺炎、流行性脑脊髓膜炎等常有口唇疱疹,为单纯疱疹病毒感染所致,愈后不留瘢痕。口角糜烂见于核黄素缺乏。口角歪斜见于面神经瘫痪或脑血管意外。

2.口腔黏膜　注意口腔黏膜颜色,有无出血点、斑点、溃疡及真菌感染。正常口腔黏膜呈粉红色。黏膜出血点、瘀斑见于出血性疾病或维生素 C 缺乏所致。相当于第二磨牙的颊黏膜处出现针尖大小白色斑点,称为麻疹黏膜斑(即 Koplik 斑),为麻疹的早期体征。黏膜溃疡见于口腔炎症。黏膜上有白色或灰白色凝乳块状物,称为鹅口疮(雪口病),为白念珠菌感染所引起,多见于重病衰弱者或长期使用广谱抗生素及抗肿瘤药物后。

3.牙齿及牙龈　检查牙齿时注意牙齿颜色,有无龋齿、义齿、残根或缺牙等,有牙齿疾患时应按下列方式标明部位:

							上								
8	7	6	5	4	3	2	1	1	2	3	4	5	6	7	8
8	7	6	5	4	3	2	1	1	2	3	4	5	6	7	8

右（左端）　下

1.中切牙;2.侧切牙;3.尖牙;4.第一前磨牙;5.第二前磨牙;6.第一磨牙;
7.第二磨牙;8.第三磨牙

正常牙齿呈瓷白色。牙齿呈黄褐色称斑釉牙,为长期饮用含氟量较高的水所致。单纯性齿间隙过宽见于肢端肥大症。

检查牙龈时注意牙龈颜色,有无肿胀、溢脓、溃疡及出血。正常牙龈呈粉红色。牙龈肿胀、溢脓见于慢性牙周炎、牙龈瘘管等。牙龈出血见于牙石或出血性疾病等。牙龈游离缘出现蓝灰色点线称铅线,是铅中毒的体征。

4.舌 正常人舌质淡红,表面湿润,覆有薄白苔,伸舌居中,活动自如,无颤动。舌头萎缩,舌面光滑为光滑舌(镜面舌),见于贫血或营养不良。舌鲜红伴舌乳头肿胀称草莓舌,见于猩红热或长期发热病人。舌面上出现黄色上皮细胞堆积而成的隆起部分,状如地图,称为地图舌,可由核黄素缺乏引起。舌面干燥,舌体缩小,并有纵沟,称干燥舌,见于严重脱水。舌面上有黑色或黄褐色毛,称黑舌或毛舌,此为丝状乳头缠绕了真菌丝以及其上皮细胞角化所形成,见于久病衰弱或长期使用广谱抗生素的病人。伸舌有细微震颤,见于甲状腺功能亢进;偏斜见于舌下神经麻痹。

5.口咽 评估方法:被评估者坐位,头稍后仰,张口发"啊"声,此时评估者用压舌板迅速下压舌前2/3与后1/3交界处,在照明的配合下,即可见软腭、腭垂、扁桃体、咽后壁。注意其颜色、对称性、有无充血、肿胀、分泌物及扁桃体大小。

咽部黏膜充血、红肿、黏液腺分泌增多,见于急性咽炎。咽部黏膜充血、表面粗糙,可见淋巴滤泡呈簇状增生,见于慢性咽炎。急性扁桃体炎时,腺体肿大,扁桃体隐窝内有黄白色分泌物或渗出物形成苔状假膜,很易剥离,此点与咽白喉不同。白喉假膜不易剥离,强行剥离易引起出血。扁桃体肿大分为三度(图5-5):未超出咽腭弓者为Ⅰ度;超出咽腭弓者为Ⅱ度;达到或超出咽后壁中线者为Ⅲ度。

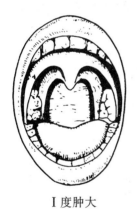
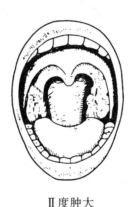
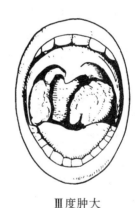

| Ⅰ度肿大 | Ⅱ度肿大 | Ⅲ度肿大 |

图5-5 扁桃体肿大分度

6.口腔气味 健康人口腔无异常气味。牙龈炎、牙周炎、龋齿可致口臭。糖尿病酮症酸中毒患者口腔有烂苹果味;尿毒症患者口腔有尿味;肝坏死患者口腔有肝臭味;有机磷农药中毒患者口腔有大蒜味。

7.腮腺 位于耳屏、下颌角、颧弓所构成的三角区内,正常腮腺腺体薄而软,触诊时摸不出其轮廓。腮腺肿大常见于急性流行性腮腺炎,腮腺迅速肿大,先单侧,继而累及对侧,有压痛。

二、颈部

1.颈部外形与活动 正常人颈部直立,两侧对称,活动自如。头部向一侧偏斜称斜颈,见于颈肌外伤、瘢痕收缩、先天性颈肌挛缩或斜颈。颈部运动受限伴疼痛,见于软组织炎症、颈肌扭伤、颈椎结核或肿瘤等。颈项强直为脑膜刺激征,见于各种脑膜炎、蛛网膜下腔出血等。

2.颈部血管

(1)颈静脉怒张　正常人立位或坐位时,颈静脉不显露。平卧位时稍见充盈,但限于锁骨上缘至下颌角连线的下 2/3 内。若超过上述水平或取 45° 半卧位,颈静脉充盈、胀大、饱满,称为颈静脉怒张,提示静脉压增高,见于右心衰竭、心包积液、缩窄性心包炎、上腔静脉阻塞综合征,以及胸腔、腹腔压力增高的情况。

(2)颈动脉搏动　正常人安静时看不到颈动脉搏动。如在安静状态下出现明显的颈动脉搏动,多见于高血压、主动脉瓣关闭不全、甲状腺功能亢进及严重贫血病人。

(3)颈静脉搏动　正常情况下不会出现颈静脉搏动,只有在三尖瓣关闭不全颈静脉怒张时,才可见到。

(4)血管杂音　在颈部大血管区听到血管性杂音,应考虑颈动脉或椎动脉狭窄。

3.甲状腺　位于甲状软骨下方,表面光滑,柔软不易触及。

(1)视诊　被评估者取坐位,头稍后仰,做吞咽动作,可见甲状腺随吞咽动作上下移动。观察甲状腺有无肿大及是否对称。青春发育期女性可略增大,属正常现象。

(2)触诊　评估者位于被评估者背后,双手拇指置于被评估者颈部,检查右叶时,左手示指及中指将甲状腺轻推至右侧,右手示指、中指、环指触摸甲状腺大小、形态、质地,有无结节、压痛及震颤。用同法检查左侧。或位于病人前面,评估者左手拇指置于甲状软骨下气管右侧向左轻推右叶,左手三指触摸甲状腺右叶。换手检查左叶。应注意肿大的程度、质地、表面是否光滑、有无震颤及压痛。

甲状腺肿大的分度:不能看到但能触及为Ⅰ度;能看到肿大又能触及,但在胸锁乳突肌以内者为Ⅱ度;超过胸锁乳突肌外缘者为Ⅲ度。

(3)听诊　触及甲状腺肿大时,以钟型听诊器置于肿大的甲状腺上进行听诊。闻及连续性静脉"嗡鸣"音对诊断甲状腺功能亢进很有帮助。

甲状腺肿大常见于单纯性甲状腺肿、甲状腺功能亢进或甲状腺肿瘤等。

4.气管　正常人气管位于颈前正中部。评估方法:被评估者取坐位或仰卧位,评估者将右手示指与环指分别置于两侧胸锁关节上,中指于胸骨上窝触到气管,观察中指与示指和无名指间的距离。两侧距离不等示气管移位。大量胸腔积液、气胸、纵隔肿瘤、单侧甲状腺肿大时,气管向健侧移位;肺不张、肺硬化、胸膜粘连时,气管向患侧移位。

同步练习

一、单项选择题

1.颈静脉怒张可见于下列病变,但除外　　　　　　　　　　　　　　(　　)

　　A.纵隔肿瘤　　　　　　　　　　　　B.心包积液

　　C.上腔静脉阻塞综合征　　　　　　　D.气胸

　　E.一侧甲状腺肿大

2.方颅见于　　　　　　　　　　　　　　　　　　　　　　　　　(　　)

　　A.佝偻病　　　　　　　　　　　　　　B.脑积水

C.肢端肥大症　　　　　　　　　　D.变形性骨炎

E.脑肿瘤

3.瞳孔大小不等常见于　　　　　　　　　　　　　　　　　　　（　　）

A.有机磷中毒　　　　　　　　　　B.青光眼

C.濒死状态　　　　　　　　　　　D.脑疝形成

E.阿托品中毒

4.气管移向右侧见于　　　　　　　　　　　　　　　　　　　　（　　）

A.右侧气胸　　　　　　　　　　　B.右侧胸腔积液

C.左侧肺不张　　　　　　　　　　D.右侧肺不张

E.左侧肺炎

5.肿大的甲状腺与颈部其他肿块最主要的鉴别是　　　　　　　（　　）

A.质地　　　　　　　　　　　　　B.对称性

C.压痛　　　　　　　　　　　　　D.吞咽动作

E.血管杂音

二、填空题

1.方颅见于_____,巨颅见于_____,尖颅见于_____。

2.双侧眼球突出见于_____,单侧眼球下陷见于_____。

3.干燥舌见于_____;镜面舌见于_____;草莓舌见于_____;牛肉舌见于_____;舌体肥大见于_____;伸舌震颤见于_____。

三、名词解释

1.颈静脉充盈　　2.麻疹黏膜斑

（信阳职业技术学院　曹卫红）

第四节　胸部评估

胸部是指颈部以下和腹部以上的区域。胸部检查应在温暖、光线充足的环境下进行,被评估者取坐位或卧位,尽可能暴露全部胸廓。一般按照视、触、叩、听的顺序先检查前胸部和侧胸部,再检查背部。

一、胸部的体表标志

胸部的体表标志包括骨骼标志、自然陷窝、人工划线和分区。用于标记胸廓内部脏器的位置和轮廓,以及异常体征的位置和范围。

(一)骨骼标志

1.胸骨　呈扁平状,自上而下分为胸骨柄、胸骨体和剑突三部分。

(1)胸骨柄　位于胸骨上端,为略呈六角形的骨块,上部两侧与左右锁骨的胸骨端相连,向下与胸骨体相连。

(2)胸骨角　为胸骨柄与胸骨体交接处的突起,其两侧分别与左右第2肋软骨相连,为计数肋骨和肋间隙的主要标志。胸骨角还标志左右主支气管分叉、心房上缘及上下纵隔交界,与第5胸椎相对应。

（3）剑突　为胸骨体下端的突起部分,呈三角形,其底部与胸骨体相连。

2.胸骨下角　又称腹上角,为左右肋弓在胸骨下端会合所形成的夹角。正常70°~110°,瘦长体型者角度较小,矮胖体型者较大,深吸气时可稍增宽。其后为肝脏左叶、胃及胰腺的所在区域。

3.肋骨　共12对。检查时先确定胸骨角,该角连接两侧第2肋骨,可以计数肋骨。大多肋骨可在胸壁上触及,唯第1肋骨前部与锁骨相重叠,常不能触及。若第11~12肋骨不与胸骨相连,其前端为游离缘,称为浮肋(floating rib)。

4.肋间隙　为两个肋骨之间的间隙,第1肋骨下面的间隙为第1肋间隙,第2肋骨下面的间隙为第2肋间隙,其余以此类推。

5.肩胛骨　位于后胸壁第2~8肋骨之间,肩胛冈及其肩峰端均易触及。肩胛骨呈三角形,其最下端称肩胛下角。直立位两上肢自然下垂时,肩胛下角相当于第7或第8肋骨水平,或相当于第8胸椎水平。此可作为计数后胸部肋骨的标志。

6.脊柱棘突　为后正中线的标志。位于颈根部的第7颈椎棘突最为突出,其下即为第1胸椎,常以此处作为计数胸椎的标志。

7.肋脊角　为第12肋骨与脊柱构成的夹角,其前方为肾和输尿管上端所在区域。

（二）垂直线

1.前正中线　即胸骨中线。为通过胸骨正中的垂直线。

2.锁骨中线（左、右）　为通过锁骨的肩峰端与胸骨端两者中点的垂直线。

3.腋前线（左、右）　为通过腋窝前皱襞沿前侧胸壁向下的垂直线。

4.腋后线（左、右）　为通过腋窝后皱襞沿后侧胸壁向下的垂直线。

5.腋中线（左、右）　自腋窝顶端于腋前线和腋后线之间向下的垂直线。

6.后正中线　即脊柱中线。为通过椎骨棘突,或沿脊柱正中下行的垂直线。

7.肩胛线（左、右）　为双臂下垂时通过肩胛下角与后正中线平行的垂直线。

（三）自然陷窝和解剖区域

1.腋窝　为上肢内侧与胸壁相连的凹陷部。

2.胸骨上窝　为胸骨柄上方的凹陷部,正常气管位于其后。

3.锁骨上、下窝（左、右）　为分别位于锁骨上、下方的凹陷,分别相当于两肺上叶肺尖的上、下部。

4.肩胛上区（左、右）　为肩胛冈以上的区域,其外上界为斜方肌上缘。

5.肩胛下区（左、右）　为两肩胛下角连线与第12胸椎水平线之间的区域,后正中线将其分为左右两部分。

6.肩胛间区（左、右）　两肩胛骨内缘之间的区域,后正中线将其分为左右两部分。

二、胸壁、胸廓与乳房

（一）胸壁

1.静脉　正常胸壁无静脉显露,当上腔静脉或下腔静脉阻塞建立侧支循环时,胸壁静脉可以充盈或曲张,如血流方向自上而下,提示有上腔静脉阻塞;血流方向自下而上,可能有下腔静脉阻塞。

2. 皮下气肿　胸部皮下组织有气体积存时,称皮下气肿。以手按压皮肤能感觉到气体在组织内的移动,似捻发感或握雪感。用听诊器按压皮下气肿部位可听到类似捻动头发的声音。严重者气体可由胸壁皮下向颈部、腹部或其他部位的皮下蔓延。

3. 胸壁压痛　正常胸壁无压痛。当肋骨骨折、肋软骨炎、胸壁软组织炎、肋间神经炎时,胸壁局部可有压痛。骨髓异常增生时,胸骨下端可有明显压痛和叩击痛,见于白血病患者。

（二）胸廓

正常人胸廓大致对称,呈椭圆形。成人胸廓前后径较左右径短,两者的比例约为1∶1.5,小儿和老年人胸廓前后径与左右径接近或略小于左右径,呈圆柱形。常见的胸廓外形改变有:

1. 扁平胸　胸廓扁平,前后径短于左右径的一半,可见于瘦长体型者,也可见于慢性消耗性疾病,如肺结核、晚期肿瘤等。

2. 桶状胸　胸廓呈圆桶状,前后径与左右径几乎相等,肋骨呈水平位,肋间隙增宽且饱满,胸骨下角增大。见于严重肺气肿病人,也可见于老年人或矮胖体型者。

3. 佝偻病胸　为佝偻病所致的胸廓改变,多见于儿童。包括以下几种类型:

（1）鸡胸　前后径略长于左右径,上下距离较短,胸骨下端前突,胸廓前侧胸壁肋骨凹陷。

（2）佝偻病串珠　沿胸骨两侧各肋软骨与肋骨交界处隆起,形成串珠状。

（3）肋膈沟　下胸部前面的肋骨外翻,沿膈附着部位向内凹陷形成的沟状带。

（4）漏斗胸　胸骨剑突凹陷呈漏斗状,称漏斗胸。

4. 脊柱畸形　脊柱畸形可表现为脊柱前凸、后凸、侧凸,使胸廓两侧不对称,肋间隙增宽或变窄,胸内器官与体表标志关系发生改变,严重者可影响呼吸、循环功能。常见于脊柱结核等。

5. 胸廓局部隆起　见于心脏明显增大、心包大量积液、主动脉瘤、胸内或胸壁肿瘤等。

6. 胸廓一侧变形　胸廓一侧膨隆多见于大量胸腔积液、气胸等。胸廓一侧凹陷常见于肺不张、肺纤维化、广泛胸膜增厚和粘连等。

（三）乳房

被评估者取坐位或仰卧位,充分暴露胸部,并有良好的照明。先视诊,再触诊。

1. 视诊　正常男性和儿童乳房不明显,乳头位于双侧锁骨中线第4肋间隙;女性乳房青春期逐渐增大,呈半球形,乳头呈圆柱形。

（1）大小及对称性　注意乳房大小,是否对称。正常女性坐位时两侧乳房基本对称。一侧乳房明显增大见于先天畸形、囊肿形成、炎症或肿瘤等;一侧乳房明显缩小多因发育不全所致。

（2）乳房皮肤　注意乳房皮肤的颜色,有无红肿、溃疡、皮疹、瘢痕、色素沉着等。局部红、肿、热、痛伴有发热提示乳腺急性炎症;局部皮肤呈深红色,不伴热、痛提示癌性淋巴管炎;乳房局限性隆起或凹陷,皮肤水肿,毛囊孔明显下陷,皮肤呈橘皮样,常为乳腺癌体征。

（3）乳头　注意乳头形状、大小及位置,两侧是否对称、有无内陷、乳头是否溢液。

乳头内陷如自幼发生,为发育异常,近期乳头内陷则可能为癌变;乳头有溢液,表示乳腺导管有病变,清亮的黄色液体见于慢性囊性乳腺炎,血性分泌物见于乳腺肿瘤。

2.触诊 被检者取坐位,先两臂下垂,后上举或双手叉腰,先健侧再患侧。以乳头为中心作一水平和垂直线,将乳房划分为4个象限,便于记录病变的部位。检查者手掌平放在乳房上,应用指腹,向胸壁的方向轻施压力,作滑动触诊。从外上象限开始,左侧按顺时针方向,右侧按逆时针方向,由浅入深进行触诊,触摸四个象限,最后触诊乳头。

正常乳房呈模糊的颗粒感和柔韧感;月经期乳房小叶充血,乳房有紧张感,月经后充血迅即消失;妊娠期乳房胀大而柔韧;哺乳期有结节样感。触诊乳房时须注意以下内容:

(1)硬度和弹性 硬度增加,弹性减退,提示皮下组织被炎症或新生物浸润,可见于炎症和癌肿。

(2)压痛 乳房压痛见于炎症、月经期。

(3)包块 应描述包块的部位、外形、大小、硬度、压痛和活动度。大多良性肿瘤表面光滑规整,质地多呈柔软或囊性感觉,活动度较大;炎性包块也可出现不规则的外形,中至重度压痛,较固定;而恶性肿瘤则凸凹不平,边缘不整,坚硬,固定,压痛不明显。乳房触诊发现肿块,还应注意检查腋窝、锁骨上及颈部淋巴结是否肿大,因这些部位的淋巴结肿大,常为乳腺炎、恶性肿瘤扩展和转移所在。

三、肺和胸膜

评估时病人一般取坐位或仰卧位,充分暴露胸部,室内要舒适温暖,因寒冷诱发肌颤,可干扰视诊和听诊。良好的光线也十分重要。评估一般按视、触、叩、听的顺序进行。

(一)视诊

1.呼吸运动 呼吸运动通过膈肌和肋间肌的收缩和松弛完成。吸气时膈肌收缩、膈下降、腹壁外隆,同时肋间肌收缩,肋骨前部向上外方移动,胸廓扩张;呼气时膈肌松弛,腹壁回缩,同时肋间肌放松,使肋骨向下方移动。正常情况下吸气为主动运动,呼气为被动运动。

(1)呼吸运动类型 有胸式呼吸和腹式呼吸两种类型。正常男性和儿童以膈肌运动为主,形成腹式呼吸。女性以肋间肌运动为主,形成胸式呼吸。某些疾病可使呼吸类型发生改变,肺、胸膜或胸壁疾病如肺炎、肺水肿、胸膜炎或肋骨骨折时,胸式呼吸减弱,腹式呼吸增强;大量腹水、肝或脾极度增大、腹腔巨大肿瘤和妊娠晚期的情况下,腹式呼吸减弱,胸式呼吸增强。

(2)呼吸困难 主要表现为以下三种形式:①吸气性呼吸困难,由于上呼吸道部分阻塞时气流不能顺利入肺,吸气肌收缩,肺内负压极度增高,引起胸骨上窝、锁骨上窝及肋间隙向内凹陷("三凹征"),表现为吸气时间延长,称吸气性呼吸困难。常见于气管阻塞,如气管异物、喉头水肿等。②呼气性呼吸困难,下呼吸道部分阻塞时气流呼出不畅,呼气时费力,引起肋间隙膨隆,表现为呼气时间延长,称呼气性呼吸困难。常见于支气管哮喘、阻塞性肺气肿。③混合性呼吸困难,广泛肺部病变,呼吸面积减少,影响肺换气功能时,吸气和呼气均感费力,呼吸频率亦增加,称混合性呼吸困难。

(3)膈反常运动 表现为吸气时腹部内陷,呼气时腹部外凸。见于膈神经麻痹。

2.呼吸频率 正常成人静息状态下,呼吸为 16 ~ 20 次/min,呼吸与脉搏之比为 1 : 4。

3.呼吸节律 正常成人静息状态下呼吸均匀整齐。呼吸节律改变多提示中枢神经系统病变。

(二)触诊

1.胸廓扩张度 一般在胸廓前下部呼吸运动最大的部位检查。评估者两手置于胸廓前下部对称部位,左右拇指沿两侧肋缘指向剑突,拇指尖在前正中线两侧对称部位,余四指伸展置于前侧胸壁,嘱病人做深呼吸,比较两手的动度是否一致。若一侧胸廓扩张受限,见于大量胸腔积液、气胸、胸膜增厚、肺不张等。

2.语音震颤

(1)形成机制 语音震颤是指被评估者发出声音时,声波沿气管、支气管及肺泡,传到胸壁时所引起的共鸣振动,用手掌可触及,故又称触觉震颤。根据振动的强弱,可判断胸内病变性质。

(2)评估方法 评估者将左右手掌的尺侧缘轻放在胸壁的对称部位,嘱被评估者用同等的强度重复发"yi"长音,自上而下,从内到外两侧交叉比较两侧相应部位语音震颤的异同。注意有无增强或减弱。

(3)生理变异 语音震颤的强弱受发音强弱、音调高低、胸壁厚薄以及支气管与胸壁的距离差异等影响。一般说来,发音强、音调低、胸壁薄以及支气管到胸壁的距离近者语音震颤强,反之则弱。因此,与年龄、性别、体型及部位有关。成人、男性和消瘦者较儿童、女性和肥胖者强;前胸上部和右胸上部较前胸下部和左胸上部强。

(4)语音震颤异常

1)语音震颤减弱或消失:①肺泡含气量增多,如肺气肿;②支气管阻塞,如阻塞性肺不张;③大量胸腔积液或气胸;④胸膜高度增厚粘连;⑤胸壁皮下气肿。

2)语音震颤增强:①肺组织实变,如大叶性肺炎、大片肺梗死;②接近胸壁的大空腔,声波在空洞内产生共鸣,尤其是空洞周围有炎症浸润并与胸壁粘连时,更有利于声波传导,如肺脓肿、肺结核空洞等。

3.胸膜摩擦感 急性胸膜炎时,因纤维蛋白沉积于两层胸膜,使其表面变粗糙,呼吸时脏、壁层胸膜相互摩擦,触诊时有皮革相互摩擦的感觉。易在胸廓的下前侧触及,因该部位呼吸时胸廓动度最大的区域。

(三)叩诊

1.叩诊方法 用于胸部叩诊的方法有间接叩诊法和直接叩诊法两种,以前者常用。

(1)间接叩诊 病人取坐位或仰卧位,放松肌肉,两臂垂放,呼吸均匀。检查前胸时,胸部稍向前挺,由锁骨上窝开始;检查侧胸时,双臂抱头,自腋窝开始;检查背部时,上身略前倾,头稍低,双手交叉抱肘,自肺尖开始。评估者以左手中指第1和第2指节作为叩诊板,平贴在肋间隙并与肋骨平行,另一手中指指端作为叩诊锤,以垂直方向叩击板指,每次叩击2~3下,注意叩击力量要均匀,轻重应适宜,自上而下,先前胸,再侧胸及背部,并进行左右、上下、内外对比,注意叩诊音的变化。

(2)直接叩诊　评估者用中指掌侧或将手指并拢,以指尖对胸壁进行叩击,从而显示不同部位叩诊音的变化。

2.影响叩诊音的因素

(1)胸壁组织增厚　如肌肉发达、肥胖、乳房较大和水肿等,使叩诊音变浊。

(2)胸廓骨骼支架的改变　如肋软骨钙化,使叩诊震动向周围扩散的面积增大,叩诊定界较难。

(3)肺内含气量、张力、弹性的改变　如深吸气时肺泡张力增加,叩诊音调增高。

3.叩诊音的分类　具体分类及性质如表5-1。

表5-1　胸部叩诊音的类型和特点

类型	强度	音调	时限	性质
清音	响亮	低	长	空响
过清音	极响亮	极低	较长	回响
鼓音	响亮	高	中等	鼓响样
浊音	中等	中~高	中等	重击声样
实音	弱	高	短	极钝

4.正常叩诊音

(1)影响因素　正常肺部叩诊音为清音,其音响强弱和音调高低与肺泡含气量、胸壁厚薄以及邻近器官的影响有关。前胸上部比下部稍浊;右上肺叩诊较左上肺稍浊;左腋前线下方因靠近胃泡叩诊呈鼓音;右腋下部因受肝脏影响叩诊稍浊;背部较前胸部稍浊。

(2)肺界的叩诊

1)肺上界:即肺尖的上界,其内侧为颈肌,外侧为肩胛带。评估方法:自斜方肌前缘中央部开始叩诊为清音,逐渐叩向外侧,当由清音变为浊音时,即为肺上界的外侧终点。然后由中央部逐渐叩向内侧,清音变为浊音时,即为肺上界的内侧终点。清音带的宽度即为肺尖的宽度,正常为 4 ~ 6 cm。肺上界变宽,叩诊过清音,见于肺气肿病人。

2)肺下界:正常平静呼吸时肺下界位于锁骨中线第 6 肋间隙,腋中线第 8 肋间隙,肩胛线第 10 肋间隙。正常肺下界的位置可因体型、发育情况不同而有差异,如矮胖者可上移 1 个肋间隙,瘦长者可下移 1 个肋间隙。病理情况下,肺下界上升见于肺不张、腹水、肝脾大、腹腔巨大肿瘤及膈麻痹;肺下界下降见于肺气肿、腹腔内脏下垂等。

3)肺下界的移动范围:相当于呼吸时膈肌的移动范围。评估方法:先于平静呼吸时在肩胛线上叩出肺下界,做一标记,然后分别在被评估者深吸气与深呼气后,屏住呼吸,再在同一线上叩出肺下界并做标记。最高点与最低点之间的距离即肺下界的移动范围,正常为 6 ~ 8 cm。肺下界移动范围变小见于:①肺组织弹性消失,如肺气肿;②肺组织萎缩,如肺纤维化、肺不张;③肺组织炎症和水肿。大量胸腔积液、气胸和广泛胸膜增厚粘连时,肺下界及其移动范围不能叩得。膈神经麻痹患者,肺下界移动范围消失。

5.胸部异常叩诊音

（1）过清音 常见于肺张力减弱而含气量增多时,如肺气肿。

（2）鼓音 见于肺内空腔性病变,其空腔直径大于 3～4 cm,且靠近胸壁时,如空洞型肺结核、液化了的肺脓肿和肺囊肿等,气胸时叩诊亦可呈鼓音。

（3）浊音或实音 见于肺部大面积含气量减少的病变,如肺炎、肺不张、肺梗死、肺水肿等;肺内不含气的占位病变,如肺肿瘤、未液化的肺脓肿等;以及胸腔积液、胸膜增厚等病变。

（四）听诊

听诊是评估胸部最重要的方法。听诊时,被评估者取坐位或卧位,微张口做均匀的呼吸。听诊顺序从前胸到侧胸再到背部,同时上下、左右对称部位进行比较。与叩诊相同,听诊前胸应沿锁骨中线和腋前线,听诊侧胸应沿腋中线和腋后线,听诊后胸应沿肩胛线,自上而下逐一肋间进行。

1.正常呼吸音

（1）气管呼吸音 为空气进入气管所发出的声音,粗糙、响亮、高调,吸气与呼气相几乎相等,于胸外气管上面可听及。无临床意义,一般不做评价。

（2）支气管呼吸音 为吸入气流经声门、气管、主支气管时形成湍流所产生的声音。颇似抬舌后经口腔呼气发出的"ha"声。该声音吸气相较呼气相短,音响强而高调。正常人可在喉部、胸骨上窝、背部第6、7颈椎及第1、2胸椎附近听到。越靠近气管,音响越强,音调越低。

（3）肺泡呼吸音 吸气时气流经支气管进入肺泡,冲击肺泡壁,使肺泡由松弛变为紧张,呼气时由紧张变为松弛,肺泡的这种弹性变化和气流振动是形成肺泡呼吸音的主要因素。肺泡呼吸音为一种叹息样或柔和吹风样的"fu-fu"声,在大部分肺部都可听及。其音调相对较低。吸气时音响较强,音调较高,时相较长,是由于吸气是主动运动,单位时间内吸入气流大、速度快,肺泡维持紧张的时间较长所致;反之,呼气时音响较弱,音调较低,时相较短,是由于呼气是被动运动,气流缓慢并逐渐减弱,肺泡随之转为松弛所致。肺泡呼吸音在男性较女性强,儿童较老人强,在肺泡组织多、胸壁较薄的部位如乳房下部、肩胛下部和腋窝下部,肺泡呼吸音较强;肺尖和肺下缘较弱。此外,矮胖体型者较瘦长者弱。

（4）支气管肺泡呼吸音 又称混合性呼吸音,兼有支气管呼吸音与肺泡呼吸音的特点。吸气音与肺泡呼吸音相似,但音调较高且较响亮,呼气音与支气管呼吸音相似,但强度较弱、音调较低、时间较短。支气管肺泡呼吸音的吸气相与呼气相大致相同。正常人于胸骨两侧第1、2肋间,肩胛间区第3、4胸椎水平及肺尖前后部可听到支气管肺泡呼吸音。

2.异常呼吸音

（1）异常肺泡呼吸音

1)肺泡呼吸音减弱或消失:由于肺泡空气流量减少,空气流速减慢或呼吸音传导障碍,可在局部、单侧或双侧肺部出现。发生原因:①胸廓活动受限,如胸痛、肋骨骨折、肋软骨骨化等;②呼吸肌疾病,如重症肌无力、膈肌麻痹、膈肌升高等;③支气管阻塞,如阻塞性肺气肿、支气管狭窄等;④压迫性肺膨胀不全,如胸腔积液、气胸等;⑤腹

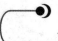

部疾病,如大量腹水、肠胀气、腹腔内巨大肿瘤等。

2)肺泡呼吸音增强:由于肺泡通气功能增强,气体流速加快,如运动、发热、贫血、代谢功能亢进、酸中毒等;或一侧肺胸病变,使健肺代偿性肺泡呼吸音增强。

3)呼气音延长:由于下呼吸道部分阻塞、痉挛或狭窄或肺泡弹性减退所致。见于慢性支气管炎、支气管哮喘、阻塞性肺气肿等。

4)呼吸音粗糙:由于支气管黏膜水肿或炎症,使内壁不光滑或狭窄,气流通过不畅所致。见于支气管或肺部炎症的早期。

5)断续性呼吸音:由于肺内局限性炎症或支气管狭窄,使空气不能均匀的进入肺泡所致。又称齿轮呼吸音。常见于肺结核和肺炎等。

(2)异常支气管呼吸音　在正常肺泡呼吸音区域听到支气管呼吸音,即为异常支气管呼吸音,又称管状呼吸音。①肺组织实变:当肺实变范围较大,位置较浅表时,支气管呼吸音容易通过较致密的肺实变组织传导到体表而被听到,常见于大叶性肺炎的实变期。②肺内大空腔:当肺内大空腔与支气管相通,周围肺组织又有实变存在时,吸入气在空腔中发生共鸣,并通过实变组织的良好传导,可听到清晰的支气管呼吸音,常见于肺脓肿或肺结核空洞患者。③压迫性肺不张:胸腔积液上方组织因受压而变得致密,有利于支气管呼吸音传导,在积液区上方有时可听到支气管呼吸音,但强度较弱且遥远。

(3)异常支气管肺泡呼吸音　为在正常肺泡呼吸音的区域听到的支气管肺泡呼吸音。系由于肺实变区域较小与正常肺组织混合存在,或肺实变区域被正常肺组织遮盖所致。常见于支气管肺炎、肺结核或大叶性肺炎早期,胸腔积液上方也可听到支气管肺泡呼吸音。

3.啰音　是呼吸音以外的附加音,正常情况下不存在。

(1)干啰音

1)形成机制:是由于气管、支气管或细支气管狭窄或部分阻塞,空气通过时发生湍流所发出的声音。其病理基础:①炎症使黏膜充血、肿胀、分泌物增加;②支气管平滑肌痉挛、收缩;③管腔内异物、肿瘤阻塞;④管壁外淋巴结或肿瘤压迫。

2)听诊特点:①音调较高,持续时间较长,吸气与呼气均可听到,但以呼气时明显;②强度、性质和部位容易改变。发生于主支气管以上大气道的干啰音,有时不用听诊器即可听到,谓之喘鸣。

3)分类:干啰音按音响的性质可分为低调和高调两种。低调干啰音又称鼾音,如同熟睡中的鼾声,多发生气管、主支气管。高调干啰音又称哨笛音,呈短促的"zhi-zhi"声或带音乐性,发生在较小支气管或细支气管。若哨笛音满肺野均可听到,则又称为哮鸣音。

4)临床意义:局限干啰音由于局部支气管狭窄所致,见于支气管内膜结核、肿瘤等。广泛分布见于支气管哮喘、慢性支气管炎、心源性哮喘等。

(2)湿啰音

1)形成机制:是由于吸气时气流通过呼吸道内的分泌物如渗出液、痰液、血液、黏液、脓液等,形成的水泡破裂所产生的声音,又称水泡音;或是由于小支气管壁周围因分泌物黏着而陷闭,当吸气时突然张开重新充气所产生的爆裂音。

2)听诊特点:①吸气时和吸气末较明显,有时也出现于呼气早期;②断续而短暂,一次常连续多个出现;③部位较固定,性质不易变化;④中小水泡音可同时存在;⑤咳嗽后可减轻或消失。

3)分类:湿啰音可分为粗、中、细湿啰音和捻发音。①粗湿啰音:又称大水泡音,发生于气管、主支气管或空洞部位,多出现在吸气早期。②中湿啰音:又称中水泡音。发生于中等大小支气管,多出现在吸气中期。③细湿啰音:又称小水泡音。发生于细支气管,在吸气后期出现。弥漫性肺间质纤维化患者吸气后期出现的细湿啰音,音调高,似撕开尼龙扣带时发出的声音,称 Velcro 啰音。④捻发音:是一种极细而又均匀一致的湿啰音,如同用手指在耳旁搓捻一束头发所发出的声音,多出现在吸气末。

4)临床意义:①粗湿啰音,见于支气管扩张、肺水肿、肺结核或肺脓肿空洞。昏迷或濒死的患者因无力排出呼吸道分泌物,在气管处可听到粗湿啰音,有时不用听诊器也可听到,谓之痰鸣音。②中湿啰音,见于支气管炎、支气管肺炎等。③细湿啰音,见于细支气管炎、支气管肺炎、肺淤血等。④捻发音,持续存在的捻发音见于肺瘀血或肺炎早期。正常老年人或长期卧床者于肺底可听到捻发音,但深呼吸数次或咳嗽后可消失,一般无临床意义。局部湿啰音,提示该处的局部病变,如支气管扩张、肺结核或肺炎等。两肺底湿啰音,见于心功能不全所致的肺瘀血和支气管肺炎等。两肺野满布湿啰音,多见于急性肺水肿、严重支气管肺炎。

4. 语音共振　同语音震颤产生机制基本相同。评估时嘱被评估者重复发出"yi"长音,声波经气管、支气管、肺泡传至胸壁,用听诊器听取。听诊时应上下、左右比较,病理情况下语音可增强、减弱或消失,其临床意义同语音震颤。

5. 胸膜摩擦音　正常胸膜表面光滑,胸膜腔内有微量液体存在,呼吸时脏层胸膜与壁层胸膜相互滑动无音响发生。当胸膜发生炎症时,由于纤维渗出,表面粗糙,随呼吸出现胸膜摩擦音。吸气和呼气均可听到,一般以吸气末或呼气初最为明显,屏气即消失,深呼吸或听诊器加压声音增强。摩擦音最常听到的部位是前下侧胸壁,因呼吸时该区域的呼吸动度最大。当胸水增多,使两层胸膜分开时,摩擦音可消失。胸膜摩擦音常见于纤维素性胸膜炎、肺梗死、胸膜肿瘤、尿毒症等患者。

四、心脏评估

病人多取仰卧位,充分暴露胸部,环境应安静、温暖,光线最好源于左侧,评估者多位于患者右侧。评估按视、触、叩、听的顺序进行。

(一)视诊

1. 心前区外形　先天性心脏病或儿童期患风湿性心脏病伴右心室增大者,心前区可隆起;大量心包积液时,心前区外观饱满。

2. 心尖搏动

(1)正常心尖搏动　正常人心尖搏动位于第 5 肋间,左锁骨中线内侧 0.5～1.0 cm处,搏动范围的直径为 2.0～2.5 cm。

(2)心尖搏动的改变

1)位置的变化:生理情况下,心尖搏动位置可因体型或体位而有所改变。矮胖体型、小儿及妊娠时,横膈位置较高,心脏呈横位,心尖搏动向上外移可达第 4 肋间左锁骨中线外;瘦长体型者,横膈下移,心脏呈垂位,心尖搏动向下移位可达第 6 肋间;仰卧位时心尖搏动略上移;左侧卧位时心尖搏动可左移2.0～3.0 cm;右侧卧位时,心尖搏动可右移1.0～2.5 cm。病理情况下,心尖搏动可因心脏本身因素和心脏以外因素而发生改变。左心室增大时,心尖搏动向左下移位,可见于风湿性心脏病主动脉瓣关闭不全;右心室增大时,心尖搏动向左移位,这是由于胸骨的限制使心脏顺钟向转位,可见于风湿性心脏病二尖瓣狭窄;一侧胸腔积液或气胸,心尖搏动移向健侧;一侧肺不张或胸膜粘连、增厚,心尖搏动移向患侧;大量腹水或腹腔巨大肿瘤,横隔抬高,心脏呈横位,心尖搏动向左外侧移位。

2)心尖搏动强弱和范围变化:生理情况下,胸壁肥厚、乳房悬垂或肋间隙变窄时,心尖搏动弱,搏动范围小;胸壁薄或肋间隙增宽,心尖搏动强,范围也较大。病理情况下,如心肌炎、心肌梗死、心包积液、左侧胸腔大量积液、气胸或肺气肿,心尖搏动减弱或消失;甲状腺功能亢进、发热和贫血、左室肥厚心功能代偿期,心尖搏动增强。

3)负性心尖搏动:心脏收缩时,心尖搏动内陷,称负性心尖搏动。见于粘连性心包炎或心包与周围组织广泛粘连。重度右室肥大所致心脏顺钟向转位也可引起负性心尖搏动。

3. 心前区异常搏动　胸骨左缘第3～4肋间心尖搏动,见于右心室肥大;剑突下搏动见于右心室肥大或腹主动脉瘤。

(二)触诊

触诊是为了进一步确定视诊所见,并可发现心脏病特有的震颤和心包摩擦感。通常以全手掌、手掌尺侧或2～4指腹并拢同时触诊。

1. 心尖搏动和心前区搏动　进一步确定心尖搏动的位置外,尚可判断心尖或心前区的抬举性搏动。心尖区的抬举性搏动是指心尖区有力的搏动,可使手指尖端抬起且持续至第二心音开始,心尖搏动范围也增大,为左室肥厚的可靠体征。而胸骨左下缘收缩期抬举性搏动为右室肥厚的可靠体征。心尖搏动的凸起标志着心室收缩期的开始,可以此确定心音、舒张期、收缩期。

2. 震颤　是用手触诊时感觉到的一种细小震动感,又称猫喘,发生机制与杂音相同。一般情况下,震颤见于某些先天性心血管病及狭窄性瓣膜病变,而瓣膜关闭不全时,较少有震颤。临床上凡触到震颤即可认为心脏有器质性病变(表5-2)。

【议一议】
心包摩擦感与胸膜摩擦感的区别。

表5-2　心前区震颤的临床意义

常见病变	时期	部位
主动脉瓣狭窄	SM	胸骨右缘第2肋间
肺动脉瓣狭窄	SM	胸骨左缘第2肋间
室间隔缺损	SM	胸骨左缘第3、4肋间
动脉导管未闭	连续性	胸骨左缘第2肋间
二尖瓣狭窄	DM	心尖区
重度二尖瓣关闭不全	SM	心尖区

触到震颤一般均能听到杂音,但听到杂音不一定能触到震颤;有震颤即有器质性

心血管病,器质性心血管病不一定有震颤;心血管器质性狭窄时常有震颤,瓣膜关闭不全时很少有震颤。

3.心包摩擦感　多在心前区或胸骨左缘 3、4 肋间处触及,以收缩期、坐位前倾或呼气末明显,见于急性心包炎。当心包渗液增多时,摩擦感消失。

(三)叩诊

叩诊用于确定心脏的大小、形状,心脏浊音界包括相对和绝对浊音界,心脏左、右缘被肺遮盖的部分叩诊呈相对浊音,而不被肺遮盖的部分叩诊呈绝对浊音。通常心脏相对浊音界反映心脏的实际大小。

1.叩诊方法　采用间接叩诊法,被评估者取平卧位。一般先叩左界,后叩右界。叩心左界时,从心尖搏动外 2~3 cm 处开始,由外向内,逐一肋间向上,至叩诊音由清音变为相对浊音时,用笔做一标记,直至第 2 肋间。叩诊心右界时,先叩出肝上界,于其上一肋间开始,由外向内,逐一肋间向上至第 2 肋间。用直尺测量前正中线至各标记点的垂直距离,再测量左锁骨中线距前正中线的距离。被评估者坐位时,评估者板指与肋间垂直;仰卧位时与肋间平行。叩诊力度不可过强或过轻,用力要均匀。

2.正常心浊音界　正常人心左界在第 2 肋间起向外逐渐形成一外凸的弧形,直至第 5 肋间。心右界几乎与胸骨右缘一致,仅第 4 肋间略超过胸骨右缘。正常成人左锁骨中线至前正中线的距离为 8.0~10.0 cm。心界与前正中线的距离见表 5-3。

表 5-3　正常成人心脏相对浊音界

右界(cm)	肋间	左界(cm)
2~3	II	2~3
2~3	III	3.5~4.5
3~4	IV	5~6
	V	7~9

注:左锁骨中线距前正中线 8.0~10.0 cm。

3.心浊音界改变的临床意义　心浊音界的改变受心脏本身因素或心脏以外因素的影响

(1)心脏本身因素

1)左心室增大:心浊音界向左下扩大,心腰部(主动脉与左心室交接处轻度凹陷部分)加深,心界似靴形,常见于主动脉瓣关闭不全、高血压性心脏病(图 5-6)。

2)左心房与肺动脉扩大:胸骨左缘第 2、3 间心浊音界增大,心腰部丰满或膨出,心界呈梨形,常见于二尖瓣狭窄,故又称二尖瓣型心(图 5-7)。

3)右心室增大:轻度增大时,仅使绝对浊音界增大;显著增大时,叩诊心界向左右两侧扩大,由于心脏顺钟向转位,因此以向左增大较显著,虽向左但不向下扩大,常见于肺心病或单纯二尖瓣狭窄。

4)左、右心室增大:心浊音界向两侧扩大呈普大型心,左界向左下增大,常见于扩张型心肌病、克山病等。

5)心包积液:心界向两侧扩大,相对和绝对浊音界几乎相同,心浊音界随体位而改变,坐位时心浊音界呈三角形,卧位时心底部浊音界增宽,为心包积液的特征性体征(图5-8)。

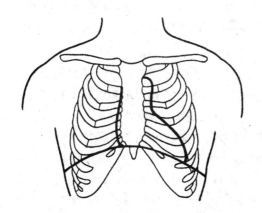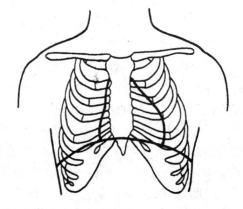

图5-6　左心室增大的心浊音界　　　　　图5-7　左心房与肺动脉扩大的心浊音界

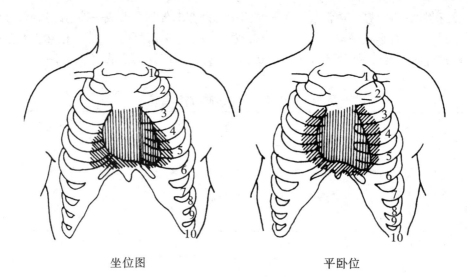

坐位图　　　　　　　　　　　　平卧位

图5-8　心包积液的心脏浊音界

(2)心脏以外因素　一侧大量胸腔积液和气胸时,心界移向健侧;一侧胸膜粘连、增厚与肺不张时,心界移向患侧;肺气肿时,心浊音界缩小或叩不出;腹腔大量积液或巨大肿瘤,使膈肌上抬,心脏呈横位,叩诊心界向左增大。

(四)听诊

听诊是评估心脏的最重要的方法。听诊时被评估者取卧位或坐位,为了更好地辨别心音或杂音,有时需被评估者改变体位,如对疑有二尖瓣狭窄者,取左侧卧位;对疑有主动脉瓣关闭不全者取坐位且上半身前倾。

1.心脏瓣膜听诊区　心脏各瓣膜开放与关闭时产生的声音,沿血流方向传导至体表听诊最清楚的部位即为心脏瓣膜听诊区,与其解剖部位不完全一致。通常有五个听诊区:①二尖瓣区,位于心尖搏动最强点,又称心尖区。②肺动脉瓣区,胸骨左缘第2

肋间。③主动脉瓣区,在胸骨右缘第 2 肋间;④主动脉瓣第二听诊区,胸骨左缘第 3 肋间。⑤三尖瓣区,胸骨下端左缘,即胸骨左缘第 4、5 肋间(图 5-9)。

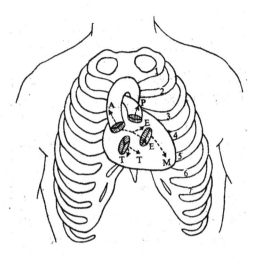

图 5-9 心脏瓣膜解剖部位及瓣膜听诊区

2.听诊顺序 为避免遗漏,听诊顺序可按逆时针方向进行,二尖瓣区、肺动脉瓣区、主动脉瓣区、主动脉瓣第二听诊区、三尖瓣区。为有利于区别第一、第二心音,也可从心底部开始,按肺动脉瓣区、主动脉瓣区、主动脉瓣第二听诊区、二尖瓣区、三尖瓣区顺序听诊。

3.听诊内容 包括心率、心律、心音、额外心音、杂音和心包摩擦音。

(1)心率 为每分钟心搏次数。正常成人心率范围为 60～100 次/min,3 岁以下儿童多在 100 次/min 以上,老年人偏慢,女性和儿童稍快。成人心率超过100 次/min,婴幼儿心率超过 150 次/min,称心动过速。心率低于 60 次/min 称心动过缓。过速和过缓可为短暂性或持续性,可由生理、病理或药物性因素引起。

(2)心律 为心脏跳动的节律。正常人心律基本规则,部分青年人的心律在吸气时可增快,呼气时可减慢,这种心律不齐称为窦性心律不齐,一般无临床意义。听诊能发现的最常见的心律失常是期前收缩和心房颤动。

1)期前收缩:是在规则心律基础上提前出现的心跳,其后有一较长间歇。期前收缩规律出现可形成联律,如每一个正常心搏后出现一个期前收缩称二联律,每两个正常心搏后出现一个期前收缩称三联律,以此类推。

2)心房颤动:①心律绝对不规则;②第一心音强弱不等;③心率大于脉率,又称脉搏短绌,产生的原因是过早的心室收缩不能将足够的血液输送到周围血管所致。心房颤动常见于二尖瓣狭窄、高血压病、冠心病和甲状腺功能亢进。少数原因不明称特发性。

(3)心音 正常心音有四个,按其出现的先后依次命名为第一心音(S_1)、第二心音(S_2)、第三心音(S_3)和第四心音(S_4)。通常只能听到 S_1 和 S_2,儿童和青少年期也可听到 S_3,S_4 一般不易听到,如听到 S_4,多数属病理性。第一心音提示心室收缩期的开始,主要由房室瓣关闭引起的振动所产生;第二心音提示心室舒张期的开始,主要由半月瓣和主动脉瓣关闭引起的振动所产生;第三心音出现在心室舒张早期、快速充盈期末,距第二心音之后0.12~0.18 s,其产生与心室快速充盈的血流冲击室壁引起振动所致。心脏听诊最基本的技能是判定第一心音和第二心音,只有正确区分S_1和S_2之后,才能判定异常心音或杂音出现的时期。S_1和S_2的区别要点:①S_1音调较S_2低,时限较长,在心尖区最响;S_2时限较短,在心底部较响;②S_1距S_2的距离较S_2至下一心搏S_1的距离短。③心尖和颈动脉的向外搏动与S_1同步。④S_1心尖部最响亮,S_2心底部最响亮。

(4)心音改变

1)心音强度改变:①第一心音改变,S_1变化与心肌收缩力、心室充盈程度、瓣膜位置高低、瓣膜结构和活动性有关。S_1增强见于二尖瓣狭窄瓣膜尚未钙化僵硬时,系由于心室充盈减少,在心室开始收缩时二尖瓣位置低垂,以及由于心室充盈减少,使心室收缩时左室内压上升迅速和收缩时间缩短,造成瓣膜关闭幅度大,因而S_1亢进;S_1增强还见于高热、甲状腺功能亢进、贫血时,系由于心动过速及心肌收缩力增强所致。S_1减弱见于二尖瓣关闭不全时,由于左室舒张期过度充盈,使二尖瓣飘浮,在心室收缩前位置较高,关闭时振幅小因而S_1减弱;减弱还见于心肌炎、心肌病、心肌梗死和心力衰竭时,由于心肌收缩力减弱使S_1减弱。S_1强弱不等见于心房颤动、完全性房室传导阻滞。前者当两次心搏相近时S_1增强,相距远时S_1减弱;后者当心房心室几乎同时收缩时S_1增强,又称"大炮音"。②第二心音改变,影响S_2强度的主要因素为体循环或肺循环阻力的大小及半月瓣的解剖改变。S_2有两个主要成分即主动脉瓣成分(A_2)和肺动脉瓣成分(P_2)。体循环阻力增高或血流增多时,主动脉内压增高,主动脉瓣区第二心音(A_2)增强,可呈高调金属撞击音,主要见于高血压、动脉粥样硬化;肺循环阻力增高或血流增多时,肺动脉压力增高,肺动脉瓣区第二心音(P_2)增强,主要见于肺心病、二尖瓣狭窄伴肺动脉高压、左向右分流的先天性心脏病(如室间隔缺损、动脉导管未闭等)。由于体循环或肺循环阻力降低、血流减少、瓣膜病变时,可导致A_2、P_2减弱,如低血压、主动脉瓣或肺动脉瓣狭窄。③第一、第二心音同时改变,S_1、S_2同时增强,见于心脏活动增强时,如劳动、情绪波动、贫血等。S_1、S_2同时减弱,见于心肌炎、心肌病、心肌梗死等心肌严重受损,左侧胸腔大量积液、肺气肿或休克等循环衰竭时。

2)心音性质改变:心肌严重病变时,第一心音失去原有性质而明显减弱,与第二心音相似,可形成"单音律"。当心率增快,收缩期与舒张期几乎相等,听诊有如钟摆声,称"钟摆律"或"胎心律",提示病情严重,如大面积急性心肌梗死和重症心肌炎。

3)心音分裂:正常生理条件下,心室收缩与舒张时两个房室瓣与两个半月瓣的关闭并非绝对同步,三尖瓣较二尖瓣迟0.02~0.03 s,肺动脉瓣较主动脉瓣迟0.03 s,但不能被人耳分辨,听诊仍为一个声音。当S_1或S_2的两个主要成分之间的间距延长,导致听诊时分裂为两个声音称为心音分裂。临床以S_2分裂较常见,包括:①生理性分裂,见于正常人,尤其是儿童和青年。由于深吸气时胸腔负压增加,右心回心血流增多,右室排血时间延长致肺动脉瓣关闭明显迟于主动脉瓣关闭所致。②通常分裂,临床上最常见,见于右室排血时间延长的情况,二尖瓣狭窄伴肺动脉高压、肺动脉瓣狭窄、完全性右束支传导阻滞等。③固定分裂,指S_2分裂不受吸气、呼气的影响,分裂的两个成分时距较固定,见于房间隔缺损。④反常分裂,又称逆分裂。指主动脉瓣关闭迟于肺动脉瓣,见于完全性左束支传导阻滞。

(5)额外心音 为在S_1、S_2之外听到的病理性附加心音。大部分出现于舒张期,其中以舒张早期额外心音最多见,临床意义也较大。由于发生在舒张期较早时期,听

诊在 S_2 之后,与原有的 S_1、S_2 组成的节律,在心率增快时,犹如马奔跑的蹄声,故又称舒张早期奔马律,其发生是由于舒张期心脏负荷过重,心肌张力减低,心室壁顺应性减退,在舒张期血液充盈引起室壁振动所致,是心功能不全的表现,常见于严重的器质性心脏病,如心力衰竭、急性心肌梗死、重症心肌炎等。舒张早期奔马律的听诊特点为:出现在 S_2 之后,与 S_1 和 S_2 的间距相仿,音调较低,强度弱。

(6)心脏杂音 心脏杂音(cardiac murmurs)是指除心音和额外心音以外的异常声音,对于诊断心脏病具有重要的价值。

1)杂音产生的机制:正常血流呈层流状态。杂音是由于血流速度加快、瓣膜口狭窄或关闭不全、异常血流通道、心腔异常结构或大血管瘤样扩张等原因,使血流由层流变为湍流或旋涡,冲击心壁、大血管壁、瓣膜、腱索产生振动所致。

2)杂音听诊要点:

最响部位:杂音的最响部位因病变部位不同而不同。一般杂音在某瓣膜听诊区最响,病变就在该区相应的瓣膜。

时期:发生在第一心音和第二心音之间的杂音称收缩期杂音(systolic murmur,SM);发生在第二心音与下一次心搏的第一心音之间的杂音称舒张期杂音(diastolic murmur,DM);连续出现在收缩期杂音和舒张期的杂音称连续性杂音(continuous murmur)。一般认为,舒张期和连续性杂音均为器质性杂音,收缩期杂音有功能性和器质性两种,应注意鉴别。

性质:杂音的性质常以吹风样、隆隆样、叹气样、机器样、喷射样、乐音样等来形容。按音调高低可分为柔和、粗糙两种。功能性杂音较柔和,器质性杂音较粗糙。心尖区粗糙的全收缩期吹风样杂音,常提示二尖瓣关闭不全,心尖区舒张期隆隆样杂音是二尖瓣狭窄的特征,主动脉瓣第二听诊区舒张期叹气样杂音为主动脉瓣关闭不全,机器样杂音见于动脉导管未闭,乐音样杂音见于感染性心内膜炎、梅毒性心脏病。

强度:收缩期杂音强度一般采用 Levine 6 级分级法(表 5-4)。记录杂音强度时,以杂音的级别为分子,6 为分母,如响度为 2 级,记为 2/6 级杂音。一般 2 级以下收缩期杂音多为功能性杂音,3 级以上多为病理性。对舒张期杂音也可参照此标准,亦有只分为轻、中、重度三级。

表 5-4 杂音强度分级

级别	听诊特点	震颤
1	微弱,安静环境下必须仔细听诊才能听到	无
2	较易听到,不太响亮	无
3	杂音明显,较响亮	无
4	杂音响亮	有
5	很响亮的杂音,但听诊器离开胸壁即听不到	明显
6	杂音震耳,即使听诊器离开胸壁一定距离也能听到	强烈

杂音的传导:杂音的传导方向有一定规律,因此杂音的最响部位及其传导方向有助于判断杂音的来源。临床常见的心脏杂音听诊部位及其杂音传导见表 5-5。

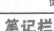

表5-5　主要心脏杂音听诊部位和传导

病变	时期	最响部位	传导
二尖瓣关闭不全	SM	心尖部	左腋下、左肩胛下区
主动脉瓣关闭不全	DM	主动脉瓣第二听诊区	胸骨下端、心尖部
主动脉瓣狭窄	SM	主动脉瓣区	颈部、胸骨上窝
肺动脉瓣关闭不全	DM	肺动脉瓣区	胸骨左缘第3肋间
二尖瓣狭窄	DM	心尖部	
肺动脉瓣狭窄	SM	胸骨左缘第2肋间	
室间隔缺损	SM	胸骨左缘第3、4肋间	

体位、运动、呼吸对杂音的影响:左侧卧位可使二尖瓣狭窄的舒张期隆隆样杂音更明显;前倾坐位使主动脉瓣关闭不全的舒张期叹气样杂音更明显;仰卧位可使二尖瓣、三尖瓣关闭不全和肺动脉瓣关闭不全的杂音更明显。由卧位或下蹲位到迅速站立,使瞬间回心血量减少,二尖瓣、三尖瓣、主动脉瓣关闭不全、肺动脉瓣狭窄或关闭不全的杂音均减轻。呼吸可改变左、右心室的排血量及心脏的位置从而影响杂音的强度。深吸气时,胸腔负压增加,回心血量增多,可使右心相关的杂音增强,如三尖瓣和肺动脉瓣狭窄与关闭不全;深吸气后紧闭声门,用力做呼气动作(Valsalva动作)时,胸腔压力增高,回心血量减少,经瓣膜产生的杂音一般都减弱,而梗阻性肥厚型心肌病的杂音增强。运动时心率加快,心搏增强,在一定的心率范围内可使杂音增强。

3)杂音的临床意义

收缩期杂音:①二尖瓣区,包括功能性和器质性。功能性较常见,可见于发热、运动、贫血、甲状腺功能亢进等,听诊特点为性质柔和,吹风样,强度2/6级,较局限;二尖瓣相对性关闭不全,如高血压性心脏病、冠心病、贫血性心脏病、扩张型心肌病,杂音性质较粗糙,吹风样,强度2～3/6级,时限较长,可有一定传导;器质性主要见于风湿性心脏病二尖瓣关闭不全,听诊特点为性质粗糙、吹风样、高调,强度常在3/6级以上,持续时间长,可占据整个收缩期,可遮盖S_1,常向左腋下传导。②主动脉瓣区,以主动脉瓣狭窄引起的器质性杂音多见,听诊特点为性质粗糙,喷射样,常伴震颤及A_2减弱,多向颈部传导。③肺动脉瓣区,以功能性多见,常见于儿童和青少年。④三尖瓣区,大多为由右心室扩大所致的相对性三尖瓣关闭不全引起,极少数为器质性。⑤其他部位,室间隔缺损时,可在胸骨左缘第3、4肋间听到响亮而粗糙的收缩期杂音,常伴震颤。

舒张期杂音:①二尖瓣区,器质性主要见于风湿性心脏病二尖瓣狭窄,呈隆隆样,局限于心尖部,常伴震颤及S_1增强,杂音前可有开瓣音;相对性最常见于主动脉瓣关闭不全引起的相对性二尖瓣狭窄,此音又称 AustinFlint 杂音。听诊特点为性质柔和,无震颤和开瓣音。②主动脉瓣区,主要见于主动脉瓣关闭不全所致的器质性杂音,呈叹气样,于主动脉瓣第二听诊区、前倾坐位、深呼气后暂停呼吸最清楚。③肺动脉瓣区,器质性病变引起者少见,多由于肺动脉扩张导致的相对性关闭不全所致的功能性杂音,柔和吹风样、较局限,常合并P_2亢进,称 Graham Steell 杂音,常见于二尖瓣狭窄伴明显肺动脉高压。连续性杂音:常见于动脉导管未闭。性质响亮、粗糙,持续整个收缩期和舒张期,似机器转动的声音,故又称机器样杂音。在胸骨左缘第2肋间稍外侧闻及,常伴有震颤。

【想一想】
震颤和杂音有何关系?有杂音就提示有心血管疾病吗?

五、周围血管评估

血管评估包括对动脉、静脉和毛细血管的评估,可以了解周围血管循环状况,是身体评估的重要组成部分。

(一)视诊

1.毛细血管

(1)毛细血管充盈试验 用手指或竹签按压被评估者指腹或指甲时,受压的指端由潮红转为苍白色,移去手指后恢复原状(时间为1~2 s),示毛细血管充盈正常,如充盈迅速且指腹呈暗紫色则示静脉回流障碍,如充盈现象消失或指腹苍白则提示动脉供血不足。

(2)毛细血管搏动征 用手指轻压被评估者指甲末端或以玻片轻压被评估者口唇黏膜,如见到局部发生有规律的红、白交替改变即为毛细血管搏动征,主要见于主动脉瓣关闭不全、甲状腺功能亢进和贫血等。

2.颈静脉 见本章第三节颈部血管检查。

3.肝-颈静脉反流征 右心衰竭的病人,如按压其肿大的肝脏时,则颈静脉充盈更为明显,称肝-颈静脉反流征阳性,是右心功能不全的重要征象之一,也可见于缩窄性心包炎和心包积液。其机制是压迫淤血的肝脏使回心血量增加,右心房不能有效的排除增加的血流量,使中心静脉压增加,颈静脉充盈加重。

(二)触诊

通过触诊浅表动脉来进行脉搏检查,一般选择桡动脉,必要时可选用颞浅动脉、颈动脉、肱动脉、股动脉、足背动脉等。以桡动脉为例,检查者以并拢的食指、中指和环指指腹平放于手腕桡动脉处,用适当的压力触摸桡动脉的搏动,两侧均需触诊以作对比。

1.脉率 脉率的快慢受年龄、性别、运动和情绪等因素的影响。各种病理情况或药物可使脉率增快或减慢。除注意脉率快慢外,还应观察脉率与心率是否一致。如某些心律失常时,由于心搏提前,心脏充盈不足,排血量过少,使周围血管不出现脉搏,同时计数心率和脉率时发现脉率少于心率称脉搏短绌。

2.脉律 脉搏的节律可反映心脏的节律。正常人脉律规则。心律失常者均可影响脉律,如心房颤动者脉律绝对不规则,且强弱不等。期前收缩呈二联律或三联律者可形成二联脉或三联脉;房室传导阻滞者可有脉搏脱漏,称脱落脉。

3.强弱 脉搏的强弱与心搏出量、脉压差和外周血管阻力相关。脉搏增强且振幅增大,称洪脉,是由于心搏量大、脉压增大和外周阻力降低所致,见于高热、甲状腺功能亢进、主动脉瓣关闭不全等。脉搏减弱而振幅低,称细脉,是由于心搏量少、脉压小和外周阻力增高所致,见于心力衰竭、主动脉瓣狭窄与休克等。

4.脉搏波形 脉搏波形,是血流通过动脉时使动脉内压上升或下降,运用无创性脉搏示波描记出的曲线,也可通过触诊粗略了解脉搏波形变化。常见以下异常脉波:

(1)水冲脉 脉搏骤起骤落,如潮水涨落,故称水冲脉。检查时,可用手环握病人手腕部,将其前臂高举超过头部,可明显感知犹如水冲的脉搏。此系脉压差增大所致,见于主动脉瓣关闭不全、甲状腺功能亢进、动脉导管未闭和严重贫血等。

(2)交替脉 其特点为节律规则而脉搏出现强弱交替的改变,此乃左心室收缩力强弱交替引起,为左心室衰竭的重要体征之一。

(3)奇脉 吸气时脉搏明显减弱或消失,见于心脏填塞、缩窄性心包炎。

(4)无脉 即脉搏消失,可见于严重休克及多发性大动脉炎,前者血压测不到,脉搏随之消失;后者系由于某一部位动脉闭塞,相应部位脉搏消失。

(三)听诊

1.动脉杂音 多见于周围动脉。甲状腺功能亢进时,在肿大的甲状腺上可听见连续性血管杂音;周围动静脉瘘时,可在病变部位听见连续性杂音;肾动脉狭窄时,可在腰背部及上腹部听见收缩期杂音。

2.枪击音 将听诊器体件置于肱动脉或股动脉处可听到"Ta-Ta"如射枪的声音称为枪击音,是脉压增大血流冲击血管壁所致。

3.Duroziez 双重杂音 用听诊器体件放在股动脉上稍加压,可听到随心脏搏动出现的收缩期及舒张期双期吹风样杂音,称为 Duroziez 双重音,主要见于主动脉关闭不全、甲状腺功能亢进和严重贫血。

同步练习

一、单项选择题

1.正常成年男性右锁骨中线第 3 肋间的叩诊音是　　　　　　　　　　　　　（　　）

　　A.清音　　　　　　　　　　　　　　　　B.实音

　　C.浊音　　　　　　　　　　　　　　　　D.鼓音

　　E.过清音

2.肺部闻及呼气延长的哨笛音称为　　　　　　　　　　　　　　　　　　　（　　）

　　A.鼾音　　　　　　　　　　　　　　　　B.大水泡音

　　C.小水泡音　　　　　　　　　　　　　　D.哮鸣音

　　E.肺泡呼吸音

3.计算肋间隙顺序时,找到胸骨角,对应　　　　　　　　　　　　　　　　　（　　）

　　A.第 1 肋骨　　　　　　　　　　　　　　B.第 2 肋骨

　　C.第 3 肋骨　　　　　　　　　　　　　　D.第 4 肋骨

　　E.锁骨

4.支气管肺泡呼吸音的特点为　　　　　　　　　　　　　　　　　　　　　（　　）

　　A.像哨笛样的声音　　　　　　　　　　　B.呼气与吸气时间大致相等

　　C.像水泡似的声音　　　　　　　　　　　D.呼气时间小于吸气时间

　　E.呼气时间大于吸气时间

5.女性,19 岁,骑车与人碰撞后呼吸困难前来急诊,考虑为左侧气胸。其触诊符合　（　　）

　　A.右侧呼吸增强语颤消失　　　　　　　　B.右侧呼吸及语颤均消失

　　C.左侧呼吸增强语颤消失　　　　　　　　D.左侧呼吸及语颤均消失

　　E.双侧呼吸及语颤均增强

6.张某,男,提重物时突感左胸刺痛,查体左胸叩诊鼓音,气管移向右侧。考虑为　（　　）

　　A.胸腔积液　　　　　　　　　　　　　　B.气胸

　　C.肺气肿　　　　　　　　　　　　　　　D.肺炎

　　E.胸膜增厚

7.正常成人心尖搏动位于　　　　　　　　　　　　　　　　　　　　　　　（　　）

    A. 第 5 肋间、左锁骨中线内侧 0.5 ~ 1.0 cm

    B. 第 4 肋间、左锁骨中线内侧 0.5 ~ 1.0 cm

    C. 第 5 肋间、左锁骨中线内侧 2.0 ~ 2.5 cm

    D. 第 5 肋间、左锁骨中线外侧 0.5 ~ 1.0 cm

    E. 第 6 肋间、左锁骨中线内侧 0.5 ~ 1.0 cm

8. 二尖瓣关闭不全的最主要体征是　　　　　　　　　　　　　　　　　　　　（　　）

    A. 第一心音减弱　　　　　　　　　B. 心尖区全收缩期吹风样杂音

    C. 可闻及第三心音　　　　　　　　D. 肺动脉瓣区第二心音分裂

    E. 肺动脉瓣区第二心音亢进

9. 二尖瓣狭窄最具特征性的体征是　　　　　　　　　　　　　　　　　　　　（　　）

    A. 心尖部可扪及震颤　　　　　　　B. 二尖瓣面容

    C. 心尖区 S_1 亢进　　　　　　　　D. 心尖区可闻及局限的隆隆样舒张期杂音

    E. P_2 亢进并分裂

10. 心脏听诊，先从哪里开始　　　　　　　　　　　　　　　　　　　　　　　（　　）

    A. 心尖区　　　　　　　　　　　　B. 肺动脉瓣听诊区

    C. 主动脉瓣听诊区　　　　　　　　D. 主动脉瓣第二听诊区

    E. 三尖瓣听诊区

11. 体检某病人，心率 94 次/min，吸气时心率增快，呼气时心率减慢，心尖部有舒张期杂音，心底

    部第二心音亢进。反映有病理变化的特征是　　　　　　　　　　　　　　（　　）

    A. 心率　　　　　　　　　　　　　B. 心律

    C. 呼吸　　　　　　　　　　　　　D. 杂音

    E. 第二心音

12. 关于听诊房颤的描述不正确的是　　　　　　　　　　　　　　　　　　　　（　　）

    A. 第一心音强弱不等　　　　　　　B. 心律绝对不齐

    C. 心室率快而规则　　　　　　　　D. 脉率少于心率

    E. 第一心音持续时间长

13. 第一心音的特点不包括　　　　　　　　　　　　　　　　　　　　　　　　（　　）

    A. 音调较低　　　　　　　　　　　B. 音响较强

    C. 低钝　　　　　　　　　　　　　D. 在心底部最清楚

    E. 持续时间较长

二、填空题

1. 第一心音提示_____的开始，主要由_____引起的振动所产生；第二心音提示_____的开始，主要由_____引起的振动所产生。

2. 心脏瓣膜听诊区有_____，_____，_____，_____，_____。

3. 正常心尖搏动的位置_____。

4. 肺部正常的呼吸音包括_____，_____，_____，_____。

三、名词解释

1. 啰音　2. 杂音　3. 抬举性心尖搏动

四、问答题

1. 简述肺部异常呼吸音的种类及临床意义。

2. 左心室增大有哪些体征？

3. 心脏听诊内容有哪些？

第五节　腹部评估

腹部位于横膈与骨盆之间,前面及侧面为腹壁,后面为脊柱及腰肌,内含腹膜腔和腹腔脏器等。腹腔脏器很多,互相交错重叠,正常脏器部分与肿块容易混淆,因此,仔细检查和辨认非常重要。

一、腹部的体表标志与分区

【思一思】
大家还记得腹部解剖吗?

要正确对腹部进行评估,准确记录腹部症状和体征出现的部位,首先须熟悉腹部脏器的部位及其在体表的投影。为了准确描写和记录脏器病变的位置,常需要借助一些腹部脏器的体表标志及对腹部进行适当的分区。

(一)体表标志
常用的体表标志(图5-10):

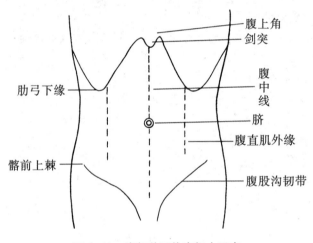

图5-10　腹部前面体表标志示意

1.腹上角(胸骨下角)　为两侧肋弓的夹角,剑突根部,用于判断体形及肝脾的测量。

2.肋弓下缘　由8~10肋软骨构成,其下缘为体表腹部的上界,用于腹部分区及肝脾的测量。

3.脐　为腹部中心,位于第3~4腰椎之间,为腹部四区法、阑尾压痛点及腰椎穿刺标志。

4.腹中线(腹白线)　为前正中线的延续,为腹部四区分法的垂直线。

5.腹直肌外缘　抬头抬肩时可明显辨认相当于锁骨中线的延续,右侧腹直肌外缘与肋弓下缘的交界处为胆囊点。

6.髂前上棘　髂棘前方的突出点,为腹部九区分法、阑尾压痛点的定位标志及骨髓穿刺的部位。

7.腹股沟韧带　为寻找股动、静脉和腹股沟疝通过部位。

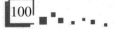

8. 耻骨联合　为腹中线最下部的骨性标志。

9. 肋脊角　背部两侧第12肋骨与脊柱的夹角,为肾脏叩击痛位置。

(二)腹部分区

临床上常用上述体表标志将腹部划分为若干区,目前常用的腹部分区法有四区法、九区法及七区法。

1. 四区法　通过脐分别划一水平线与垂直线,将腹部分为左上腹、左下腹、右上腹、右下腹四区。各区所包含的主要脏器如下:

(1)左上腹部　胃、部分小肠、部分横结肠和降结肠、肝左叶、脾、胰体及胰尾、左肾、左肾上腺、结肠脾曲及腹主动脉。

(2)左下腹部　部分小肠、部分降结肠、乙状结肠、充盈的膀胱、左输尿管、增大的子宫、女性左侧卵巢及输卵管、男性左侧精索。

(3)右上腹部　幽门、十二指肠、肝右叶、胆囊、胰头、右肾、右肾上腺、结肠肝曲、部分升结肠及横结肠,部分小肠、腹主动脉。

(4)右下腹部　部分小肠、盲肠、阑尾、部分升结肠、充盈的膀胱、增大的子宫、右侧输尿管、女性右侧卵巢及输卵管、男性右侧精索。

2. 九区法　由两条水平线和两条垂直线将腹部划分为九个区(图5-11)。上下两条水平线为:①连接两侧肋弓下缘的肋弓线。②连接两侧髂前上棘的髂棘线。左右两条垂线分别是通过左右髂前上棘至腹中线连线中点的垂直线。上述四线相交将腹部分为九个区。即左右上腹部(左右季肋部)、左右侧腹部(左右腰部)、左右下腹部(左右髂部)、上腹部、中腹部(脐部)、下腹部。各区的主要脏器有:

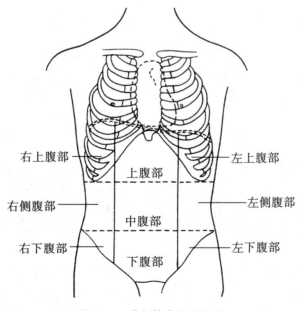

图5-11　腹部体表九分区法

(1)左上腹部(左季肋部)　胃、结肠脾曲、脾、胰尾、左肾、左肾上腺、降结肠。

(2)左侧腹部(左腰部)　降结肠、空肠或回肠、左肾下极。

(3)左下腹部(左髂部)　乙状结肠、淋巴结、女性左侧卵巢及输卵管、男性左侧

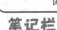

精索。

（4）上腹部　胃、肝左叶、十二指肠、横结肠、大网膜、胰头与胰体、腹主动脉。

（5）中腹部（脐部）　十二指肠下部、空肠、回肠、横结肠、下垂的胃、输尿管、肠系腹、腹主动脉、大网膜。

（6）下腹部　回肠、乙状结肠、输尿管、增大的子宫、充盈的膀胱。

（7）右上腹部（右季肋部）　肝右叶、胆囊、结肠肝区、右肾上腺、右肾上部。

（8）右侧腹部（右腰部）　升结肠、空肠、右肾。

（9）右下腹部（右髂部）　盲肠、阑尾、回肠下端、淋巴结、男性右侧精索、女性右侧卵巢及输卵管。

3. 七区法　在九区法基础上，将两侧腹部的三区改为通过脐水平线分成上下两区，即为左右上腹部、左右下腹部、上腹部、中腹部、下腹部。各区的主要脏器有：

（1）左上腹部　脾、胃、结肠脾曲、胰尾、左肾、左肾上腺、降结肠。

（2）左下腹部　乙状结肠、降结肠、左输尿管、女性左侧卵巢及输卵管、男性左侧精索。

（3）上腹部　肝左叶、胃、十二指肠、横结肠、胰头与胰体、腹主动脉、。

（4）中腹部　十二指肠下部、空肠、回肠、下垂的胃或横结肠、大网膜肠系膜及腹主动脉。

（5）下腹部　回肠、乙状结肠、输尿管、增大的子宫、充盈的膀胱。

（6）右上腹部　肝右叶、胆囊、结肠肝区、右肾上腺、右肾。

（7）右下腹部　回盲部、阑尾、左输尿管、男性右侧精索、女性右侧卵巢及输卵管。

二、腹部评估

腹部评估前，应嘱被评估者排空小便，被评估者取仰卧位，置一小枕于头下，屈髋屈膝，使腹肌放松，两手自然放于躯干两侧。评估者可与被评估者进行简单的交谈以帮助被评估者放松腹肌。腹部评估仍然采用视诊、触诊、叩诊及听诊等基本方法。其中以触诊最为重要。

（一）视诊

腹部视诊时，被评估者应采取仰卧位，充分暴露腹部，从乳房至耻骨联合，对于女性应盖住乳头。评估者站立于被评估者的右侧，在光线充足的情况下，自上而下进行视诊，观察细小的隆起或蠕动波，评估者需俯身或蹲下，从侧面切线方向观察。腹部视诊的主要内容有腹部外形、呼吸运动、腹壁静脉、胃肠型和蠕动波及腹壁的其他情况如皮疹、疝、上腹部搏动等。

1. 腹部外形　正常人腹部外形对称，一般描述为平坦、低平、饱满。仰卧位从侧面观察腹部外形是否对称、有无隆起或凹陷，有腹水或腹部包块时，还应测量腹围大小（用软尺经脐线绕腹一周的周长）。发育营养良好的青壮年前腹壁与肋缘至耻骨大致位于同一水平面称为腹部平坦，小儿及肥胖者腹面可高于肋缘至耻骨的平面，脐部多呈凹陷状，消瘦者腹部下凹称为腹部低平。腹部明显膨隆或凹陷具有病理意义。

（1）腹部膨隆　仰卧位时指前腹壁明显高出肋缘至耻骨的水平面。

1）全腹膨隆：全腹呈弥漫性膨隆，外观呈球形或椭圆形。①腹腔积液：当腹腔内

【议一议】
　腹部评估前应做好哪些准备？

大量积液,仰卧位时,腹部呈扁平状,并向两侧隆起,称为蛙状腹;侧卧或坐位时,因液体移动致下侧腹部膨隆,常见于肝硬化门静脉高压症、心力衰竭、腹膜转移癌等所致腹腔大量积液。结核性腹膜炎引起腹腔大量积液者,因腹肌紧张,腹部常呈尖凸型,称为尖腹。②腹腔内积气:腹部外观呈球形,改变体位时外形不变,常见于肠梗阻或肠麻痹引起的胃肠道内积气、胃肠穿孔或治疗性人工气腹等所致的。③腹内巨大肿块:如巨大卵巢肿瘤、畸胎瘤等。

2)局部膨隆:常为脏器肿大、炎性包块、肿瘤、局部积液或腹壁上的肿块和疝等。鉴别局部包块来自腹壁还是腹腔内的方法:嘱被评估者仰卧抬头抬肩,使腹壁肌肉紧张,如果肿块更清楚,则肿块多为腹壁上的,如肿块变得不清楚或消失,则多为腹腔内。

(2)腹部凹陷　仰卧位时前腹壁明显低于肋缘至耻骨的平面,称腹部凹陷。

1)全腹凹陷:主要见于消瘦与脱水者,严重时前腹壁几乎贴近脊柱,肋弓、髂嵴和耻骨联合显露,腹外形如舟状,称舟状腹,见于恶病质。

2)局部凹陷:较少见,大多见于腹壁手术后瘢痕收缩。

2.呼吸运动　腹壁随呼吸上下起伏,称为腹式呼吸运动。正常成人男性及儿童以腹式呼吸运动为主,成年女性则以胸式呼吸运动为主。腹膜炎症、腹水、急性腹痛、腹腔内巨大肿物或妊娠时腹式呼吸运动减弱;胆或胃肠穿孔所引起的急性腹膜炎或膈肌麻痹等腹式呼吸消失。

3.腹壁静脉　正常人的腹壁静脉一般不显露,在较瘦或皮肤薄而松弛的老年人可见直而细小的静脉网,不迂曲。腹壁静脉明显可见或迂曲变粗,称为腹壁静脉曲张。常见于门静脉高压所致的循环障碍或上、下腔静脉回流受阻。正常时,脐水平线以上的腹壁静脉血自下向上流入上腔静脉,脐水平线以下的静脉血自上而下流入下腔静脉。门静脉高压所致循环障碍时,以脐为中心向四周放射的腹壁静脉曲张,血流的流向与正常相同;上腔静脉阻塞时,上腹壁及胸壁浅静脉曲张,血流方向自上而下流入下腹壁的静脉;下腔静脉阻塞时,腹壁两侧及脐下腹壁静脉曲张,血流由下而上流入上腹壁静脉。

检查方法:评估者用右手示指和中指并拢紧压在一段无分支的静脉上,然后一只手指紧紧压住静脉并向外滑动3~5 cm,挤出静脉内血液,放松该手指,另一手指紧压不动,看静脉是否迅速充盈,再用同样的方法放松另一手指,根据血流的充盈情况可判断出血流方向。

4.胃肠型和蠕动波　正常人一般看不到胃和肠的轮廓及蠕动波,但在腹壁菲薄或松弛的老年人,经产妇或极度消瘦者可见到。胃肠道发生梗阻时,在梗阻近端的胃或肠道因内容物聚集而饱满隆起,在腹壁上可见到相应的各自轮廓,称为胃型或肠型,同时伴该部位蠕动加强,在腹壁可见到自左肋缘下开始缓慢向右推进的蠕动波,蠕动波一般到右腹直肌下消失。有时可见到自右向左的逆蠕动波。小肠梗阻所致蠕动波多见于脐部。肠麻痹时,肠蠕动波消失。

5.腹壁的其他情况　腹部视诊时还需注意下列情况:

(1)皮肤　观察皮肤颜色、色素、弹性、皮疹、瘢痕、出血点等情况。

(2)脐部　正常人脐与腹壁相平或稍凹陷。腹壁肥胖者脐常呈深凹状;脐明显突出见于大量腹水者。

(3)疝　腹部疝可分为腹内疝和腹外疝,后者多见。是腹腔内容物经腹壁或骨盆的间隙或薄弱部分向体表突出而形成。

(4)上腹部搏动 大多由腹主动脉搏动传导而来,可见于正常人较瘦者。有时见于腹主动脉瘤和肝血管瘤。腹主动脉瘤和肝血管瘤时搏动明显。右心室增大时,上腹部可见明显搏动,吸气时尤为明显,这是肝脏扩张性搏动所致。

(二)触诊

腹部评估以触诊最重要。触诊时,被评估者常取仰卧位,头垫低枕,两下肢屈曲并稍分开,两手自然放于躯干两侧,做缓慢、较深的腹式呼吸,使腹肌尽可能松弛。触诊肝、脾可分别采取左、右侧卧位。触诊肾脏时可采用坐位或立位。评估者一般位于右侧,面对被评估者,前臂应与腹部在同一平面。触诊时,手要温暖,动作要轻柔,由浅入深,先从"正常"部位开始,最后移向"病变"局部,一般由左下腹开始逆时针方向进行触诊,并与被评估者交谈,转移其注意力而减少腹壁紧张,同时观察被评估者的反应及表情。

根据不同的目的采取不同的触诊方法。浅部触诊法用于腹壁紧张度、抵抗感、浅表压痛等的检查;浅部触诊法用于腹腔脏器、深部压痛、反跳痛及肿物等的检查。腹部触诊的主要内容如下。

1.腹壁紧张度 正常人腹壁有一定的张力,但触之柔软,称为腹壁柔软。某些病理情况可使腹壁紧张度增高或减弱。

【思一思】
什么是腹膜刺激征?

(1)腹壁紧张度增高 当腹腔容量增加,如腹水、胀气时,可使腹壁紧张度增加;腹腔内炎症刺激腹膜时,腹肌可因反射性痉挛而引起腹肌痉挛。腹壁紧张分为弥漫性腹肌紧张和局限性腹肌紧张。弥漫性腹肌紧张常见于:①胃肠穿孔或脏器破裂所致的急性弥漫性腹膜炎,腹壁明显紧张,硬如木板,称为板状腹;②结核性腹膜炎炎症发展较慢,对腹膜刺激缓慢,并且有腹膜增厚,与肠管、肠系膜粘连,触之腹壁柔软并且有抵抗,不易压陷,犹如揉面团,称揉面感。局限性腹肌紧张常见于腹部某一脏器炎症波及局部腹膜,如急性阑尾炎出现右下腹紧张,急性胆囊炎发生右上腹紧张。

(2)腹壁紧张度减低 多因腹肌张力减低或消失所致。可见于慢性消耗性疾病、刚放出大量腹水者、严重脱水、腹肌瘫痪及重症肌无力,也可见于身体瘦弱的老年人和经产妇。腹壁紧张度减低或消失表现为按压腹壁松弛无力,失去弹性。

【议一议】
你会做深压痛和反跳痛检查吗?

2.压痛与反跳痛 正常人腹部在浅部触诊时一般不引起疼痛,重压时可有不适感。

(1)压痛 由浅入深按压腹部引起疼痛,称为腹部压痛,常为病变所在的部位,多由炎症、结石及肿瘤等病变引起,压痛多来自该部位腹壁或腹腔病变。压痛局限于一点,称为压痛点。临床意义较大的压痛点:①胆囊点,位于腹直肌外缘与肋缘交界处,常见于胆囊病变。②阑尾点,又称 McBurney 点,位于右髂前上棘与脐部连线的中、外1/3 交界处,常为阑尾病变的标志。

此外,在上腹部剑突下正中线偏右或偏左的压痛点,见于消化性溃疡;胸部病变可在上腹部或肋下部出现压痛点,盆腔病变可在下腹部出现压痛。

(2)反跳痛 指评估者用手指按压被评估者腹部出现压痛后,稍停片刻,然后突然松开时被评估者感觉腹痛加重,伴有痛苦表情或呻吟,称为反跳痛。反跳痛的出现标志着壁层腹膜受腹膜炎症累及,当突然抬手时腹膜被牵拉所致。

3.脏器触诊 腹腔内的脏器较多,重要的有肝、脾、肾、胆囊、膀胱等,通过触诊常可发现脏器的肿大、质地有无改变、局部有无肿块及有无压痛等病变,对临床寻找病因有重要意义。

（1）肝脏触诊　通过肝脏触诊主要了解肝下缘的位置、质地、表面、边缘及搏动等。

触诊方法:评估者站于被评估者右侧,被评估者取仰卧位,两膝关节屈曲,使腹壁放松,并做深呼吸,以使肝脏上下移动。常用的方法有:①单手触诊法,评估者右手平放于被评估者右侧腹壁上,估计在肝下缘下方,右手四指并拢,掌指关节伸直,示指与中指指端指向肋缘,或示指的侧缘对着肋缘,嘱被评估者做缓慢而深的腹式呼吸,触诊的手应与被评估者的呼吸运动密切配合,当深呼气时,腹壁松弛,触诊手指主动下按;当深吸气时腹壁隆起,触诊的手指被动上抬,但仍紧贴腹壁,右手上抬的速度落后于腹壁的抬起,并以指端或桡侧向前上迎随膈下移的肝下缘,在右锁骨中线及前正中线分别触诊肝下缘并测量其大小。②双手触诊法,评估者右手位置同单手触诊法,左手自被评估者右腰部后方向上托起肝脏,大拇指固定在右肋缘,触诊时左手向上推,使吸气时右手指更易触及到下移的肝下缘。③冲击触诊法(沉浮触诊法),主要用于腹腔内有大量液体,不易触到肿大的肝脏下缘时。

肝脏触诊的内容:①大小,正常成人在右锁骨中线肋缘下一般触不到肝下缘,仅少数正常人可被触及,但在1 cm以内;在剑突下触及肝下缘,多在3 cm以内,当肝上界正常或升高时,肝下缘超过上述标准,提示肝大。②质地,肝脏质地分为三级,质软、质韧和质硬。正常肝脏质软如触口唇;急性肝炎、脂肪肝时肝脏质地稍韧,慢性肝炎及肝淤血时质韧如触鼻尖;肝硬化和肝癌时质硬如触及前额。③表面形态及边缘,正常人肝脏表面光滑,边缘整齐,厚薄一致。脂肪肝或肝淤血时肝边缘圆钝。肝癌者肝脏表面不光滑,呈不均匀结节状,边缘厚薄不一。④压痛,正常人肝脏无压痛,肝脓肿、肝炎等可有压痛。⑤搏动,正常人肝脏不伴有搏动,在三尖瓣关闭不全时,右心室收缩的搏动可通过下腔静脉而传导到肝,使肝呈扩张性搏动。

【想一想】
　麦氏(McBurney)点在何处?

（2）胆囊触诊　触诊要领与肝脏触诊相同。正常胆囊不能触及。

胆囊肿大超过肝缘及肋缘,可在右肋缘下腹直肌外缘处触到一张力较高,梨形或卵圆形的肿块,随呼吸上下移动,即为肿大的胆囊。

在胆囊未肿大或未肿大到肋缘下时,不能触到胆囊,但可探查到胆囊触痛。评估者以左手掌平放在被评估者右肋缘部,将拇指用力压在胆囊点处,嘱被评估者缓慢深呼吸,在吸气过程中因发炎的胆囊下移触及用力按压的拇指而疼痛,被评估者突然屏气,称为墨菲(Murphy)征阳性,常见于急性胆囊炎。

胆囊肿大呈囊性感,无压痛,见于壶腹周围癌。胆囊肿大有实性感,见于胆囊结石或胆囊癌,如胆囊明显肿大而无压痛,出现黄疸并进行性加重,为胰头癌压迫总胆管导致梗阻的表现

（3）脾脏触诊　通常脾脏触诊采用单手触诊法及双手触诊法。脾脏明显肿大,位置较表浅时,用单手触诊稍用力即可触到。如果脾脏轻度肿大,并且位置较深,则需要用双手触诊法进行,被评估者采取仰卧位,双腿稍屈曲,使腹壁松弛,评估者位于右侧,左手置于被评估者左季肋部第7~10肋处的侧后方,将脾脏由后向前托起,右手平放腹部与右肋弓垂直,从髂前上棘连线水平开始随被评估者腹式呼吸自下而上进行触诊,直至触到脾下缘或右肋弓。轻度肿大,不易触及时,被评估者可采取右侧卧位,右

下肢伸直,左下肢屈髋屈膝进行评估。

正常情况下脾脏不能被触及。当内脏下垂、胸腔积液或积气使膈肌下降,脾脏向下移位,深吸气时可触及脾脏的边缘,可为脾下移,除此之外应考虑脾大。

脾大的测量方法(图5-12):当触及肿大的脾脏,临床上常用的测量方法有:①第I测量(又称甲乙线),指左锁骨中线与左肋弓交点至脾下缘的距离,以厘米表示。一般轻度肿大时,只做第I测量。②第II测量(又称甲丙线),指左锁骨中线与左肋弓交点至脾脏最远点距离。③第III测量(又称丁戊线),若脾大超过前正中线时,测量脾右缘至前正中线的最大距离,以"+"表示;若未超过前正中线,测量脾右缘至前正中线的最短距离,以"-"表示。临床上将肿大的脾脏分为轻、中、高三度。

轻度肿大:深吸气时,脾在肋缘下不超3 cm。见于急慢性肝炎、伤寒、感染性心内膜炎等

中度肿大:脾下缘超过3 cm至脐水平线以上者。见于肝硬化、慢性淋巴性白血病等。

高度肿大:脾下缘超过脐水平线或前正中线,即巨脾。见于慢性淋巴性白血病、淋巴瘤等。

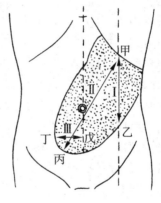

图5-12 脾大的测量法

(4)膀胱触诊 被评估者排空尿液后取仰卧位屈膝,评估者站于被评估者右侧,采用单手滑行触诊法,从脐开始向耻骨联合方向触诊。正常膀胱排空时不能触及。当膀胱充盈增大时,超过耻骨联合上缘方可触及。尿液潴留见于脊髓病、尿路梗阻等。尿液潴留所致的肿大膀胱呈圆形或扁圆形囊性状,按压时有憋胀尿意感,排尿或导尿后缩小或消失,借此可与妊娠子宫、卵巢囊肿等其他肿物鉴别。

(三)叩诊

腹部叩诊可以验证和补充视诊及触诊所得的结果,主要用于评估腹部某些脏器的大小和叩痛,胃肠道有无胀气、腹腔内积气或积液的确定等。腹部叩诊可以采用直接叩诊法或间接叩诊法,一般采用较为准确的间接叩诊法。

1.腹部的叩诊音 正常情况下,腹部大部分为鼓音,在肝、脾及增大的膀胱和子宫部位以及两侧腹部腰肌处为浊音。当胃肠高度胀气、麻痹性肠梗阻、胃肠穿孔致气腹时,鼓音明显、范围增大,在浊音界内出现鼓音,甚至出现肝浊音界消失。当肝脾高度

肿大、腹腔内肿瘤或大量积液时,鼓音范围缩小,可出现浊音或实音。

2. 肝脏的叩诊 应用间接叩诊法确定肝的位置,浊音界大小以及肝的叩击痛。

(1)肝界的确定 肝上界被肺遮盖的部分叩诊为浊音,未被肺遮盖的肝脏叩诊呈实音。确定上界时,被评估者平卧位,平静呼吸,采用间接叩诊法,在右锁骨中线上由肺清音区向下逐肋间接叩诊,由清音转为浊音时,即为肝上界,又称肝相对浊音界,为肝脏真正的上界,未被肺遮盖的肝脏叩诊为实音,称肝绝对浊音界。确定肝下界时,由腹部鼓音区沿锁骨中线向上叩诊,当鼓音转为浊音时即为肝下界。一般肝下缘较薄,叩得的肝下界比实际肝下缘要高 1 ~ 2 cm。

在判断肝上界时要注意体型,匀称体型者正常的肝界在右锁骨中线上,上界为第5 肋间,下界在右肋缘弓下缘,两者距离为9 ~ 11 cm;在右腋中线上,其上界为第 7 肋间,下界相当于第 10 肋骨水平;在右肩胛线上,上界为第 10 肋间。矮胖型及妊娠妇女肝上下界均可高一肋间,瘦长型者则低一肋间。

(2)肝浊音界改变的临床意义 肝浊音界扩大见于肝癌、肝炎、肝淤血和肝脓肿等;肝浊音界缩小见于急性肝坏死、胃肠胀气;肝浊音界消失则见于胃肠穿孔所致的气腹。

(3)肝区叩击痛 评估者左手掌放于被评估者的肝区部位,以右手握拳轻轻击左手背,观察被评估者面部表情和疼痛引起的退缩反应。正常人肝区无叩击痛。肝区叩击痛主要见于肝炎、肝脓肿、肝淤血等。

3. 胆囊的叩诊 胆囊位于深处,被肝遮盖,不能用叩诊法检查其大小,只能检查有无叩击痛。检查方法同肝区叩击痛的检查法。正常人胆囊无叩击痛,胆囊叩击痛主要见于胆囊炎。

4. 腹水的叩诊 当腹腔内有中等量以上的积液时,被评估者仰卧位,因重力关系,腹部两侧有液体积聚液叩诊呈浊音。评估时,先让被评估者向左侧卧位,左侧腹部呈浊音。而上面的肠管浮起,呈鼓音;再让被评估者向右侧卧位,右侧腹部呈浊音,左侧腹部转为鼓音。这种因体位不同而出现浊音界变动的现象,称为移动性浊音,是腹水的主要征象。当腹水在 1 000 mL 以上时,即可叩出移动性浊音。腹水常见的原因有肝硬化、结核性腹膜炎、心功能不全、肾病综合征等。

腹水应与卵巢囊肿鉴别,卵巢囊肿所致浊音于仰卧位时常在腹中部,鼓音区则在腹部两侧。

5. 肋脊角叩击痛 主要用于评估肾脏有无病变,正常人肋脊角处无叩击痛。评估时,被评估者取坐位或侧卧位,评估者左手掌平放在被评估者的肋脊角处,右手握拳以轻至中等的力量叩击左手背,左右两侧对比。肋脊角叩击痛主要见于肾盂肾炎、肾炎、肾结核、肾结石等。

6. 膀胱叩诊 当膀胱充盈时在耻骨联合上方即可叩得浊音。尿液排出后,膀胱空虚,因耻骨上方有肠管存在,故叩诊呈鼓音。借此与妊娠子宫、子宫肌瘤和卵巢囊肿等形成固定的浊音区相鉴别。

7. 脾脏叩诊 脾脏浊音区的确定采用轻叩法,在左腋中线上第 9 ~ 11 肋之间可叩到脾浊音,其宽度为 4 ~ 7 cm,前方不超过腋前线。左侧气胸脾脏浊音区缩小或消失;伤寒、肝硬化等则脾脏浊音区扩大。

（四）听诊

腹部听诊应全面听诊各区,主要是听诊腹腔脏器、血管以及肌肉运动等的各种声音。腹部听诊的主要内容有肠鸣音、振水音和血管杂音等。

1.肠鸣音　肠蠕动时,肠管内的气体和液体混合而产生的一种断断续续的咕噜声或冒泡音,称为肠鸣音。正常情况下,肠鸣音 4～5 次/min,全腹均可听到,其音响和音调变化较大。为准确评估肠鸣音的次数和性质,应在固定部位至少听诊 1 min。临床上肠鸣音异常分为:

（1）肠鸣音活跃　肠鸣音每分钟在 10 次以上,音调不特别高。主要见于急性肠炎、腹泻药后和胃肠道大出血。

（2）肠鸣音亢进　肠鸣次数增多,声音响亮,音调高亢,呈金属声。主要见于机械性肠梗阻。

（3）肠鸣音减弱　肠鸣音明显少于正常,甚至数分钟才听到 1 次。主要见于腹膜炎、便秘、低钾血症等。

（4）肠鸣音消失　持续 3～5 min 仍未听到一次肠鸣音。主要见于急性腹膜炎或麻痹性肠梗阻。

2.振水音　被评估者呈仰卧位,评估者将听诊器体件放于上腹部,同时用稍弯曲的手指在被评估者的上腹部做连续迅速的冲击动作,若胃内有液体积存时,则可闻到胃内气体与液体撞击而产生的声音,称为振水音。

正常人饮入大量液体后可出现振水音。当清晨空腹及餐后 6～8 h 以上仍有振水音,则表示有液体在胃内潴留,提示幽门梗阻、胃扩张等。

3.血管杂音　正常人腹部无血管杂音。血管杂音可分为动脉性杂音和静脉性杂音。动脉性杂音与低调的心脏杂音相似,静脉性杂音为一种连续性嗡鸣音,在左右上腹部分别听诊左右肾动脉,左右下腹部分别听诊左右髂总动脉,沿前正中线听诊腹主动脉,若有收缩期杂音,提示腹主动脉瘤及腹主动脉狭窄。在有腹壁静脉曲张的脐周或上腹部听到静脉性杂音提示门静脉高压有侧支循环形成。

问题分析与能力提升

病例摘要　患者,女,36 岁,6 h 前无明显诱因感脐周不适伴恶心,无呕吐,症状渐加重转为阵发性疼痛。2 h 前疼痛呈持续性并固定于右下腹。患者自发病后排大便 2 次,色黄质稀,未见脓、血及黏液。查体:T 38.7 ℃,腹部右侧腹肌紧张,右上腹轻压痛,右下腹触及广泛压痛、反跳痛,移动性浊音(－),肠鸣音:2 次/min。

讨论　①该患者可能患了什么病? 护理诊断有哪些? ②此患者还可行哪些体格检查? ③如果你是责任护士,如何进行相关护理?

同步练习

一、选择题

1. 以下哪一个不是位于右上腹部的脏器 （　　）

    A. 肝　　　　　　　　　　　　B. 胆

    C. 脾　　　　　　　　　　　　D. 右肾

    E. 结肠（部分）

2. 仰卧位时，前腹壁大致位于肋缘至耻骨联合同一平面，称 （　　）

    A. 腹部低平　　　　　　　　　B. 腹部平坦

    C. 腹部饱满　　　　　　　　　D. 腹部膨隆

    E. 腹部凹陷

3. 仰卧位时腹部呈蛙腹状见于 （　　）

    A. 巨大腹部肿块　　　　　　　B. 妊娠晚期

    C. 大量腹腔积液　　　　　　　D. 胃肠胀气

    E. 卵巢囊肿

4. 腹壁曲张静脉的血流方向以脐为中心向四周放射，见于 （　　）

    A. 门静脉高压　　　　　　　　B. 下腔静脉阻塞

    C. 上腔静脉阻塞　　　　　　　D. 门静脉和下腔静脉阻塞

    E. 上、下腔静脉阻塞

5. 触诊腹部揉面感常见于 （　　）

    A. 化脓性腹膜炎　　　　　　　B. 急性弥漫性腹膜炎

    C. 急性胆囊炎　　　　　　　　D. 结核性腹膜炎

    E. 急性阑尾炎

6. 腹部触诊出现反跳痛表示炎症已 （　　）

    A. 累及壁层腹膜　　　　　　　B. 波及大网膜

    C. 累及脏层腹膜　　　　　　　D. 波及邻近脏器

    E. 并发穿孔

7. 在右锁骨中线上叩诊肝上下径为 （　　）

    A. 11～13 cm　　　　　　　　B. 10～12 cm

    C. 9～11 cm　　　　　　　　D. 8～11 cm

    E. 7～9 cm

8. 可叩出移动性浊音，表明腹腔内游离液体至少在 （　　）

    A. 600 mL　　　　　　　　　B. 800 mL

    C. 1 000 mL　　　　　　　　D. 1 200 mL

    E. 1 500 mL

（9～13 题共用备选答案）

    A. 腹部反跳痛　　　　　　　　B. 呼吸时的恶臭

    C. 肾区疼痛　　　　　　　　　D. 肺部啰音

    E. 潮式呼吸

9. 用视诊时检查可发现的体征 （　　）

10. 用触诊时检查可发现的体征 （　　）

11. 用叩诊时检查可发现的体征 （　　）

12.用听诊时检查可发现的体征　　　　　　　　　　　　（　　）

13.用嗅诊时检查可发现的体征　　　　　　　　　　　　（　　）

二、名词解释

1.板状腹　2.腹膜刺激征　3.移动性浊音　4.墨菲（Murphy）征

三、问答题

1.如何鉴别腹部的局部肿块是位于腹壁上还是腹腔内？

2.急性弥漫性腹膜炎病人在腹部检查时可发现哪些阳性体征？

3.如何鉴别腹内积液以及腹腔巨大包块所致全腹膨隆？

4.化脓性阑尾炎病人行腹部检查时，可发现哪些阳性体征？

5.阐述各类异常肠鸣音的临床意义。

（济源职业技术学院　王静娴）

第六节　肛门、直肠和生殖器评估

生殖器、肛门、直肠的评估是全面身体评估不可缺少的一部分，正确的评估对临床工作有重要的意义。检查时应对被评估者说明检查的目的、方法和重要性，以取得配合检查。评估时应设有专用的检查室，对病人必须尊重，动作要轻柔。

一、肛门与直肠评估

直肠全长 12～15 cm，为消化道的末段，下连肛管，肛管下端在体表的开口为肛门，位于尾骨尖与会阴中心之间。

（一）检查体位

检查肛门与直肠时可根据具体病情和需要，让病人采取不同的体位，以便达到检查的目的。常用的体位有：

1.肘膝位　此体位最常用，适用于检查直肠前部、前列腺、精囊及行内镜检查等。病人双肘关节屈曲，置于检查床上，胸部尽量接近床面，双膝关节屈曲成直角跪在检查床上，臀部抬高，头偏向一侧。

2.左侧卧位　此体位适用于病重、年老、体弱或女性被评估者。被评估者取左侧卧位，左腿向腹部屈曲，右腿伸直，臀部靠近检查床右边，评估者面对被评估者背部进行检查。

3.仰卧位或截石位　此体位适用于重症体弱被评估者或膀胱直肠窝的检查，也适合于直肠双合诊，且在妇产科检查时为最常用体位。被评估者仰卧在检查台上，臀部垫高、两腿屈曲、抬高并外展，也可将双下肢搁于支腿架上。

4.蹲位　适用于检查直肠脱出、内痔及直肠息肉等。被评估者蹲成排大便时的姿式，并屏气向下用力。

（二）评估方法

肛门与直肠的评估方法通常采用视诊和触诊，辅以内窥镜检查。评估结果及病变部位应按顺时钟方向记录并注明所采用的体位。

1.视诊　用手分开被评估者的臀部,观察肛门及其周围皮肤的颜色与皱褶。正常时肛门周围皮肤颜色较深,皱褶呈放射状,让被评估者收缩肛门括约肌时皱褶更明显,用排便动作时皱褶变浅。主要观察肛门周围有无脓血、黏液、肛裂、外痔、皮疹、炎症、瘘管口或脓肿等。

(1)肛裂　肛裂是肛管下段(齿状线以下)深达皮肤全层的纵行及菱形裂口或感染性溃疡。被评估者自觉疼痛,排便时疼痛更加明显,在排出的粪便周围常附有少许鲜血。检查时肛门有明显触压痛。

(2)痔　痔是直肠下端黏膜下或肛管边缘皮下的内痔静脉丛或外痔静脉丛扩大和曲张所致的静脉团。以齿状线为界,临床分为三种:①内痔,是位于肛管齿状线以上的直肠上静脉曲张所致,表面被直肠下段黏膜所覆盖,在肛门内口可查到柔软的紫红色包块,排便时可突出肛门外,被评估者常有鲜血便。②外痔,是位于肛管齿状线以下的直肠下静脉曲张所致,表面被肛管皮肤所覆盖,在肛门外口可见紫红色柔软包块,被评估者常有疼痛感。③混合痔,肛管齿状线上、下的静脉丛扩大、曲张所致,具有以上内、外痔的特点。痔多见于成年人。痔块脱出、嵌顿、水肿、感染时可有疼痛。

(3)肛门直肠瘘　简称肛瘘,是直肠与肛门皮肤相通的感染性瘘管,多为肛管或直肠周围脓肿与结核所致,不易愈合。检查时可见肛门周围皮肤有瘘管开口,呈乳头状突起或肉芽组织隆起,压之有少量脓液流出,瘘管位置较浅时,可在皮下扪及一硬索状物,即瘘管。在直肠或肛管内可见瘘管的内口伴有硬结。

(4)直肠脱垂　直肠脱垂又称脱肛,是指肛管、直肠或乙状结肠下端的肠壁部分或全层向外翻出而脱出于肛门之外。检查时让被评估者取蹲位,观察肛门外有无突出物,或让被评估者屏气做排便动作时,肛门外更易看见紫红色球状突出物,此即直肠部分脱垂;若突出物呈椭圆形块状物,表面有环形皱襞,即为直肠完全脱垂。

(5)肛门外伤及感染　肛门有创口或瘢痕,多见于外伤或手术后。肛门周围有红肿,压痛或有波动感,常为肛门周围脓肿。

2.触诊　对肛门和直肠的触诊检查通常称为肛门指诊或直肠指诊,是一项检查方法,简便易行,又具有重要的诊断价值。其不仅能评估肛门直肠的疾病,而且对盆腔的其他疾病如阑尾炎、髂窝脓肿、前列腺与精囊病变、子宫与输卵管的病变等,都有重要的评估价值。

被评估者体位可据具体情况而采取。触诊时评估者右手示指戴指套或手套,并涂以液状石蜡或凡士林、肥皂水等润滑剂。先将检查的示指置于肛门外口轻轻按摩,等被评估者肛门括约肌放松后,评估者以示指指腹徐徐压入肛门、直肠内。先检查肛门及括约肌的紧张度,再检查肛管及直肠的内壁,注意有无压痛、黏膜是否光滑、有无肿块及搏动感。男性被评估者还可触诊前列腺和精囊,正常前列腺如稍扁的栗子大小,上端宽大,下端细小,后面较平坦,表面光滑质韧无压痛,两侧对称,中央沟稍凹陷,前列腺增生者中央沟变浅或消失,前列腺肿大质硬并触及坚硬结节者多考虑前列腺癌。女性被评估者可检查子宫颈、子宫、输卵管等,必要时配用双合诊。

直肠指诊常有以下异常发现:①触痛明显,见于肛裂和感染;②触痛伴有波动感,见于肛门、直肠周围脓肿;③触及柔软、光滑而有弹性的包块,多为直肠息肉;④触及坚硬的包块,应考虑直肠癌;⑤指诊后指套表面带有黏液、脓液或血液,说明有炎症或伴有组织破坏,必要时取其涂片做镜检或细菌学检查,以帮助诊断。

3.内镜检查 常用的内镜检查为直肠镜与乙状结肠镜检查。正常直肠与乙状结肠黏膜完整,呈粉红色。若有黏膜充血、溃疡、出血、分泌液增多等,多为炎症所致。若见到肿块,常见为直肠息肉和癌肿。对所观察到的病变应注意其部位、大小及特点。

二、生殖器评估

生殖器评估包括男性与女性两部分。一般女性被评估者不常规进行生殖器评估,如有适应证或疑有妇产科疾病时才做此项评估。男性生殖器包括阴茎、阴囊、前列腺、精囊等,阴囊内有睾丸、附睾、精索等。评估时充分暴露下身,一般取直立位,双下肢应取外展位,先检查外生殖器(阴茎和阴囊),随后检查内生殖器(前列腺和精囊)。

(一)阴茎

阴茎为前端膨大的圆柱体,分为头、体、根三部分,正常成人阴茎长 7~10 cm。由两个阴茎海面体构成。阴茎皮肤薄而软,并有显著的伸展性。

1.阴茎大小与形态 成人阴茎过小(婴儿型)见于垂体功能或性腺功能不全患者;在儿童期阴茎过大(成人型),见于各种原因所致的性早熟。

2.包皮 阴茎的皮肤在阴茎颈前向内翻转覆盖于阴茎表面称为包皮。成年人包皮不应掩盖尿道口,翻起后应露出阴茎头。若不能翻起露出尿道外口或阴茎头称为包茎。可由先天性包皮口狭窄或炎症、外伤后粘连造成。包皮过长超过阴茎头,但翻起后能露出阴茎头,称为包皮过长。包皮过长,特别是包茎易引起尿道外口或阴茎头感染、包皮嵌顿,甚至可诱发阴茎癌。

3.阴茎头与阴茎颈 阴茎前端膨大部分为阴茎头或龟头,其后较细部称为阴茎颈。检查时应尽量将包皮上翻,暴露全部阴茎头及阴茎颈,观察其表面色泽,有无充血、水肿、分泌物及结节等。正常人阴茎头表面红润光滑,质地柔软。如有硬结并伴有暗红色溃疡、易出血者疑为阴茎癌,晚期阴茎癌呈菜花状,表面覆盖灰白色坏死组织并有腐臭味。阴茎颈处发现单个椭圆形硬质溃疡称为下疳,常见于梅毒。阴茎颈也是尖锐湿疣的好发部位。尿道口红肿,有脓性分泌物及触痛,多见于尿道炎症,常见为淋球菌或其他病原体所致。

(二)阴囊

阴囊壁为腹壁的延续部分,由多层组织构成。皮色深暗多皱褶,阴囊内中间有一隔膜将其分为左右两个囊腔,每个囊内含有睾丸、附睾和精索。检查时被评估者取立位或仰卧位,两腿稍分开,评估者将双手的拇指置于阴囊前面,其余四指放在阴囊后面,双手同时触诊,检查以下内容:

1.睾丸 评估时应注意其形状、大小、硬度、有无触痛等。检查时用一手或双手双侧同时比较触诊。正常表面光滑柔韧、有弹性。如外伤或炎症时,可引起睾丸急性肿痛;一侧睾丸肿大,坚硬并有结节应考虑睾丸肿瘤。

2.附睾及精索 两侧对比注意有无结节、囊肿、压痛。如结核性附睾炎,在附睾尾部肿大、质硬,呈结节状无压痛硬块。精索静脉曲张时,在阴囊内可触及曲张的静脉如蚯蚓样的感觉,站立或腹内加压时明显、平卧即消失。

3.常见阴囊其他异常

(1)阴囊水肿 原因甚多,常见为全身性水肿的一部分,也可为局部因素所致,如局部炎症、过敏反应、静脉回流受阻等。

（2）阴囊橡皮肿　阴囊皮肤水肿、粗糙、增厚呈橡皮样,常见于丝虫病引起的淋巴管炎或淋巴管阻塞。

（3）阴囊疝　是指肠管或肠系膜等腹腔内器官,经腹股沟管下降至阴囊内的腹股沟斜疝。表现为一侧或双侧阴囊肿大,触之有囊状感。

（4）鞘膜积液　阴囊肿大触之有水囊样感,透光试验阳性,而阴囊疝或睾丸肿瘤则透光试验阴性,可做鉴别。透光试验用不透明的纸片卷成圆筒,一端置于肿大的阴囊部位,在其对侧以手电筒紧贴皮肤照射,从纸筒另一端观察阴囊透光情况。

（5）阴囊湿疹　阴囊皮肤增厚呈苔藓样,并有小片鳞屑或皮肤呈暗红色糜烂,有浆液渗出,有时形成软痂,伴有顽固性奇痒。

（三）前列腺和精囊

病人取肘膝位或左侧卧位,评估前排空膀胱,检查者示指戴指套或手套,涂以润滑剂,用示指徐徐插入肛门,向腹侧触诊。正常成人前列腺距肛门约 4 cm,质韧有弹性,可触及左、右两叶及正中沟。前列腺肥大时正中沟消失。若前列腺肿大而表面光滑、质韧、无压痛,多见于老年人良性前列腺肥大;前列腺肿大且有明显压痛,多见于急性前列腺炎;前列腺肿大、质硬,并可触及坚硬结节者,多为前列腺癌。

前列腺触诊时可同时做前列腺按摩,以留取前列腺液检查。

正常精囊位于前列腺上方,肛门指诊时一般不易触及。当前列腺有炎症、结核或癌肿时可侵犯精囊。

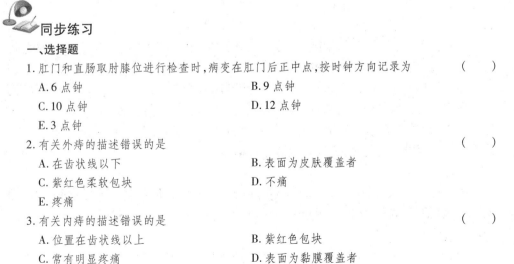

问题分析与能力提升

病例摘要　李某,男,40 岁,江西人,因大便习惯改变,腹痛,便血 1 月就诊。便血颜色为鲜红色,附于大便表面,拟诊为直肠癌。

讨论:①最简便有效的检查方法是什么? ②若为直肠癌,直肠指诊可能有何发现?

同步练习

一、选择题

1. 肛门和直肠取肘膝位进行检查时,病变在肛门后正中点,按时钟方向记录为　　　　（　　）

    A. 6 点钟　　　　　　　　　　　B. 9 点钟

    C. 10 点钟　　　　　　　　　　D. 12 点钟

    E. 3 点钟

2. 有关外痔的描述错误的是　　　　　　　　　　　　　　　　　　　　　　　　（　　）

    A. 在齿状线以下　　　　　　　B. 表面为皮肤覆盖者

    C. 紫红色柔软包块　　　　　　D. 不痛

    E. 疼痛

3. 有关内痔的描述错误的是　　　　　　　　　　　　　　　　　　　　　　　　（　　）

    A. 位置在齿状线以上　　　　　B. 紫红色包块

    C. 常有明显疼痛　　　　　　　D. 表面为黏膜覆盖者

    E. 排便时突出肛门之外

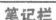

4. 区分睾丸鞘膜腹腔积液与阴囊疝的方法是 （　　）

    A. 压尺试验　　　　　　　　　　B. 透光试验

    C. 直腿抬高试验　　　　　　　　D. 浮髌试验

    E. 以上都是

5. 直肠指诊触及坚硬凹凸不平的包块,应考虑 （　　）

    A. 直肠息肉　　　　　　　　　　B. 直肠癌

    C. 前列腺癌　　　　　　　　　　D. 直肠周围脓肿

    E. 膀胱癌

第七节　脊柱与四肢评估

一、脊柱评估

脊柱是由 7 个颈椎、12 个胸椎、5 个腰椎、5 个骶椎和 4 个尾椎组成的骨性结构,是躯体活动的枢纽,是支撑体重、维持躯体各种姿势的重要支柱。脊柱病变的主要表现是疼痛、姿势或形态异常以及活动障碍。检查时,患者取立位或坐位,以视诊为主,结合触诊和叩诊进行。

(一)视诊

1. 脊柱弯曲度

(1)生理性弯曲　病人双足并拢站立,双臂自然下垂。正常脊柱从侧面观有 4 个生理性弯曲,即颈椎段向前凸,胸椎段稍向后凸,腰椎段明显向前凸,骶椎段明显向后凸,类似"S"形。护士从背面观察脊柱有无侧凸畸形,可用手指沿脊椎棘突从颈椎向腰椎划压,使皮肤出现一条红色充血线,以观察脊柱有无侧弯。正常人直立时脊柱从背面观察无侧弯。从侧面观察脊柱有无前凸或后凸畸形。

(2)病理性变形及临床意义

1)脊椎后凸:多发生于胸椎段。表现为脊椎过度后弯,俗称"驼背"。常见于佝偻病、胸椎结核、强直性脊柱炎、脊椎退行性变、脊椎骨折等。

2)脊柱前凸:多发生于腰椎段。表现为脊椎向前凸出性弯曲。常见于妊娠晚期、大量腹水、腹腔巨大肿瘤、先天性髋关节后脱位等。

3)脊柱侧凸:可发生于胸段脊柱,也可胸腰段联合侧凸。表现为脊椎偏离后正中线向左或向右偏移。包括姿势性侧凸和器质性侧凸。姿势性侧凸常见于儿童发育期坐立姿势不端正、椎间盘突出症、脊髓灰质炎后遗症等,改变体位可使侧凸得以纠正。器质性侧凸常见于佝偻病、慢性胸膜肥厚及粘连、肩部或胸廓的畸形等,改变体位不能使侧凸得以纠正。

4)颈椎变形:表现为直立位时颈部出现侧偏、前屈、过度后伸和僵硬感。颈侧偏见于先天性斜颈,病人头向一侧倾斜,患侧胸锁乳突肌隆起。

2. 脊柱活动度

(1)正常活动度　正常人脊椎有一定的活动度,颈椎、腰椎活动度较大,胸椎活动度较小,骶椎几乎不活动。检查脊柱活动度时,应让病人固定骨盆做前屈、后伸、左右侧弯及旋转等动作。正常颈椎段在直立时固定肩部的条件下可以前屈35°~45°,后伸35°~45°,左右侧弯各45°,左右旋转60°~80°;腰椎段直立位、固定骨盆的条件下前屈75°,后伸30°,左右侧弯各35°,旋转30°。全脊柱前屈128°,后伸125°,左右侧弯73.5°,左右旋转115°。如病人有外伤、可疑骨折或关节脱位时,应避免脊柱活动度检查,以防止损伤脊髓。

(2)脊柱活动受限的临床意义　脊柱各段活动度不能达到上述活动范围,有疼痛或出现僵直为脊柱活动受限。脊柱各段活动受限常见于相应脊椎节段肌肉、韧带劳损、脊椎增生性关节炎、结核或肿瘤引起的骨质破坏、脊椎外伤引起的骨折或关节脱位。

(二)触诊

通过触诊检查脊柱有无压痛:嘱病人取端坐位,身体稍前倾。评估者用右手拇指自上而下逐个按压脊柱棘突,观察有无压痛。正常人各个棘突及椎旁肌肉均无压痛。若有压痛提示疼痛部位可能有病变。第7颈椎棘突是计数椎体位置的体表标志。脊柱压痛常见于脊椎结核、椎间盘突出及脊椎外伤或骨折;脊柱旁肌肉疼痛见于腰背肌纤维炎或肌肉劳损。

(三)叩诊

常用的脊柱叩击方法有以下两种:

1. 直接叩击法　评估者用手指或叩诊锤直接叩击各脊柱棘突,观察脊椎有无疼痛,多用于胸椎和腰椎的检查。颈椎疾病,尤其是颈椎骨关节损伤时不宜使用此法检查。

2. 间接叩击法　病人取坐位,评估者将左手置于评估对象头顶部,右手半握拳以小鱼际部叩击左手部,观察脊柱各部位有无疼痛。如疼痛阳性见于脊椎结核、椎间盘突出、脊柱外伤或骨折等。叩击痛的部位多为病变部位。如有颈椎病或椎间盘突出症,间接叩诊时可出现上肢的放射性疼痛。

二、四肢与关节评估

四肢与关节检查常以视诊、触诊为主,主要观察四肢与关节的形态、肢体位置、活动度或运动情况,以关节检查为主。

(一)四肢与关节的形态异常及临床意义

正常人四肢与关节左右对称,形态正常,无肿胀及压痛。直立时,双肩对称呈弧形,两脚并拢时双膝和双踝可靠拢,足做内、外翻动作时皆可达35°,复原时足掌、足跟可着地。常见异常表现如下:

1. 匙状指(反甲)　特点为指甲中央凹陷,边缘翘起,指甲变薄,表面粗糙有条纹(图5-13)。常见于缺铁性贫血、高原疾病等。

2. 梭状关节　特点为指关节呈梭状畸形,活动受限,重者手指及腕部向尺侧偏移,多为双侧对称性(图5-14)。常见于类风湿关节炎。

3. 杵状指　特点是手指或足趾末端指节明显增宽、增厚,指(趾)甲从根部到末端呈弧形隆起,呈杵状膨大(图5-15)。常见于发绀型先天性心脏病、支气管肺癌、慢性肺脓肿、支气管扩张。其发生与肢端慢性缺氧、代谢障碍及中毒性损害有关。

4. 爪形手　特点为掌指关节过伸,指间关节屈曲,骨间肌和大小鱼际萎缩,手呈"鸟爪样"变形。常见于尺神经损伤、进行性肌萎缩、脊髓空洞症。

5. 腕关节畸形　垂腕症是由桡神经损伤所致;餐叉样畸形见于 Colles 骨折。

6. 肢端肥大　手指、足趾粗而短,手足背厚而宽,为肢端肥大。由于成人发生腺垂体功能亢进,生长激素分泌增多,致使骨末端及韧带等软组织增生与肥大。见于肢端肥大症和巨人症。

7. 膝内、外翻　正常人两脚并拢直立时,双膝和双踝可靠拢。当双踝并拢时,双膝关节分离呈"O"形,称膝内翻。当双膝并拢时,双踝关节分离呈"X"形,称膝外翻(图5 -16)。常见于佝偻病及大骨节病

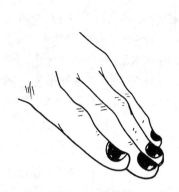

图5-13　匙状甲

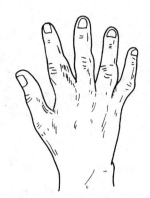

图5-14　梭状关节

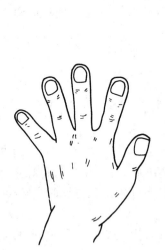

图5-15　杵状指

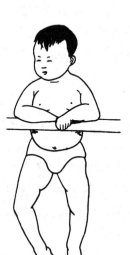

图5-16　膝内翻、膝外翻

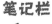

8. **足内、外翻**　正常人当膝关节固定时,足掌可向内翻、外翻35°。足内翻时,跟骨内旋、前足内收、足纵弓增高,常见于先天畸形或脊髓灰质炎后遗症,足外翻时,跟骨外旋、前足外展、足纵弓塌陷常见于胫前胫后肌麻痹。

9. **膝关节肿胀**　膝关节出现红、肿、热、痛及运动障碍,为急性关节炎的表现,多见于风湿性关节炎发作期。关节腔有液体积聚时称关节积液。关节积液时触诊有浮动感,称浮髌现象。浮髌现象的检查方法为病人平卧,患肢放松,检查者左手拇指与其余手指分别固定在肿胀膝关节上方的两侧,右手拇指和其余手指分别固定在膝关节下方两侧,使关节腔内积液不能流动,右手示指将髌骨向后方连续按压数次,如压下时有髌骨与关节面碰触感,放开时有髌骨随手浮起感,为浮髌试验阳性,是膝关节腔积液的重要体征。

(二)四肢与关节的运动

嘱病人做主动或被动运动,观察关节的活动度、有无活动受限或疼痛。正常关节活动不受限,各关节有不同活动范围。关节活动不能达到各自的活动幅度时,即为关节运动障碍。常见于关节炎症、创伤、肿瘤、退行性病变等原因引起疼痛、肌肉痉挛、关节囊及其周围组织炎症或粘连,从而影响关节的主动或被动运动范围。

同步练习

一、选择题

1. 脊柱过度后弯称为脊柱后凸,也称为驼背,多发生于　　　　　　　　　(　　)
   A. 颈段脊柱　　　　　　　　　　　B. 胸段脊柱
   C. 腰段脊柱　　　　　　　　　　　D. 骶椎
   E. 腰骶段

2. 青少年时期出现脊柱后凸,多见于　　　　　　　　　　　　　　　　　(　　)
   A. 佝偻病　　　　　　　　　　　　B. 胸椎结核
   C. 类风湿关节炎　　　　　　　　　D. 骨质退行性变
   E. 椎间盘突出

3. 关于膝内、外翻的叙述,下列哪项是不正确的是　　　　　　　　　　　(　　)
   A. 正常人双脚并拢直立时,两膝及双踝均能靠拢
   B. 如双脚内踝靠拢时两膝部因双侧胫骨向外侧弯曲而变形,称膝内翻
   C. 当双膝关节靠拢时,两小腿斜向外方呈"X"形弯曲,使两脚内踝分离,称膝外翻
   D. 膝内、外翻多见于先天性畸形
   E. 膝内、外翻可见于佝偻病和大骨节病

4. 尺神经损伤者手部改变为　　　　　　　　　　　　　　　　　　　　(　　)
   A. 爪形手　　　　　　　　　　　　B. 匙状甲
   C. 杵状指　　　　　　　　　　　　D. 梭形指
   E. 垂腕

(5~6题共用选项)　　　　　　　　　　　　　　　　　　　　　　　　(　　)
   A. 杵状指　　　　　　　　　　　　B. 匙状指
   C. 关节梭形畸形　　　　　　　　　D. 膝内翻畸形
   E. 肢端关节肥大

5. 缺铁性贫血病人常出现　　　　　　　　　　　　　　　　　　　　　(　　)

6.支气管肺癌病人常出现　　　　　　　　　　　　　　　　　　　　　　（　　）

二、填空题

1.杵状指常见于　　　　　、　　　　　、　　　　　、　　　　　。

2.正常脊柱从侧面观有　　　　　个生理性弯曲,即颈椎段向　　　　　凸,胸椎段稍向　　　　　凸,腰椎段明显向　　　　　凸,骶椎段明显向　　　　　凸,类似"S"形。

第八节　神经系统评估

神经系统评估包括脑神经、运动系统、感觉系统、神经反射及自主神经评估等。检查时检查者需要耐心细致,尽可能避免遗漏体征,明确神经系统有无损害和受损部位、范围、性质及程度。

一、脑神经

人体共12对脑神经,其中嗅神经、视神经和听神经为特殊感觉神经;动眼神经、滑车神经、展神经、副神经和舌下神经为单纯运动神经;三叉神经、面神经、舌咽神经及迷走神经为兼有运动和感觉的混合神经。检查脑神经对颅脑病变的定位诊断极为重要。检查时应按顺序进行,以免遗漏,同时注意两侧对比。

1.嗅神经　主要负责嗅觉。检查前先确定鼻孔是否通畅、有无鼻黏膜病变。然后嘱患者闭目,先压住一侧鼻孔,用熟悉、无刺激性气味的物品(如松节油、杏仁、牙膏、香皂等)置于另一侧鼻孔下,让患者辨别嗅到的气味。然后换另一侧鼻孔进行测试。注意双侧对比。嗅觉功能障碍排除鼻黏膜病变外,常见于同侧嗅神经损害,可由颅脑创伤、前颅凹占位性病变和脑膜结核等引起。

2.视神经　主管眼睛的视物功能。检查包括视力、视野和眼底检查。

(1)视力　用视力表检查。

(2)视野　是眼球向前方正视时所能看到的空间范围,可反映周边视力。

(3)眼底检查　患者背光而坐,眼球正视前方。评估者用检眼镜观察眼底。

3.动眼神经、滑车神经、展神经　共同管理眼球运动,合称眼球运动神经。嘱病人固定头位,在受检者眼前30~40 cm处放置目标物(棉签或手指),眼球随目标方向移动,一般按左—左上—左下,右—右上—右下顺序进行。动眼神经主管眼球向上、向下、向内等方向的运动。滑车神经主管眼球向下、向外的运动。展神经主管眼球向外方向的转动。眼球运动神经的麻痹可出现相应的眼球运动功能障碍,导致斜视或复视。

4.三叉神经　是混合性神经。感觉神经纤维主要支配面部感觉,分为三支:第一支叫做眼支,主要负责眼裂以上皮肤、黏膜的感觉;第二支叫作上颌支,主管眼、口之间的皮肤、黏膜感觉,;第三支叫做下颌支,主管口以下的皮肤、黏膜感觉。运动神经纤维主要支配咀嚼肌的运动。

(1)面部感觉　嘱患者闭眼,以针刺检查痛觉、棉絮检查触觉和盛有冷水或热水的试管检查温度觉,分别测试面部三叉神经分布区皮肤的痛、温、触等感觉。两侧对比,观察患者的感觉反应是否减退、消失或过敏,同时确定感觉障碍区域。

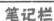

笔记栏

（2）运动功能　检查者双手触按患者颞肌、咀嚼肌，嘱患者做咀嚼动作，对比双侧肌力强弱。当一侧三叉神经运动神经纤维受损时，患侧咀嚼肌肌力减弱或出现萎缩。

5. 面神经　主管面部表情肌的运动，此外还主管舌前2/3的味觉纤维。

（1）运动功能　检查面部表情肌时，首先观察双侧额纹、鼻唇沟、眼裂及口角是否对称，然后嘱患者皱额、闭眼、露齿、微笑、鼓腮或吹哨动作。观察有无瘫痪及是否对称。面神经受损分为周围性和中枢性损害。周围性面瘫导致眼裂上下的面部表情肌全部瘫痪，中枢性面瘫只造成病灶对侧眼裂以下的面肌瘫痪。

（2）味觉检查　嘱被检者伸舌，将少量不同味感的物质（食盐、糖、醋等）以棉签涂于舌面测试味觉。每种味觉试验完成后，用水漱口，再测试下一种味觉。面神经损害者则舌前2/3味觉丧失。

6. 位听神经　由前庭神经和耳蜗神经组成。听力检查时测定耳蜗神经的功能。询问患者有无眩晕、平衡失调，检查有无自发性眼球震颤等是前庭神经功能障碍的症状。

7. 舌咽神经、迷走神经　二者在解剖和功能上关系密切，常同时受损。

（1）运动　注意患者发音是否低哑或带鼻音，是否呛咳，有无吞咽困难。嘱患者张口，观察腭垂是否居中，两侧软腭是否一致，患者发"啊"音时，两侧软腭上抬是否对称，腭垂有无偏斜。当一侧神经受损时，同侧软腭上提减弱，腭垂偏向对侧。评估吞咽反射时，用压舌板分别轻压双侧咽后壁，观察患者有无恶心反应。正常人可有恶心反应，当神经受损时，则咽反射迟钝或消失。

（2）感觉　舌后1/3味觉减退为舌咽神经损害表现，评估方法同面神经。

8. 副神经　支配胸锁乳突肌和斜方肌。观察患者胸锁乳突肌与斜方肌有无萎缩，嘱其做耸肩及转颈动作，比较两侧肌力。一侧副神经受损时，可出现同侧肌力下降，表现为面不能转向对侧，同侧垂肩，可伴有肌肉萎缩。

9. 舌下神经　支配舌肌运动。观察患者有无舌肌萎缩及肌束颤动，伸舌有无偏斜。临床上，舌瘫可分为中枢性和周围性。

（1）中枢性　一侧舌下神经上运动神经元受损时，伸舌偏向病变对侧，无舌肌萎缩及震颤，多见于脑血管病。

（2）周围性　一侧舌下神经下运动神经元受损时，伸舌偏向同侧，该侧舌肌可见萎缩及震颤，见于多发性神经根炎、脊髓灰质炎等。

双侧舌下神经麻痹时，则不能伸舌。

二、感觉功能

感觉功能评估时，患者必须意识清晰、合作，注意左右、远近对比。

1. 浅感觉　评估时，注意避免暗示。

（1）痛觉　用大头针针尖轻刺患者皮肤以评估痛觉，两侧对比并记录感觉障碍类型（过敏、减退或消失）及范围。

（2）触觉　用棉签轻触患者皮肤或黏膜。

（3）温度觉　用盛有热水（40°～50°）或冷水（5°～10°）的试管测试患者皮肤温度觉。

神经根病变各种感觉均发生障碍，分布与该神经根分布一致。脊髓丘脑侧束受损,引起痛温觉障碍。

2. 深感觉

（1）运动觉　患者闭目,评估者轻轻夹住患者手指或足趾两侧,上下移动,令其说出"向上"或"向下"。

（2）位置觉（关节觉）　患者闭目,评估者将其肢体放于某一位置,以测试患者位置觉。

（3）震动觉　用震动的音叉柄置于患者骨突起处,如内、外踝,手指,桡骨、尺骨茎突,胫骨、膝盖等,询问其有无震动感觉及持续时间,判断两侧有无差别。

脊髓后索受损可出现深感觉障碍。

3. 复合感觉　包括皮肤定位觉、两点辨别觉、形体觉和体表图形觉。这些感觉是大脑皮质综合分析的结果,也称皮质感觉。患者闭目接受评估。

（1）皮肤定位觉　评估者用手指或或棉签轻触患者皮肤某处,让其说出被触部位。该感觉障碍见于大脑皮质病变。

（2）两点辨别觉　评估者用钝脚分规刺激皮肤上的两点,测试患者有无能力辨别,再逐渐缩小双脚间距,直到患者感觉为一点时,测其实际间距,与健侧对比。正常时,身体各部位两点辨别觉灵敏度不同,可两侧比较。当触觉正常而两点辨别觉障碍见额叶病变。

（3）形体觉　患者用单手触摸熟悉的物体,如钢笔、钥匙、硬币、纽扣等,让其说出物体名称。该感觉障碍见于大脑皮质病变。

（4）体表图形觉　评估者在患者皮肤上画图形或写简单的字,测试其能否识别。该感觉障碍见于丘脑水平以上病变。

三、运动功能

运动包括随意运动和不随意运动。随意运动是指在意识支配下的动作,由锥体束管理,不随意运动由锥体外系和小脑管理。

（一）肌力

肌力指肌肉运动时的最大收缩力。嘱患者做肢体伸屈动作,评估者从相反方向测试其对阻力的克服力量,并注意两侧对比。

肌力的记录采用 0～5 级的六级分级法:

0 级:完全瘫痪。

1 级:肌肉可收缩,但不能产生动作。

2 级:肢体在床面上能移动,但不能抬离床面。

3 级:肢体能抬离床面,但不能抗阻力。

4 级:能做抗阻力动作,但较正常差。

5 级:正常肌力。

瘫痪指肢体因肌力下降而出现的运动障碍,是随意运动功能的减低或丧失。根据肌力减退程度,分为不完全性瘫痪和完全性瘫痪。根据病变部位,分为上运动神经元瘫痪（中枢性瘫痪）和下运动神经元瘫痪（周围性瘫痪）。根据瘫痪形式,分为:

1. 单瘫　指单一肢体的瘫痪,多见于脊髓灰质炎。

2. 偏瘫　指一侧肢体瘫痪,伴有同侧中枢性面瘫及舌瘫,多见于对侧大脑半球运动区或内囊受损。

3. 交叉瘫　指病变对侧肢体中枢性瘫痪及同侧脑神经周围性麻痹,多见于一侧脑干受损。

4. 截瘫　指双侧下肢或四肢瘫痪,为脊髓横贯性损伤的表现,多见于脊髓外伤、炎症等。

(二)肌张力

肌张力指静息状态下的肌肉紧张度,以触摸肌肉硬度及伸屈患者肢体时感知的阻力为判断标准。

1. 肌张力增高　肌肉坚实,伸屈患者肢体时阻力增加。

(1)痉挛性　被动伸屈患者肢体时,起始阻力大,终末突然阻力减弱,称折刀现象,见于锥体束受损。

(2)强直性　被动伸屈患者肢体时,阻力始终增加,称铅管样强直,见于锥体外系受损。

2. 肌张力降低　肌肉松软,伸屈患者肢体时阻力低,关节运动范围扩大,见于周围神经炎、前角灰质炎和小脑病变等。

(三)不随意运动

不随意运动亦称不自主运动,系随意肌不自主收缩所产生的一些无目的的异常动作,多数为锥体外系受损表现。

1. 震颤　由两组拮抗肌交替收缩引起的一种不自主动作。

(1)静止性震颤　静止时明显,在做意向性动作时则减轻或消失,动作如同“搓丸”样,常伴有肌张力增高,情绪紧张时加重,入睡后消失。见于震颤麻痹。

(2)动作性震颤(意向性震颤)　随意动作终末时发生,越接近目标物越明显,静止时减轻或消失,可伴肌张力降低,行步摇摆如“醉汉”样,见于小脑疾病。

(3)扑翼样震颤　患者两上肢前伸,手指及腕部伸直维持一定姿势,出现腕关节反复快落慢伸的动作,如飞鸟扑翼。主要见于肝性脑病早期、尿毒症等。

(4)其他　小震颤,又称细震颤,指手指的细微震颤,闭目平伸双臂时易检出。见于甲状腺功能亢进症及神经衰弱患者。

2. 舞蹈样运动　一种肢体大关节的快速、无目的、不对称的运动,类似舞蹈,持续时间不长,静止时可发生,也可因外界刺激、精神紧张而发作,睡眠时可减轻或消失。头面部表现为做鬼脸、摇头晃脑等,常难以维持一定的姿势。多见于儿童期脑风湿病变。

3. 其他　尚有手足徐动,见于脑性瘫痪、肝豆状核变性和脑基底节变性。手足抽搐见于低钙血症等。

(四)共济运动

机体任一动作的完成均依赖于某组肌群协调一致的运动,称共济运动。这种协调主要依靠小脑功能。此外前庭神经、视神经、深感觉及锥体外系均有参与。

1. 指鼻试验　患者手臂外展伸直,再以示指指尖触自己鼻尖,由慢到快,先睁眼,后闭眼,重复试验。小脑半球受损时同侧指鼻不准,若睁眼时指鼻准确,闭眼时出现障碍,则为感觉性共济失调。

2.跟-膝-胫试验 患者仰卧位,上抬一侧下肢,用足跟碰对侧膝盖,再沿胫骨前缘向下移动。小脑受损时,动作不准;感觉性共济失调则闭眼时出现该动作障碍。

3.其他

(1)轮替动作 患者以前臂做快速旋前旋后动作。

(2)罗姆伯格征(Romberg 征) 又称闭目难立征。患者足跟并拢站立,闭目,双手向前平伸,若出现身体摇晃或倾斜则为阳性,提示小脑受损。如睁眼时能站稳而闭眼时站立不稳,则为感觉性共济失调。

四、神经反射

神经反射是通过反射弧完成的。反射弧包括感受器、传入神经、中枢神经、传出神经和效应器,并受高级中枢控制。反射弧任何一个环节或高级中枢病变都可影响反射,使其亢进、减弱或消失。

(一)生理反射

1.浅反射 是指通过刺激皮肤或黏膜而引起肌肉收缩反应的反射。

(1)角膜反射 嘱患者眼睛向内上方注视,评估者将棉签絮捻成细束,用其末端轻触一侧角膜外缘,正常反应为眼睑迅速闭合。其中,被刺激侧的眼睑闭合,称直接角膜反射;对侧眼睑同时闭合,称间接角膜反射。一侧三叉神经受损,其直接和间接角膜反射均消失;一侧面神经受损,其直接角膜反射消失,而间接角膜反射存在;深昏迷患者,双侧角膜反射完全消失。

(2)腹壁反射 根据刺激部位不同,腹壁反射可分为上腹壁反射、中腹壁反射和下腹壁反射。嘱患者取仰卧位,两下肢稍屈曲,使腹壁松弛,评估者用钝头竹签由外向内轻划腹上部(胸 7~8 节段)、腹中部(胸 9~10 节段)、腹下部(胸 11~12 节段)的皮肤(图 5-17)。正常反应为受刺激部位腹肌收缩。脊髓不同节段受损时,相应部位的腹壁反射消失;一侧锥体束受损时,同侧腹壁反射减弱或消失;昏迷、急腹症、产妇、肥胖及老年人等,可因腹壁松弛,致使腹壁反射减弱或消失。

图 5-17 腹壁反射、提睾反射

(3)提睾反射 评估者用钝头竹签由下向上轻划患者股内侧上方皮肤。正常反应为同侧提睾肌收缩,睾丸上提。一侧提睾反射减弱或消失见于同侧锥体束受损、腹股沟疝、阴囊水肿及老年人等;腰髓 1~2 节受损时,双侧提睾反射均减弱或消失。

(4)跖反射 嘱患者仰卧位,双下肢伸直,评估者一手托其踝部,另一手持钝头竹签由足跟向小趾划足底外侧缘,至小趾跖关节再转向拇趾侧。正常反应为足趾向跖面屈曲。骶髓 1~2 节段受损时,跖反射消失。

2.深反射 是指通过刺激骨膜、肌腱,经深部感受器而完成的反射,也称腱反射。评估时患者要合作,评估者需分散其注意力,以免因紧张而使反射受到限制。使用叩诊锤时,力量要均等适中,注意两侧对比。深反射两侧不对称是神经受损的重要定位体征。

（1）肱二头肌反射　嘱患者前臂屈曲,评估者用左手托住其肘部,将左拇指置于肱二头肌肌腱上,右手持叩诊锤叩击评估者自己的左拇指（图5-18）。正常反应为肱二头肌收缩,引起屈肘动作。反射中枢为颈髓5~6节段。

（2）肱三头肌反射　嘱患者前臂半屈半旋前位,评估者用左手托住其肘部,右手持叩诊锤叩击鹰嘴上方的肱三头肌肌腱。正常反应为肱三头肌收缩,引起前臂伸展（图5-19）。反射中枢为颈髓7~8节段。

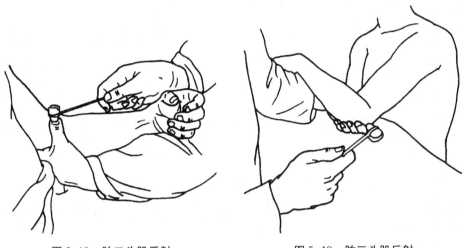

图5-18　肱二头肌反射　　　　　　图5-19　肱三头肌反射

（3）膝腱反射　嘱患者取坐位,小腿自然下垂并完全放松。如取仰卧位,需评估者用左手托起其膝关节,使髋关节及膝关节稍屈曲。评估者持叩诊锤叩击髌骨下方的股四头肌肌腱。正常反应为小腿伸展（图5-20）。反射中枢为腰髓2~4节段。

（4）跟腱反射　又称踝反射。嘱患者仰卧位,髋关节及膝关节稍屈曲,下肢取外旋外展位。评估者一手将其足部背屈成直角,另一手持叩诊锤叩击跟腱（图5-21）。正常反应为腓肠肌收缩,足向跖面屈曲。反射中枢在骶髓1~2节段。

深反射减弱或消失,是下运动神经元受损的重要体征,常见于周围神经炎、脊髓前角病变以及麻醉、昏迷等。深反射亢进是上运动神经元受损的重要体征,常见于脑梗死、脑出血、脑瘤等,也可见于甲状腺功能亢进症、神经官能症等。

（二）病理反射

病理反射是指锥体束受损导致大脑失去对脑干和脊髓的抑制作用所出现的异常反射,也称锥体束征。1岁半以内的婴幼儿由于神经系统发育尚未完全,也可出现这种反射,不属于 病理现象。

1.巴宾斯基（Babinski）征　是最典型的病理反射。评估时嘱患者仰卧位,双下肢伸直,评估者一手托其踝部,另一手持钝头竹签由足跟向小趾划足底外侧缘,至小趾跖关节再转向拇趾侧。阳性反应为拇趾背伸,其余四趾呈扇形展开（图5-22）,见于锥体束损害。

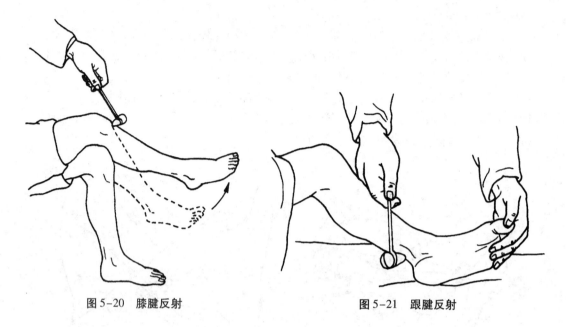

图 5-20　膝腱反射　　　　　　　　　　图 5-21　跟腱反射

2. 查多克（Chaddock）征　评估时嘱患者取仰卧位，双下肢伸直，评估者持钝头竹签由后向前划足背外下缘，至小趾跖关节再转向拇趾侧（图 5-22）。阳性反应同巴宾斯基征。

3. 奥本海姆（Oppenheim）征　评估者用拇指和示指沿患者胫骨前缘自上而下用力推移至踝上方（图 5-22）。阳性反应同巴宾斯基征。

4. 戈登（Gordon）征　评估者用一定力量挤压患者的腓肠肌（图 5-22）。阳性反应同巴宾斯基征。

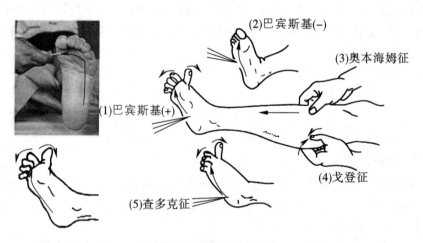

图 5-22　病理反射评估

5. 霍夫曼（Hoffmann）征　通常认为是病理反射，但也有认为是深反射亢进的表现，评估者左手持患者腕关节上方，右手示指及中指持患者中指第二节，稍向上提，使其腕关节稍背曲而其余手指自然弯曲，然后用拇指弹刮患者中指指甲，若患者其余四指有屈曲动作,即称为 Hoffmann 征阳性(图 5-23)。

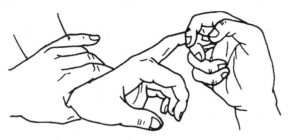

图 5-23 霍夫曼征

(三)脑膜刺激征

脑膜刺激征是指脑膜受刺激所出现的体征。见于脑膜炎、蛛网膜下腔出血、颅内压增高、脑膜转移瘤等。

1. 颈强直 嘱患者去枕仰卧位,双下肢伸直,评估者以右手置于其前胸,左手置于枕后,托起其头部,使下额向胸骨柄方向做被动屈颈。阳性反应为颈肌抵抗力增强或下额不能贴近前胸。排除颈部疾病后,即认为患者有脑膜刺激征。

2. 凯尔尼格(Kernig)征 嘱患者仰卧位,评估者先将患者一侧下肢的髋关节和膝关节屈曲呈直角,再用左手置于膝部固定,用右手抬起小腿(正常可达 135°以上)。阳性反应为在 135°以内,伸膝有抵抗感且伴疼痛及屈肌痉挛(图 5-24)。

3. 布鲁津斯基(Brudzinski)征 嘱患者仰卧位,双下肢伸直,评估者以右手置于其前胸,左手置于其枕后,托起头部,使头部前屈。阳性反应为双髋关节和膝关节同时反射性屈曲(图 5-25)。

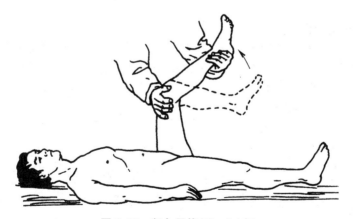

图 5-24 凯尔尼格(Kernig)征

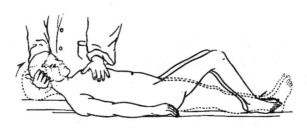

图 5-25 布鲁津斯基(Brudzinski)征

笔记栏

五、自主神经功能

自主神经分为交感神经与副交感神经。在大脑皮质调节下,其主要功能是调节内脏、血管、竖毛肌、腺体的活动,维持机体内、外环境的平衡。

1. 一般观察

(1)皮肤及黏膜 皮肤及黏膜是反映自主神经功能的重要部位,应注意有无下列改变。色泽改变如苍白、潮红、红斑、发绀等;质地如光滑、变硬、增厚、脱屑、潮湿、干燥等;水肿、溃疡等。

(2)出汗 有无全身或局部出汗过多、过少或无汗。交感神经短期损害时,血管扩张、充血,局部皮肤潮红,温度升高;长期损害时,血管调节功能丧失,血流淤滞,局部皮肤发绀、湿冷,温度降低。

2. 自主神经反射

(1)眼心反射 嘱病人仰卧,眼睑自然闭合,计数 1 min 脉率。评估者将左手中指及示指置于病人眼球的两侧,逐渐施加压力,以病人不感到疼痛为度。加压 20~30 s 后再次计数脉率,正常减少 10~12 次/min,减少超过 12 次/min 提示副交感(迷走)神经功能亢进。压迫后脉率不减少反而增加,提示交感神经功能亢进。

(2)皮肤划纹试验 用棉签杆加适度压力在皮肤上划压(注意勿划伤皮肤),5~10 s 后皮肤就会出现白色划痕并高出皮面,正常持续 1~5 min 即消失;如果白色划痕持续时间超过 5 min,提示交感神经兴奋性增高。经棉签杆划压后很快出现红色条纹,持续时间较长,提示迷走神经兴奋性增强。

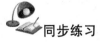

问题分析与能力提升

病例摘要 患者,男,55 岁。因"左侧肢体偏瘫 1 天"入院。患者 1 d 前晨起后发现左侧肢体麻木无力,不能活动。有高血压病史 3 年,曾有一过性脑缺血发作史。入院时身体评估:神志清楚,语言流利,BP 150/90 mmHg。左侧鼻唇沟变浅,眼裂正常。伸舌偏左,无舌肌萎缩及震颤。左侧肢体肌力 2 级,左侧巴宾斯基征阳性。

讨论:①此患者肌力 2 级是如何判断的?②左侧巴宾斯基征阳性有何表现,临床意义如何?

同步练习

一、选择题

1. 一侧肢体随意运动丧失,伴同侧中枢性面瘫及舌瘫,称为 （ ）

    A. 偏瘫   B. 单瘫

    C. 截瘫   D. 交叉瘫

    E. 四肢瘫

2. 关于肌张力的描述,下列哪项是正确的 （ ）

    A. 是指肢体做某种主动运动时肌肉最大的收缩力

    B. 除肌肉的收缩力外,还可以用动作的幅度与速度来衡量

    C. 是指静息状态下的肌肉紧张度

    D. 肌张力增加时可表现为关节过伸

E.肌张力减弱见于锥体束损害

3.震颤在动作时出现,愈接近目标物时愈明显,称为　　　　　　　　　　　(　)

A.静止性震颤　　　　　　　　　　B.老年性震颤

C.动作性震颤　　　　　　　　　　D.手足徐动

E.手足搐搦

4.共济运动检查方法不包括　　　　　　　　　　　　　　　　　　　　　(　)

A.凯尔尼格(Kernig)征　　　　　　B.闭目难立征

C.跟-膝-胫试验　　　　　　　　　D.轮替动作

E.指鼻试验

5.浅反射不包括　　　　　　　　　　　　　　　　　　　　　　　　　　(　)

A.角膜反射　　　　　　　　　　　B.跖反射

C.腹壁反射　　　　　　　　　　　D.提睾反射

E.桡骨骨膜反射

6.深反射不包括　　　　　　　　　　　　　　　　　　　　　　　　　　(　)

A.肱二头肌反射　　　　　　　　　B.腹壁反射

C.桡骨骨膜反射　　　　　　　　　D.肱三头肌反射

E.跟腱反射

二、填空题

1.病理反射中最常用且易引出的是_____。

2.脑膜刺激征包括_____、_____和_____。

三、名词解释

1.巴宾斯基征　2.肌力

四、简答题

1.常见的生理反射有哪些?

2.常见的病理反射有哪些?

3.简述肌力的分级。

(济源职业技术学院　王利平)

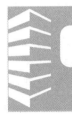

第六章 心理评估与社会评估

- 熟记心理及社会评估的内容。
- 说出心理及社会评估的目的。
- 列出心理及社会评估的方法。

人不仅是生理的人,还是心理、社会、文化的人。人的健康与其心理、社会功能是密切相关的,这要求护士在进行个体的健康评估时,不仅要评估患者的生理方面,更要对护理对象的心理、社会等多方面进行评估,这样才能获得更为全面、系统和准确的健康资料,以利于提供整体化护理。

第一节 心理评估

一、心理评估的内容与方法

心理评估是用心理学的理论和方法,对人的心理、行为及精神价值观进行评估的过程。因此,对个体的心理进行评估主要包括自我概念评估、认知评估、情绪与情感评估、个性评估、压力与压力应对评估。

1. 心理评估的内容 人的心理活动可分为内在心理活动和外在心理活动两部分,内在心理活动是人脑对客观现实的反应过程,主要包括认知、情绪、情感和意志。认知是人的认识、思维、理解、记忆、判断和推理的过程,反映人的思维能力。人们在认识客观事物和自己的过程中所持的态度,使人们体验到喜悦、愤怒、悲伤、恐惧、吃惊等各种情绪与情感。除此之外,人在与社会及其周围环境相互作用的过程中还有许多外在的心理活动,主要表现为对各种压力的应对过程。

心理评估的主要目的是评估被评估者的疾病发展过程中的心理活动,用以判断被评估者的心智状态,发现现存或潜在的心理或精神健康问题,为心理或精神健康护理提供科学依据。同时评估服务对象的个性心理特征及其压力源、压力反应、压力应对方式,作为心理护理和进行护患沟通方式的依据,制订相应的护理干预计划。

心理评估

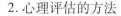

2.心理评估的方法

（1）会谈法 也被称作"交谈法""访谈法"等,通过与被评估者会谈,了解其心理信息,同时观察其在会谈时的行为反应,以补充和验证所获得的资料。会谈的形式包括自由式会谈和结构式会谈。

1）自由式会谈:无固定的访谈问题,鼓励病人发表自己的看法,收集的信息量大,但是话题比较松散费时,可影响评估的效率。

2）结构式会谈:事先通知对方按照问题提纲有目的、有计划、有步骤的交谈。会谈法的效果取决于问题的性质和评估者本身的会谈技巧。

（2）观察法 观察法是由护士直接观察和记录病人的仪表、体形、打扮、人际交往风格、言谈举止、兴趣爱好、各种情境下的应对行为等,再经过科学而正确的描述加以"量化",从而获得心理健康资料的方法。观察法的形式主要包括自然观察法和标准情形下观察法。

1）自然观察法:是在自然条件下对表现心理现象的外部活动进行观察,可观察到的行为范围较广,但需要较多的时间与病人接触。

2）标准情形下观察法:是在特殊的实验环境下观察患者对特定刺激的反应,可获取较强可比性和科学性的结果,但是各种因素易影响实验结果的客观性。因此,护理心理评估以自然观察法为宜。

（3）心理测量学方法 心理测量学方法是根据一定的法则,用量化手段对病人的心理现象或行为加以确定和测定。常用的心理学方法包括心理测量法和评定量表法。

1）心理测量法:是指在标准情形下,用统一的测量手段测试患者对测量项目所做出的反应的方法。由于测验可对心理现象的某些特定方面进行系统评定,并且采用标准化、数量化的原则,相关测验结果可参照常模进行比较,避免了主观因素对结果的影响,所以该种方法评估比较客观。

2）评定量表法:是指用一套已标准化的测试项目(量表)来测量某种心理品质。量表的基本形式包括自评和他评两种。自评可比较真实地反映被评估者内心的主观体验,而他评则是评定者对被评定者心理反应的客观评定。常用的量表有二择一量表、数字等级量表、描述评定量表、Likert评定量表、检核表、语义量表及视觉类似物量表等。在选用量表时应根据测量的目的和被评估者的具体情况而定。

（4）医学检测法 医学检测法包括体格检查和各类实验室检查,如测血压、心率、血浆促肾上腺皮质激素浓度等,其作用主要是为心理评估提供辅助的客观资料。

3.心理评估的注意事项 在进行心理评估时,要重视心理评估的作用,注重评估方法的有效性和针对性,强化评估技巧,注意主观资料与客观资料的比较,以病人目前的心理状态为重点。

二、自我概念评估

在现实生活中,每个人都必须先知道我是谁,这是人作为一个整体存在和发展的基础。我是谁,我想做什么,我能做什么,在他人眼里我是怎样一个人,这些心理活动在心理学中被称为自我概念。个体的自我概念会对个体生活中的各个方面产生影响,如选择食物、衣着、职业、朋友、信仰、生活方式等。个体的自我概念是其心理健康的重要标志,自我概念紊乱可极大地影响个体维持健康的能力和康复的能力。因此,自我

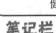

概念是心理与社会评估最重要的内容之一。

1. 自我概念的定义与分类　自我概念是个体通过对自己的内在与外在特征,以及别人对其反应的感知与体验而形成的对自我的认知和评价,是个体在与心理、社会环境相互作用过程中形成的动态的、评价性的"自我肖像"。自我概念可分为以下三类:

(1)真实自我　是自我概念的核心,是人们对其身体内在、外在特征及社会状况的感知与评价,包括体像、社会认同和自我认同。

(2)期望自我　即理想自我,是个体获取成就的内在动力,既包括期望得到的外表与生理方面的特征,也包括希望具备的个性特征、心理素质以及人际交往与社会方面的属性。

(3)表现自我　是自我概念最富于变化的部分,指个体对真实自我的展示与暴露。不同的人、不同的社会团体对他人自我形象的认可标准不一样,因此人们在不同场合暴露自我的方式和程度也不一致。故对表现自我通常是很难准确和稳定地进行评估的,其评估结果取决于个体表现自我与真实自我之间的相关程度。

2. 自我概念的组成

(1)体像　即身体自我,是个体对自己身体外形及身体功能的认知与评价,如胖、瘦、丑、美等,可分为客观体像和主观体像。体像是自我概念中最不稳定的部分,很容易受到各种疾病、外伤以及手术等医疗干预的影响而发生变化。

(2)社会认同　是个体对自己的社会人口特征,如年龄、性别、职业及社会名誉、地位的认知与评价。

(3)自我认同　指个体对自己的智慧、能力、性格、道德水平、自身价值等的认知与评价。

(4)自尊　个体对自己在社会群体中价值的主观判断和评价,是指人们尊重自己、维护自己的尊严和人格,不容他人任意歧视、侮辱的一种心理意识和情感体验。自尊源于对以上自我概念的正确认识以及对自我价值、能力和成就的恰当评价。

3. 自我概念的评估方法与内容　自我概念的评估一般采用会谈、观察、画人测试、量表评定等方法。评估内容主要包括体像、社会角色的适应状况、精神、自尊与人格特点等(表6-1,表6-2)。

表6-1　体像、社会认同、自我认同与自尊评估的主要交谈内容

项目	主要交谈内容
体像	对你来说,身体哪一部分最重要? 为什么 你最喜欢你身体的哪些部位 最不喜欢的又是哪些部位 外表方面,你最希望自己什么地方有所改变 他人希望你什么地方有所改变
社会认同	你从事什么职业 你的家庭、工作情况如何 你最引以为豪的个人成就有哪些

续表6-1

项目	主要交谈内容
自我认同与自尊	你觉得你是怎样的人 如何描述你自己 你的朋友、同事、领导如何评价你 你处理工作和日常生活问题的能力如何 总体来说,你对自己满意吗 你是否常有"我不错"的感觉

表6-2 Rosenberg自尊量表

	项目		评分		
1	总的来说,我对自己满意	SA	A	D *	SD *
2	有时,我觉得自己一点都不好	SA	A	D *	SD *
3	我觉得我有不少优点	SA	A	D *	SD *
4	我和绝大多数人一样能干	SA	A	D *	SD *
5	我觉得我没什么值得骄傲的	SA	A	D *	SD *
6	有时,我真觉得自己没用	SA	A	D *	SD *
7	我觉得我是个有价值的人	SA	A	D *	SD *
8	我能多一点自尊就好了	SA	A	D *	SD *
9	无论如何我都觉得自己是个失败者	SA	A	D *	SD *
10	我总以积极的态度看待自己	SA	A	D *	SD *

注:该量表含10个有关自尊的项目,回答方式为SA(非常同意)、A(同意)、D(不同意)、SD(很不同意)。凡标有 * 号的答案表示自尊低下。

4. 自我概念紊乱的高危人群 评估凡有以下情况者,属自我概念紊乱的高危人群,应在自我概念方面做详细、深入的评估(表6-3)。

三、认知评估

1. 认知的定义 认知是人们推测和判断客观事物的心理过程,是在对过去经验及有关线索分析的基础上形成的对信息的理解、分类、归纳、演绎以及计算。认知活动包括思维、语言和定向。

(1)思维 是人脑对客观现实间接的、概括的反应,是认识事物本质特征及内部规律的理性认知过程,间接性和概括性是思维的主要特征。抽象思维、洞察力和判断力是反映思维能力的主要指标。①抽象思维:又称逻辑思维,是以注意、记忆、理解、概念、判断、推理的形式反映事物本质特征与内部联系的精神现象。②洞察力:是识别与理解客观事物真实性的能力,与精确的自我感知有关。③判断力:是指人们比较和评价客观事物及其相互关系并做出结论的能力。

(2)语言 是人们进行思维活动的工具,是思维的物质外壳。思维的抽象与概括

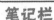

笔记栏

总是借助语言得以实现,所以思维与语言不可分割,共同反映人的认知水平。语言可分接受性语言和表达性语言两种,前者是指理解语句的能力,后者是指传递思想、观点和情感的能力。

（3）定向 是人们对现实的感觉,对过去、现在和将来的察觉以及对自我存在的意识,包括时间定向、地点定向、空间定向和人物定向等。

表6-3 自我概念紊乱的高危人群

危险因素	常见疾病或状况
身体某一部分丧失	截肢术、乳房切除术、结肠造瘘术、子宫切除术、肾切除术、喉切除术
生理功能障碍	脑血管疾病、冠状动脉粥样硬化性心脏病、癌症、瘫痪
体表变化	烧伤、关节炎、红斑狼疮、眼球突出、脊柱畸形、各种皮肤病、多毛症、毁容、满月脸、脱发等
感知觉或沟通功能障碍	视觉障碍、听觉障碍、感觉异常、口吃、孤独症等
精神因素或精神疾病	神经性厌食、用药成瘾、酗酒、抑郁症、精神分裂症等
神经肌肉障碍	帕金森病、脊髓灰质炎、多发性硬化病等
过度肥胖或消瘦	体重过度增加或减少
生殖系统疾病或功能障碍	青春期、更年期、怀孕、不孕症、性病等
角色改变	结婚、离婚、丧偶、失业、退休等
特殊治疗	人工肛门、化疗所致的脱发、长期服用激素所致第二性征改变

2.认知评估的方法与内容 认知评估的方法有交谈、观察和心理学测量法。对认知的评估可选择能综合反映个体认知能力的参数进行。

（1）思维能力的评估 反映思维能力的指标主要有抽象思维能力、洞察力和判断力。

1）抽象思维能力评估:包括记忆、概念、理解力、推理能力等方面。①记忆:是个体所经历过的事物在人脑中的反映,是人脑积累经验的过程。根据记忆保持时间的长短将记忆分为短时记忆和长时记忆。评估短时记忆时,可让被评估者重复一句话或一组由5～7个数字组成的数字串。长时记忆的评估可让被评估者说出其家人的名字,当天进食的食品或叙述孩童时代的事件等。②概念:是人脑反映客观事物本质特性的思维形式,是在抽象概括的基础上形成的。通过抽象、概括,舍弃事物次要的、非本质的特性,把握事物的本质特性,并据此将同类事物联系起来,就形成了该类事物的概念。评估概念能力可在许多护理活动过程中进行,如数次健康教育后,请被评估者总结概括其所患疾病的特征、所需的自理知识等,从中判断被评估者对这些知识进行概念化的能力。③理解力:请被评估者按指示做一些从简单到复杂的动作,观察其能否理解和执行指令,比如"请把你的左手放在右腿上""请关上门"等。④推理能力:推理是由已知判断推出新判断的思维过程,包括演绎、归纳两种形式。归纳是从特殊事例到一般原理的推理;演绎则正好相反,是从一般原理到特殊事例的推理。评估推理能力时,必须根据被评估者的年龄特征提出问题。

2)洞察力评估:洞察力是识别客观事物真实性的能力。可让被评估者描述一件事情发生时的情形,再与实际情形做比较看有无差异。如描述其对病房环境的观察,或解释一个格言、谚语或比喻等。

3)判断力评估:判断是肯定或否定某事物具有某种属性的思维方式。对个体判断力的评估,可通过评价被评估者对将来的计划的现实性与可行性进行。个体的判断能力常受个体的情绪、智力、文化程度、社会文化背景等的影响,并随年龄而变化,应充分考虑到并尽量排除这些因素的干扰。

(2)语言能力评估　语言能力是人们认知水平的重要标志,有助于判断个体的认知水平,并可作为选择与被评估者沟通方式的依据。主要通过提问、复述、自发性语言、阅读、书写、命名等检测其语言表达及对文字符号的理解。要注意被评估者的语量、速度与节奏、音量和质量。

(3)定向力评估　定向力是对时间、地点、空间和人物的定向能力,主要通过交谈进行评估。

四、情绪和情感评估

1.情绪和情感的定义　情绪和情感指个体对客观事物是否符合需要而产生的主观体验。需要是情绪与情感产生的基础,通常需要得到满足就会产生积极的情绪与情感;反之则会产生消极的情绪与情感。

2.情绪和情感的分类

(1)基本的情绪情感　即最基本、最原始的情绪,包括快乐、愤怒、恐惧和悲哀等。在此基础上可以派生出许多复杂的情绪,如满意、不满、狂喜、狂怒、害怕、失望、难过等。

(2)情绪状态　人类有心境、激情和应激三种情绪状态。

(3)社会情感　人类所特有的高级社会情感,有道德感、理智感和美感。

3.常见的情绪与情感

(1)焦虑　是一种与不明的危险因素有关的忧虑、不安、畏怯和不祥的预感,起因是个体预感到的、不明确的危险。焦虑作为一种情绪体验不易直接观察到,能观察到的是焦虑所引起的生理、心理和行为的改变。在中、重度焦虑状态下,生理上会出现心率加快、血压升高、出汗、面色潮红或苍白、失眠、厌食、尿频、头痛、眩晕等反应;心理上会有注意力不能集中、定向力减退、思维混乱、健忘、神经过敏、易激惹、退缩、自卑等反应;行为上则表现为坐卧不安、神经质动作、紧张姿势,同时伴有说话声音颤抖或说话断断续续、语调变化、语速不一致等。

(2)抑郁　是个体在失去某种其重视或追求的东西时产生的情绪体验,包括一组消极低沉的情绪,如悲观、悲哀、失望、绝望和失助等。处于抑郁状态的个体可有情感、认知、意志、动机、生理等多方面的改变。情感方面主要表现为情绪低落、兴趣降低、痛苦忧伤、自我感觉生活枯燥无味、悲观、绝望,严重时感觉度日如年,为逃避现实甚至想自杀;认知方面表现为注意力不集中、记忆力减退、思维迟缓、自我评价过低;而在意志和动机方面表现为生活被动、主动活动明显减少、过分依赖他人、生活懒散、回避社交;生理方面则表现为头痛、头晕、乏力、食欲减退、体重下降、睡眠障碍、性欲减退、动作迟缓等。

4.情绪和情感评估的方法与内容　情绪和情感的评估方法有交谈法、观察和测量法、量表评定法。交谈法可收集有关情绪与情感的主观资料,观察法可了解情绪与情感引起的生理、心理的外在变化。量表评定法的主要评估内容有如下三种(表6-4～表6-6)。

表6-4　情绪情感形容词量表

	1	2	3	4	5	6	7	
变化的								稳定的
举棋不定的								自信的
沮丧的								高兴的
孤立的								合群的
混乱的								有条理的
漠不关心的								关切的
冷淡的								热情的
被动的								主动的
淡漠的								有兴趣的
孤僻的								友好的
不适的								舒适的
神经质的								冷静的

表6-5　焦虑状态自评量表

	偶尔 1	有时 2	经常 3	持续 4
1.你觉得最近比平常容易紧张、着急吗				
2.你无缘无故地感到害怕吗				
3.你是否感到心烦意乱或觉得惊慌				
4.你是否有将要发疯的感觉				
5.你是否感到不如意或觉得其他糟糕的事将发生在你身上				
6.你是否感到自己发抖				
7.你是否常感头痛、胃痛				
8.你是否常感到疲乏无力				
9.你是否发现自己无法静坐				
10.你是否感到心跳得很厉害				
11.你是否感到头晕				
12.你是否有过晕厥或觉得要晕倒似的				

续表6-5

	偶尔 1	有时 2	经常 3	持续 4
13. 你是否感到气不够用				
14. 你是否四肢或唇周麻木				
15. 你是否感到心里难受、想吐				
16. 你是否常常要小便				
17. 你手心是否容易出汗				
18. 你是否感到脸红发烫				
19. 你是否感到无法入睡				
20. 你是否常做噩梦				

表6-6 抑郁状态自评量表

	偶尔 1	有时 2	经常 3	持续 4
1. 你感到情绪沮丧、郁闷吗				
2. 你要哭或想哭吗				
3. 你早晨醒来心情好吗				
4. 你入睡困难吗? 经常早醒吗				
5. 你最近饭量减少了吗				
6. 你感到体重减轻了吗				
7. 你是否对异性感兴趣				
8. 你的排便习惯有何改变? 常为便秘烦恼吗				
9. 你感到心跳得很厉害吗				
10. 你容易感到疲劳吗				
11. 你是不是总感到无法平静				
12. 你是否感到你做事的动作越来越慢了				
13. 你是否感到思路混乱无法思考				
14. 你是否感到内心空荡荡的				
15. 你对未来充满希望吗				
16. 你是否感到难以做出决定				
17. 你容易发脾气吗				
18. 你对以往感兴趣的事还感兴趣吗				
19. 你是否感到自己仍是有用之才				
20. 你是否有轻生厌世的念头				

五、个性评估

1. 个性的定义及特征　个性也称人格,是指一个人总的精神面貌,即具有一定倾向性的心理特征的总和。个性具有整体性、独特性、稳定性和社会性。整体性是指个性为人的心理全貌,是能力、气质、性格构成的有机整体;独特性是指个体特有的个性倾向性和个性心理特征;稳定性则是指个性为比较稳定的心理趋向和心理特征,个体行为中偶然表现出来的心理趋向和心理特征并不能代表他(她)的个性;社会性是指个性形成过程中,既有生物遗传因素的作用,更受后天社会因素的影响。因此个性既有生物学属性,也有社会属性。

2. 个性的内容　人的个性心理特征主要包括能力和性格两方面。

(1)能力　是指人们成功地完成某种活动所必需的心理特征。能力可分为一般能力与特殊能力。一般能力是指完成各种活动所必须具备的能力,如观察力、记忆力、想象力等;特殊能力是指在某种专业活动中表现出来的能力,如数学能力、音乐能力、绘画能力等。

(2)性格　是指个体对客观现实的态度和与之相适应的、习惯化了的行为方式。现代心理学家把性格分为功能类型、内外倾向型、独立型和顺从型。

1)功能类型:即以理智、情绪、意志三种心理功能中哪一种占优势来确定性格类型。理智型者处事稳重,明事理,讲道理,能理智地看待一切并以此支配自己的行为。情绪型者情绪体验深刻,较冲动,脆弱,言行举止易受情绪左右。意志型者顽强执着,行为活动有较强的目的性、主动性、持久性和坚定性。

2)内外倾向型:外向型者活泼开朗,感情外露,办事果断,善于社交,反应快,勇于进取,容易适应环境的变化,但较轻率,难以接受批评与进行自我批评;内向型者则感情深藏,待人接物谨慎,不善交际,但一旦下决心,却能锲而不舍,交际面窄,适应环境不够灵活,善于自我分析与自我批评。

3)独立型和顺从型:独立型者有主见,不易受外来事物的干扰,具有坚定的信念,能独立地判断事物、发现问题和解决问题,易于发挥自己的能力;顺从型者缺乏主见,易受外界事物的干扰,常不加批判地接受别人的意见,对朋友和群体的依赖性较强,容易与人相处。

3. 个性评估的方法与内容　可采用观察法、交谈法、作品分析法等方法综合评估。主要评估内容有:①观察个体的言行和情感、态度、意志的外部表现,是开朗活泼还是小心谨慎,感情是外露还是内藏,意志是脆弱还是坚强,是独立处理事情还是依赖别人。②与被评估者交谈,了解其在各种情况下的态度和行为表现,如"遇到困难,你通常采取什么样的态度和行为?""遇到不愉快或伤心的事,你是找家人或朋友说出来还是闷在心里?"③收集被评估者的书信、日记等,分析其对各种事物所持的观点和态度。④询问对被评估者有重要意义的他人,了解他们对被评估者性格特征的看法。综合分析所有资料,确立与被评估者性格特征相符的类型。

六、压力与压力应对评估

1. 压力概念　不同的学者对压力有不同的解释。美国生理学家坎农(Cannon)认为:压力就是外部因素影响下的一种体内平衡紊乱,在危险未消失的情况下,机体处于持续的唤醒状态,最终会损害健康。加拿大生理学家塞里(Selye)认为:压力是人或动物等有机体对环境刺激的一种生物学反应现象,并且是非特异性的。目前普遍认为:压力是个体察觉各种刺激对其生理、心理及社会系统构成威胁时出现的整体现象,它所引起的反应可以是适应或适应不良。

2.压力源　压力源是指能够引起个体产生压力的各种因素。常根据压力源的属性,将其分为躯体性、心理性、社会性、文化性压力源。

(1)躯体性压力源　指直接作用于躯体而产生压力的刺激物,包括理化因素、生物因素和疾病因素等。例如冷、热、噪声、机械损伤、细菌、病毒、放射性物质等均属于躯体性压力源。

(2)心理性压力源　主要指导致个体产生焦虑、恐惧和抑郁等情绪反应的各种心理冲突和心理挫折。心理冲突是一种心理困境,因个体有两种动机无法同时获得满足而引起。心理挫折是指个体在从事有目的的活动过程中,遇到无法克服的障碍或干扰,致使个体动机不能实现,个体需要不能满足的情绪状态。常见的心理性压力源有因患重病而不能工作、婚事遭到父母反对、经济困难而不能上学等。

(3)社会性压力源　社会性压力源范围极广,如战争、动乱、天灾人祸、亲人去世、子女生病、家庭冲突等都属于此类。社会性压力源是人类生活中最为普遍的压力源,它与人类的许多疾病有着密切联系。

(4)文化性压力源　指一个人从熟悉环境到陌生环境,由于生活方式、语言环境、价值观念、风俗习惯的变化所引起的冲突和挑战。文化性压力源对个体的影响持久且深刻。

3.压力反应　指个体由于压力源存在而出现的各种生理、心理、行为变化。生理反应可出现失眠或嗜睡、厌食或暴食、疲乏、头痛、气短、心率增加、心律失常、收缩压升高、应激性溃疡等;情绪反应方面个体可产生紧张、焦虑、恐惧、抑郁、过度依赖和失助感、自怜、愤怒等;认知反应方面可出现思维活跃、判断力、解决问题能力增强,也可出现注意力分散、思维迟钝、记忆力下降、感知混乱、判断失误、定向障碍等;行为反应方面机体常采取逃避、依赖、敌对、自怜、物质滥用等行为。

4.压力应对

(1)压力应对定义　当人的内外部需求难以满足或远远超过其所能承受的范围时,个体采用持续性的行为、思想和态度改变来处理这一特定情形的过程,称为压力应对。

(2)应对方式　人们常用的压力应对方式可归纳为情感式和问题式两类。前者指向压力反应,倾向于采用心理防御,如否认机制或过度进食、用药、饮酒、远离压力源等行为,回避和忽视压力源,用于处理压力所致的情感问题;后者指向压力源,倾向于通过有计划地采取行动,寻求排除或改变压力源所致影响的方法,把握压力情境中的积极特征,用于处理导致压力的情境本身。

(3)应对效果判断　不论采用什么应对方式,只要能提高机体对压力的适应水平和耐受力,即为有效应对。常用的判断标准包括压力反应是否维持在可控的限度内、希望和勇气是否被激发、自我价值感是否得到维持、人际-社会以及经济处境是否改善、生理功能康复是否得以促进。

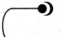

（4）影响应对的因素　影响个人应对压力有效性的因素有多种。①压力源：人们面临的压力越大、压力源越多、持续时间越长,所产生的压力就越难应对。②应对经历:一般有成功应对经验的人,再次面对压力时,应对能力就增强。③支持系统:有良好家庭、社会支持的人能正确处理并能适应压力。④个性特征:意志坚强、自信、视压力为动力的人可适应并能正确处理压力。⑤其他:压力应对还与健康、精力、处理问题的能力、沟通技能、性别、年龄、文化、职业等有关。

5.评估方法与内容

（1）交谈法　通过交谈、提问了解被评估者面临的压力源、压力感知、压力应对方式以及压力缓解情况。例如:近来你的生活有哪些改变? 目前,让你感到有压力或紧张焦虑的事情有哪些? 你是否感到工作压力很大? 这件事对你意味着什么,是否有能力应付? 你通常采取哪些措施减轻压力,措施是否有效?

（2）观察法　观察被评估者有无失眠、厌食、胃痛、疲乏、气短、心悸等生理方面的反应;有无焦虑、恐惧、抑郁等情绪反应;有无注意力分散、记忆力下降、解决问题能力下降等。

（3）评定量表法　包括压力测评量表和应对方式问卷两大类。压力测评量表是以定量和定性的方法来衡量压力对个体健康的影响。常用的有生活事件量表（1ife event scale, LES）、青少年生活事件量表（adolescent self-rating life events check list, ASLEC）、住院患者压力评定量表;应对方式问卷常用于评估个体采取应对方式的类型。常用量表有应对方式问卷（ways of coping questionnaire, WCQ）、防御方式问卷、特质应对方式问卷、简易应对方式问卷（simplified coping style questionnaire, SCTQ）、医学应对问卷（medical coping modes questionnaire, MCMQ）等。

第二节　社会评估

人的社会属性决定了个体不可能脱离社会环境而独立生存,社会是人类生存和发展的基础。人类与社会环境的接触越来越紧密,受其影响也越来越大。因而对被评估者进行社会评估是非常重要的,也构成了健康评估的重要组成部分。

社会评估的目的:①评估个体的角色功能,了解个体相关背景,以分析个体是否存在角色适应不良,尤其是患者角色适应不良。②评估个体的文化背景,了解其文化特征,理解其健康行为情况,从而提供符合病人文化需求的护理。③评估个体的家庭,了解其家庭成员的关系以及家庭功能,制订有针对性的家庭护理计划。④评估人际关系,了解个体人际关系的广度和深度,以分析其对被评估者健康的影响,制订有针对性的护理措施。⑤社会支持状态评估,了解个体社会支持情况,分析其社会支持系统的优势和可利用资源,并分析其对个体健康的影响,从而制订有针对性的护理干预对策。⑥评估个体的环境,发现其环境中存在的或潜在的影响健康的危险因素,为制订护理中的环境干预措施提供依据。

社会评估的内容主要包括对被评估者进行角色评估、文化评估、家庭评估和环境评估。

其方法与心理评估类似,也可以采用观察法、会谈法和量表评定法,此外,可根据被评估者的实际情况和评估内容的特点进行寻访,环境评估中可采取实地观察以及专门的抽样调查。

一、角色与角色适应评估

1.角色的定义及分类　角色是指社会所规定的一系列与社会地位相对应的行为模式和社会对处于某一特定位置的个体的行为期待。可分为三类:

(1)第一角色　也称基本角色,是由年龄、性别决定的角色,如儿童角色、妇女角色、老人角色等。

(2)第二角色　又称一般角色,是个体为完成每个生长发育阶段中的特定任务所必须承担的、由所处社会情形和职业所确定的角色,如母亲角色、护士角色等。

(3)第三角色　也称独立角色,是为完成某些暂时性发展任务而临时承担的角色,如学会会员角色、患者角色等。

角色的分类是相对的,可在不同情况下相互转换。如患者角色,因为疾病是暂时的,可视为第三角色,然而当疾病变成慢性病时,患者角色也就随之成为第二角色。

2.角色的形成　角色的形成经历了角色认知和角色表现两个阶段。角色认知是个体认识自己和他人的身份、地位以及各种社会角色的区别与联系的过程。角色表现则是个体为了达到自己所认识的角色要求而采取行动的过程,也是角色的成熟过程。角色是通过角色表现来实现的,但它并不总是和角色期待相吻合,这时就会出现角色适应不良。

3.角色适应不良　是指个体由于自身角色表现与角色期望不协调或无法达到角色期望的要求时而产生的紧张状态。角色适应不良的类型包括:

(1)角色冲突　当角色期望与角色表现之间差距太大,或突然离开所熟悉的角色来到一个要求不同的新环境,使个体难以适应而发生的心理冲突与行为矛盾。

(2)角色模糊　指个体对角色期望不明确,不知道承担这个角色应该如何行动而造成的不适应反应。导致角色模糊的原因包括对角色期望太复杂、角色改变的速度太快等。

(3)角色匹配不当　指个体的自我概念、自我价值观或自我能力与其角色期望不匹配。

(4)角色负荷过重或角色负荷不足　前者指对个体的角色期望过高,后者则为对个体的角色期望过低而使其能力不能完全发挥。角色负荷过重或不足与个体的知识、技能、经历、观念、动机等有关。

4.角色与角色适应评估的方法与内容　评估方法主要有交谈法和观察法。评估内容主要有:

(1)角色数量　询问被评估者从事何种职业,担任何种职务,目前在家庭、单位、社会中承担的角色与任务有哪些。

(2)角色感知　询问被评估者是否清楚所承担角色的权利与义务,觉得自己所承担的角色数量与责任是否合适。

(3)角色满意度　询问被评估者对自己的角色行为是否满意,现在的角色与自己的期望是否相符。

(4)角色紧张　询问和观察被评估者有无角色紧张的生理及心理表现,如头痛、

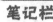

头晕、疲乏、睡眠障碍、紧张、易激惹、抑郁等。

二、文化评估

1. 文化的定义及要素　文化是人类在社会历史发展过程中所特有的物质和精神财富的总和,是特定人群为适应社会环境和物质环境而共有的行为和价值模式。文化的要素主要包括价值观、信仰与信念、习俗等。

(1)价值观　分为普适性价值观和特定性价值观。人们以追求真、善、美为价值取向的观念为普适性价值观;而个体对周围的客观事物(包括人、事、物)的意义、重要性的总评价和总看法,为特定性价值观。一个人的价值观是从出生开始,在家庭和社会的影响下,逐步形成的。价值观与健康的各个方面密切相关,能影响人们对自身健康问题的认识并左右人们对解决健康问题的决策,同时还会影响人们对治疗手段的选择及对疾病与治疗的态度。

(2)信仰与信念　信仰是人们对某种事物或思想、主义的极度尊崇和信服,并把它作为自己的精神寄托和行为准则。信念是信仰形成过程的终结和最高阶段,是认识的成熟阶段,是情感化了的认识。人的信念也与个体健康密切相关。不同社会文化的人,对健康和疾病的理解各异。

(3)习俗　是指一个民族的人们在生产、居住、饮食、沟通、婚姻与家庭、医药、丧葬、节日、庆典、礼仪等物质文化生活上的共同喜好、禁忌。与健康有关的习俗主要有饮食习惯、语言和非语言沟通方式,以及求医用药习俗等。

2. 文化评估的方法与内容　评估方法有交谈法和观察法,既要进行语言沟通,还要观察被评估者与他人交流时的表情、眼神、手势、坐姿等,对其非语言沟通文化进行评估。评估内容主要有:

(1)价值观的评估　价值观存在于潜意识中,不能直接观察,又很难言表,评估比较困难,目前尚无现成的评估工具,但可通过询问被评估者了解其价值观(表6-7)。

表6-7　评估价值观的交谈内容

有关价值观的交谈内容
1.你属于哪一个民族? 请谈谈你所在民族的主要价值观
2.你本人的人生观如何? 生活信念有哪些?
3.你信奉的做人原则是什么? 行为准则是什么?
4.患病后,你以上的价值观念有无改变? 有哪些改变?
5.患病对你的价值观的实现有何影响?

(2)健康信念的评估　目前常用 Kleinman 等人的"健康信念注解模式"进行评估(表6-8)。

表6-8　Kleinman等人对健康信念的评估内容

对健康信念的评估内容
1.对你来说,健康指什么? 不健康又指什么?
2.通常你在什么情况下才认为自己有病并就医?
3.你认为导致你健康问题的原因是什么? 对你身心造成了哪些影响?
4.你怎样、何时发现你有该健康问题?
5.该健康问题对你的身心产生了哪些影响?
6.你认为你该接受何种治疗? 你希望通过治疗达到哪些效果?
7.你的病给你带来的主要问题有哪些? 对这种疾病你最害怕什么?

（3）习俗的评估　习俗的概念范围很广,与护理工作密切相关的主要是饮食习俗和语言沟通习俗（表6-9）。

表6-9　饮食习俗与语言沟通文化的评估内容

饮食习俗与语言沟通文化的评估内容
1.你平常进食哪些食物? 主食为哪些? 喜欢的食物又有哪些? 有何饮食禁忌?
2.你常采用的食物烹调方式有哪些? 常用的调味品是什么?
3.你每日进几餐? 都在什么时间?
4.你认为哪些食物对健康有益,哪些食物对健康有害?
5.哪些情况会刺激或降低你的食欲?
6.你讲何种语言?
7.你喜欢的称谓是什么?
8.你有哪些语言禁忌?

三、家庭评估

1.**家庭的定义及分类**　家庭由具有血缘、婚姻、领养、情感承诺等关系的两个或多个人员组成,是家庭成员共同生活和彼此依赖的场所,是社会的基本单位。家庭的类型分为以下几种:

（1）**核心家庭**　又称为夫妇家庭,是指由一对已婚夫妇及其未婚子女组成的家庭,也包括无子女的夫妇家庭（丁克家庭）和由一对夫妇与领养的子女组成的家庭。核心家庭是现代社会的主要家庭类型。

（2）**主干家庭**　又称为直系家庭,是由一对已婚夫妇同父母、未婚的子女或未婚兄弟姐妹所构成的家庭。主干家庭的每一代只有一对夫妇。由父母、一对已婚子女及第三代人组成的家庭形式较多见。

（3）**联合家庭**　又称复式家庭,是由两对或两对以上同代已婚夫妇同其父母,以及其未婚或已婚子女组成的家庭。

（4）**特殊家庭**　除以上三种传统家庭类型外,还有一些其他类型的家庭,如单亲

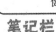

家庭、单身家庭、空巢家庭、同居家庭、群居家庭、同性恋家庭等。

2.家庭的结构 是指构成家庭的组织结构及家庭成员的相互关系,分为家庭外部结构和家庭内部结构。家庭外部结构指家庭人口结构,即家庭的类型。家庭内部结构指家庭成员之间的互动行为,反映家庭成员间的关系。家庭内部结构包括角色结构、权力结构、沟通方式、价值系统四个方面。

3.家庭的功能 是指家庭本身所固有的性能和功用。家庭最基本的功能是满足家庭成员在生理、心理及社会各方面、各层次的需求。家庭具有情感功能、社会功能、生殖功能、经济功能及健康照顾功能。

4.家庭生活周期 家庭和个人一样,有其发生、发展和消亡的过程。家庭生活周期是指家庭由诞生、成熟到衰退消失和新家庭诞生的循环过程。即从夫妻组成家庭开始,经过孩子出生、成长、工作、结婚和独立组成家庭,夫妻又回到二人世界,最后相继去世而消失。目前国内家庭健康管理多用杜瓦尔(Duvall)1977年提出的家庭发展阶段模式(表6-10)。

表6-10 Duvall 家庭生活周期

阶段	平均时间(年)	定义	重要发展任务
新婚	2(最短)	男女结合	双方适应与沟通、性生活协调与计划生育
第1个孩子出生	2.5	最大孩子介于0~30个月	父母角色的适应,存在经济和照顾孩子的压力
有学龄前儿童	3.5	最大孩子介于30个月至6岁	儿童的身心发育,孩子与父母部分分离(上幼儿园)
有学龄儿童	7	最大孩子介于6~13岁	儿童的身心发展、上学问题,使孩子适应上学,逐步社会化
有青少年	7	最大孩子介于13~20岁	青少年的教育与沟通,青少年与异性交往,青少年性教育
孩子离家创业	8	最大孩子离家至最小孩子	离家父母与孩子关系改为成人关系,父母逐渐有孤独感
空巢期	15	所有孩子离家至家长退休	恢复夫妇二人世界,重新适应婚姻关系,感到孤独,开始计划退休后生活
退休	10~15	退休至死亡	经济及生活的依赖性高,面临各种老年疾病及死亡的打击

5.家庭评估的方法与内容

(1)交谈法 通过询问被评估者,了解其家庭人口、角色、权利结构以及沟通过程、家庭价值观、家庭功能等情况。

(2)观察法 观察被评估者的家庭居住条件,家庭成员的衣着、饮食,家庭气氛,家庭成员间的亲密程度,家庭权利结构、沟通过程等。同时要注意有无家庭功能的不良现象:①家庭成员间频繁出现敌对性或伤害性语言;②所有问题均由一个家庭成员回答;③有家庭成员被忽视;④家庭缺乏民主气氛,家规过于严格;⑤家庭成员间缺乏平等和关爱。

（3）量表评定法　常用 Procidano 和 Heller 的家庭支持量表（表6-11）及 Smilkstein 的家庭功能量表（表6-12）。

表6-11　Procidano 和 Heller 的家庭支持量表

家庭支持度	是	否
1. 我的家人给予我所需的精神支持		
2. 遇到棘手的问题,我的家人帮我出主意		
3. 我的家人愿意倾听我的想法		
4. 我的家人给予我情感支持		
5. 我和我的家人能够开诚布公地交谈续表		
6. 我的家人分享我的爱好和兴趣		
7. 我的家人能时时觉察到我的需求		
8. 我的家人善于帮助我解决问题		
9. 我和我的家人感情深厚		

评分方法:此表包括9个测试项目,选择"是"得1分、"否"得0分,总得分越高,家庭支持度越高。

表6-12　Smilkstein 的家庭功能量表

家庭功能	经常	有时	很小
1. 当我遇到困难时,可从家人处得到满意帮助			
2. 我很满意家人与我讨论与分担问题的方式			
3. 当我从事新的活动或希望发展时,家人能接受并给我支持			
4. 我很满意家人与我共度时光的方式			

评分方法:经常3分,有时2分,很少1分。评分标准:总分在7~10分,表示家庭功能良好。

四、环境评估

1. 环境的定义及分类　人的环境分为内环境与外环境。人体的内环境又称生理心理环境,包括人体所有的组织和系统以及人的内心世界。人体的外环境包括物理环境、社会环境、政治环境和文化环境。内环境不断与外环境进行物质、信息和能量交换,使机体能够适应外环境的变化,维持生理心理平衡。环境评估主要评估物理环境和社会环境。

（1）物理环境　物理环境是一切存在于机体外环境的物理因素的总和,包括空间、声音、温度、湿度、采光、通风、气味、整洁、室内装饰、布局,以及各种与安全有关的因素,如大气污染、水污染和各种机械性、化学性、温度性、放射性、过敏性、医源性损伤因素等。这些环境因素必须被控制在一定范围内,否则对健康无益甚至还可威胁到人类安全,导致疾病。

(2)社会环境　社会是个庞大系统,包括制度、法律、经济、文化、教育、人口、民族、职业、生活方式、社会关系、社会支持诸多方面,其中尤以经济、教育、生活方式、社会关系、社会支持等与健康直接相关。

2.评估方法与内容

(1)交谈法　主要用于社会环境的评估,通过与患者及其家属交谈收集资料。主要内容包括:①经济,询问被评估者的经济来源有哪些,家庭的经济来源有哪些;医疗费用是公费还是自费,有无困难。②教育,通过交谈了解被评估者及其主要家庭成员的受教育程度,是否具备健康照顾所需的知识与技能。③生活方式,与被评估者及其亲朋好友交谈,了解其在饮食、活动、娱乐、睡眠等方面的习惯爱好以及有无吸烟、酗酒等不良嗜好,亦可直接观察被评估者上述内容。除此之外,还应了解其家人、同事、朋友有无不良生活方式及对其的影响。④社会关系与社会支持,了解被评估者有无支持性的社会关系网络。对住院患者,还应了解其各种合理需求是否得到及时满足,如需要住单间、双人间还是多人间,是否得到了及时有效的治疗和护理,是否得到了应有的尊重与关怀,有疑问能否得到及时合理的解释等。

(2)观察法　主要用于物理环境的评估,可通过实地观察、取样检测的方法收集资料。主要内容包括:①居住环境是否整洁宽敞明亮,有无灰尘、蜘蛛网、昆虫,空气是否流通,有无潜在污染,是否有致敏源存在;清洁剂、杀虫剂、油漆、汽油等化学物品贮存是否妥当,有无其他妨碍安全因素存在。②工作场所有无粉尘、化学物、石棉、烟雾等刺激物;有无废水、废气等污染源;是否存在强噪声、放射线、高温、高压电、裸露电源及电线等危害因素;有无应用安全措施,如穿防护衣、戴安全帽、防目镜及其他防护用具。③病室是否符合要求,如干净、整洁、无尘、无异味,温度、湿度适宜,地面干燥、平整、防滑等;周围有无污染源如噪声等;用氧是否有防火、防热、防震安全标志;电源是否妥善安置及使用是否安全。

　问题分析与能力提升

病例摘要一　女性,46岁,因头痛3个月入院,入院前在其他医院进行系列检查,未明确诊断。患者有较为明显的焦虑和恐惧情绪,食欲差、睡眠障碍、易激惹,不关注自己的外表。

讨论:请说出心理评估的主要方法,完成该患者的心理评估,并指出其异常情况。

病例摘要二　女性,23岁,对自己的长相及外形不满意,因而情绪低落。

讨论:如何运用自我概念的原理对该患者进行心理评估?

病例摘要三　男性,19岁,长期喜欢上网,性格急躁、内向,不善于与人交流。

讨论:如何运用情绪与情感的理论对该患者进行量表测量?

病例摘要四　男性,55岁,确诊患有高血压、糖尿病,最近出现疾病加重的倾向。医生建议其住院进行系统治疗。患者系某单位主要领导,大学文化,离异单身。住院后表现出多疑、紧张、焦虑等不良情绪,对医院环境和患者角色不适应,且对工作很担心,不能安心配合治疗。

讨论:可用哪些方法完成该患者的社会评估?其可能存在哪些异常情况?

同步练习

一、选择题

1. 请被评估者填写入院记录,观察其执行任务时的专注程度,目的是评估其 （　）
   A. 短时记忆　　　　　　　　　　B. 长时记忆
   C. 无意注意　　　　　　　　　　D. 有意注意
   E. 书写能力

2. 对不能很好述自己的儿童进行自我概念评估时,常用的方法是 （　）
   A. 交谈　　　　　　　　　　　　B. 观察
   C. 画人测验　　　　　　　　　　D. 量表测评
   E. 心理测量

3. 个体对自己的社会人口特征,如年龄、性别、职业、政治学术团体会员资格以及社会名誉、地
   位的认识与估计,是指个体的 （　）
   A. 体像　　　　　　　　　　　　B. 社会认同
   C. 自我认同　　　　　　　　　　D. 自尊
   E. 自我形象

4. 心理评估最基本的评估方法是 （　）
   A. 观察法　　　　　　　　　　　B. 交谈法
   C. 心理测量法　　　　　　　　　D. 评定量表法
   E. 医学检测法

5. 行为活动有较强的目的性、主动性、持久性和坚定性者的性格类型是 （　）
   A. 理智型　　　　　　　　　　　B. 情绪型
   C. 意志型　　　　　　　　　　　D. 外向型
   E. 内向型

6. 不是情感式应对方式的是 （　）
   A. 紧张　　　　　　　　　　　　B. 独处
   C. 置之不理　　　　　　　　　　D. 接受现实
   E. 干些体力活

7. 个性的特点不包括 （　）
   A. 整体性　　　　　　　　　　　B. 独特性
   C. 偶然性　　　　　　　　　　　D. 社会性
   E. 稳定性

8. 护士角色属于 （　）
   A. 第一角色　　　　　　　　　　B. 第二角色
   C. 第三角色　　　　　　　　　　D. 独立角色
   E. 基本角色

9. 在 DuVall 儿的家庭生活周期模式中,父母独处至退休的阶段被称为 （　）
   A. 退休期　　　　　　　　　　　B. 老年期
   C. 独处期　　　　　　　　　　　D. 空巢期
   E. 重适期

10. 中国人生病时喜欢遵照中医医理进行调理,这主要是由于 （　）
    A. 健康信念　　　　　　　　　　B. 求医习俗
    C. 价值观　　　　　　　　　　　D. 社会规范
    E. 求医习惯

11. 家庭成员感情和睦,以参与、商量方式进行决策,这种家庭权利结构属于　　　　（　　）
　　A. 传统型　　　　　　　　　　　　B. 工具型
　　C. 分享型　　　　　　　　　　　　D. 感情型
　　E. 权威型

12. 南丁格尔及其率领的护理小组在克里米亚战争中的表现,说明　　　　　　　　（　　）
　　A. 生理功能评估的重要性　　　　　B. 物理环境评估的重要性
　　C. 社会文化评估的重要性　　　　　D. 家庭背景评估的重要性
　　E. 心理功能评估的重要性

13. 男,38 岁,车祸导致脑外伤后出现自言自语,但内容不正常,不能理解他人的语言,也不能理解自己所言,发音用词错误,严重时别人完全听不懂。该患者发生了　　（　　）
　　A. 运动性失语　　　　　　　　　　B. 感受性失语
　　C. 命名性失语　　　　　　　　　　D. 损伤性失语
　　E. 理解性失语

14. 女,37 岁,因急性胰腺炎住院,平时办事果断,行为活动有较强的目的性、主动性、持久性和坚持性。该患者的性格类型可能是　　　　　　　　　　　　　　　　（　　）
　　A. 理智型　　　　　　　　　　　　B. 情绪型
　　C. 意志型　　　　　　　　　　　　D. 内向型
　　E. 外向型

15. 女,78 岁,处于胆囊术后康复期。该患者此阶段最易发生　　　　　　　　　（　　）
　　A. 角色冲突　　　　　　　　　　　B. 角色缺如
　　C. 角色强化　　　　　　　　　　　D. 角色消退
　　E. 角色模糊

二、问答题

1. 简述心理与社会评估的目的。
2. 简述情绪情感的关系。

（信阳职业技术学院　吴冬景）

第七章

心电图检查

🌀 **学习目标**

● 熟知心电图的组成与命名,说出正常心电图各波段的正常值和临床意义。
● 说出心房、心室肥大、心肌缺血、心肌梗死和常见异常心律失常的心电图特征。
● 能正确连接常规心电图导联并能按操作规程进行心电图检查。
● 能够辨认正常心电图和初步认别临床常见异常心电图。
● 了解心电图基本知识及产生的原理。

人的心脏终年不断地有节律地跳动着,心脏的跳动主要由位于右心房上方的窦房结控制,它是直接指挥心脏的司令部。窦房结能自动产生兴奋,并以生物电的形式沿着特殊的传导系统迅速地传到心脏的各个部分。心肌接受到兴奋信号后,产生一系列相应的电活动,引起心肌收缩。如果我们利用心电图机在体表的不同部位放上电极,把这些微弱的电活动放大后再记录下来,便能展现出一幅反映心脏心电活动的图形,即为心电图(electrocardiogram,ECG)。

【说一说】
什么是心电图?心电图是怎么产生的?

心电图技术是用以描记和分析心脏电活动的重要方法之一,广泛应用于临床,是心血管疾病诊断中实用、简便的无创检查方法。对分析和鉴别各种心律失常、缺血性心脏病等,具有较高的价值。但心电图波形的改变受许多因素的影响,缺乏特异性,某些心脏病的早期其心电图可能是正常的,故心电图检查有其局限性。因此,必须结合临床资料方能做出正确诊断。

心脏搏动

第一节　心电图的基本知识

一、心电图产生原理

心脏特殊传导系统如图7-1所示。

心脏的传导系统与每一心动周期顺序出现的心电变化密切相关。正常心电活动始于窦房结,其产生的激动在兴奋心房肌的同时,经结间束传导至房室结,然后循希氏束到左、右束支,再到浦肯野纤维顺序传导,最后兴奋心室肌。这种先后有序的电激动的传播,引起一系列电位变化,形成了心电图上相应的波段。

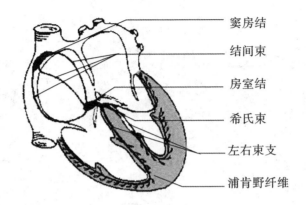

图7-1　心脏特殊传导系统

(一)心肌细胞的电位变化

心脏机械收缩之前,先产生电激动,即心电生理变化。心电生理变化主要是细胞膜内外 K^+、Na^+、Cl^-、Ca^{2+} 等带电离子的流动引起,表现为细胞膜内外的电位变化(图7-2)。

心与心电图

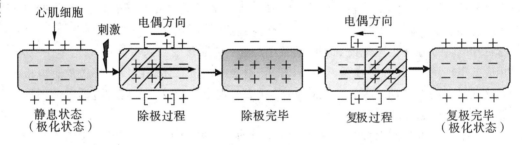

图7-2　心肌细胞除极和复极过程

1.心肌细胞的静息膜电位　即极化状态,此时细胞膜外侧具有正电荷,膜内侧具有负电荷,细胞内外存在电位变化,为静息电位(resting potential)。此时,膜外任意两点间无电位差,故没有电流产生,这种状态称为极化状态。

2.心肌细胞的除极与电偶

(1)心肌细胞的除极　当心肌细胞受到适度刺激时便开始除极(depolarization),极化状态消失,产生动作电位(action potential)。此时,细胞膜外正电荷进入细胞内,细胞内负电荷移向细胞膜外,发生细胞内外正负电荷的转移。此过程,已经除极了的细胞膜外的正电荷消失变为了一个负电荷(-,也叫电穴),而与之相邻的一个尚未除极的细胞膜外仍带有正电荷(+,也叫电源),瞬间在两处之间形成了电位差。

(2)电偶　电偶(dipole)由一对电源与电穴组成,是细胞膜外正负电荷(+ -)即电源与电穴两点之间产生的电位差,电偶的方向为电源(+)在前,电穴(−)在后。激动在心肌中传布,先受激动的心肌部分先成为电穴,它的前面是电源,瞬间电源又转为电穴。如此继续,心肌细胞激动的传导(除极波的扩展)由除极部位向尚未除极部位迅速移动,正如一系列移动着的电偶,电源在前,电穴在后,如此扩展直至心肌细胞全部除极为止。

3.心肌细胞的复极 除极完毕,细胞膜内为正电荷,细胞膜外为负电荷,膜外暂无电位变化。心肌细胞开始复极(repolarization),先除极部分先复极,细胞外负电荷移入细胞内,细胞内正电荷移至细胞外。电偶移动方向是电穴在前、电源在后,这与除极时电偶迅速移动的电源在前、电穴在后恰恰相反。复极结束,细胞膜两侧电子又逐步变为外正内负,直至完全恢复到原来的静息状态(极化状态)。

(二)心电波形的形成

为了检测心肌细胞的电位变化及波形的形成,将电极分别放在细胞的不同部位。

除极时,电偶方向与除极方向是相同的。当检测电极面对细胞电偶方向时,可测得正电位,描出向上的波(C);背离细胞电偶方向时,可测得负电位,描出向下的波(A);先面向细胞电偶方向、后背离细胞电偶方向,可测得先正后负的波形(B)(图7-3)。

复极时,先除极部分先复极,电偶方向与复极方向是相反的。当检测电极面对细胞电偶方向时,可测得正电位,描出向上的波(C);背离细胞电偶方向时,可测得负电位,描出向下的波(A);先面向细胞电偶方向、后背离细胞电偶方向,可测得先正后负的波形(B)(图7-4)。

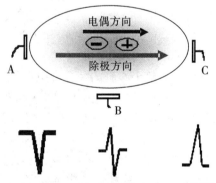

图7-3 除极时心电波形形成

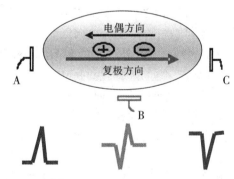

图7-4 复极时心电波形形成

笔记栏

（三）瞬间综合心电向量与心电向量环

1.瞬间综合心电向量　既具有强度,又具有方向性的电位幅度称为心电"向量"(vector),通常用箭头表示其方向,其长度表示其电位强度。心肌细胞在除极和复极的过程中形成电偶,电偶既有数量大小,又有方向性,称为电偶向量。电偶向量可以看作是单个心肌细胞的心电向量,它的数量大小就是电偶的电流,取决于电偶两极电荷聚集的数目,数目越多,电流就越大,反之则越小。心电向量的方向就是电偶的方向。向量用箭头来表示,箭杆的长度表示向量的大小,箭头方向表示向量的方向(电源在前),因为心肌的除极是从心内膜面开始指向心外膜面,所以心电向量的方向是电源在前(箭头),电穴在后(箭尾)。复极时,因为先除极的部位先复极,此时电穴在前、电源在后,所以复极方向与电偶方向相反。

以图7-5为例,说明左右心室同时除极时的瞬间综合向量。A代表左室的除极向量,指向左偏后,因左室壁较厚,除极电势大,所以箭杆较长;B代表右室除极向量,指向右前,因右室壁较薄,除极电势小,故箭杆较短。A、B各为平行四边形的一边,并交点于D,平行四边形 ABCD 的对角线 CD 即为二者的瞬间综合心电向量。

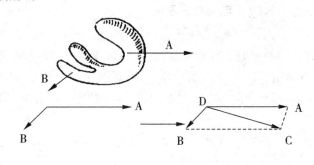

图7-5　向量综合示意

心肌是由多个心肌细胞组成,除极与复极时会产生很多个电偶向量,把它们叠加在一起成为一个综合心电向量。心脏是一个并不规则的立体的近球形器官,除极时从心内膜开始,到心外膜结束,心肌细胞的心电向量方向是由心内膜指向心外膜,各自互成角度,把不同方向的瞬间心电向量综合成一个向量,代表整个心脏的综合心电向量。

2.心电向量环　心脏是一立体器官,它产生的瞬间心电向量在空间朝向四面八方,把每一瞬间综合心电向量大小、方向不变平行移位,尾部移动到一点,然后按时间顺序将顶点连接起来,形成的环形轨迹就构成了空间心电向量环(图7-6)。空间心电向量环是一个立体图形,通常采用其在不同的互相垂直的平面的投影来观察心电向量的变化(图7-7)。所谓投影,就是用与某一平面垂直的平行光线照在心电向量环上,此向量环在这个平面上形成的影像称为投影。把在每一平面上投影的形态绘成平面图,此即临床上常规记录的心电向量图,亦称空间向量环的第一次投影。空间立体图是由横面、额面和侧面三个平面的投影组成。

心脏电激动的方向与大小在每一个瞬间是不同的,心电向量环是记录立体心脏心房、心室除复极时产生的电激动,分别用 P 环、QRS 环和 T 环表示(图7-8)。

（1）P 环　心房除极环,心房激动时,左右心房除极各瞬间心电向量尖端轨迹连接起来形成的环,称为 P 环。环体最小,立体方位是从右上后方指向左、下、前。

（2）QRS 环　心室除极环,心室激动时,左右心室除极各瞬间心电向量尖端轨迹连接起来形成的环,称为 QRS 环。环体最大,横面 QRS 环的方向是向左、后方向。额面 QRS 环的方向是向左、下方向。

【想一想】
心房复极波在哪儿? 为什么没有心房复极波?

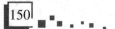

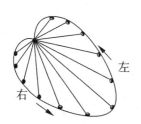

图 7-6 空间向量心电环

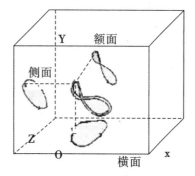

图 7-7 空间心电向量环在各平面的投影

（3）T 环 心室复极环，心室电激动恢复期（复极）各瞬间向量尖端轨迹连接起来形成的环，称为 T 环，方向指向左、下、前，与 QRS 环的方向相同或相近，心电图中以 R 波为主的导联中 T 波也是直立的。这与前文阐述的心肌复极顺序为先除极处先复极，心肌细胞除极与复极时，电偶方向是相反的，据此所形成的一系列电偶移动必然产生一个与 QRS 向量环方向相反的 T 环，在心电图上也将呈现一个与 QRS 波群相反的 T 波似乎有矛盾之处。这是由于，实际上心室肌的复极过程与除极过程有所不同，它与传导系统无关，而与心肌的代谢功能有密切关系。一般地说，温度高，压力小，供血好的部位，其细胞复极就快些。心外膜与心内膜比较，符合这三个条件，所以，心外膜复极快。由于心外膜早于心内膜复极，所以，其电偶向量的电源在心外膜侧，电穴在心内膜侧，即心室复极的电偶向量指向心外膜，因此心室除极与复极的电偶向量方向是一致，故 T 环运行方向与方位与 QRS 环一致。

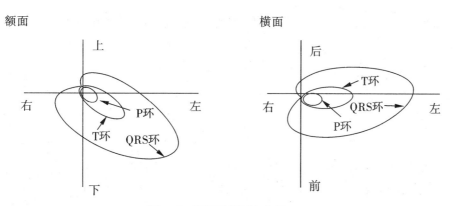

图 7-8 额面及横面各向量环

二、心电图导联

（一）导联

在人体不同部位放置电极，并通过导联线与心电图机电流计的正负极相连，这种记录心电图的电路连接方法即为导联（lead）。

1.标准十二导联系统 包括双极肢体导联亦称标准导联有 3 个，用 Ⅰ、Ⅱ、Ⅲ表示;加压单极肢体导联有 3 个,用 aVR、aVL、aVF 表示;心前导联常用的有 6 个,包括 V_1、V_2、V_3、V_4、V_5、V_6。

2. 导联(电路)连接方式

(1)双极(标准)肢体导联连接方式,如图 7-9 所示。

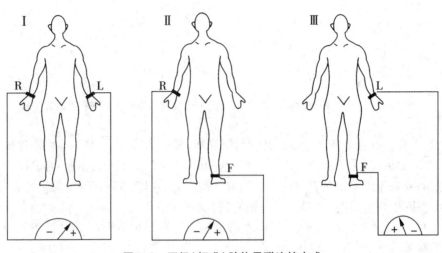

图 7-9　双极(标准)肢体导联连接方式

【想一想】
　心电图的导联
分为几种方法?如
何连接?

　Ⅰ导联:左上肢(L)电极与心电图机的正极端相连,右上肢(R)电极与负极端相连。

　Ⅱ导联:左下肢(F)电极与心电图机的正极端相连,右上肢(R)电极与负极端相连。

　Ⅲ导联:左下肢(F)电极与心电图机的正极端相连,左上肢(L)电极与负极端相联。

(2)加压单极肢体导联连接方式,如图 7-10 所示。

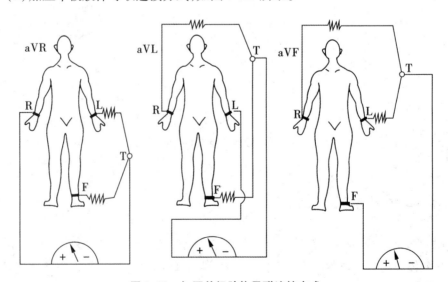

图 7-10　加压单极肢体导联连接方式

把右上肢、左上肢和左下肢三个电极导线连接在一点,并分别在个自导线上连接5 000 Ω 的电阻,这个综合电极被称为"中心电端"(T)。理论和实践均证明,中心电端的电位在整个心脏激动过程中的每一瞬间始终稳定,接近于零。Wilson 等提出以中心电端为阴极,探查电极分别安放在人体的左上肢、右上肢或左下肢,分别得出右上肢单极导联(VR)、左上肢单极导联(VL)和左下肢单极导联(VF),但录出的心电图图形太小,不易识别。Goldberger 提出了在录入右上肢的单极导联时,把中心电端中的右上肢线路上的电阻去除,这样以右上肢为阳极,阴极放于中心电端(T),如此录出的图形与 VR 相同,但波幅增大了 50%,此称为右上肢加压单极肢体导联(aVR)。同理,录左上肢及左下肢加压单极肢体导联(aVL 及 aVF)。

(3)心前导联(precordial leads) 心前导联即为单极心前导联。以"中心电端"连于心电图机的阴极端,探查电极放置于胸前的一定部位,导联线接心电图机阳极端。心前导联常规有 6 个,位置如图 7-11 所示。

V₁:胸骨右缘第 4 肋间隙;

V₂:胸骨左缘第 4 肋间隙;

V₃:V₂与 V₄连线的中点;

V₄:左锁骨中线与第 5 肋间隙交点;

V₅:V₄水平与腋前线交点;

V₆:V₄水平与腋中线交点。

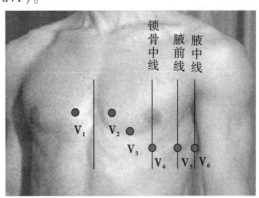

图 7-11 心前导联电极所在位置

(二)导联轴

某一导联正负电极之间假想的联线,称为该导联的导联轴。

1. 双极肢体导联导联轴 也称标准导联,双极肢体导联的三个导联轴构成一个等边三角形(Einthoven 三角),三角形的三个顶点 R 、L 和 F 分别代表左上肢、右上肢和左下肢(图 7-12)。

R 与 L 的连线 RL,是Ⅰ导联的导联轴;RL 中点的 L 侧为正,R 侧为负。

R 与 F 的连线 RF,是Ⅱ导联的导联轴;RF 中点的 F 侧为正,R 侧为负。

L 与 F 的连线 LF,是Ⅲ导联的导联轴;LF 中点的 F 侧为正,L 侧为负。

2. 加压单极肢体导联的导联轴 加压单极肢体导联探查电极分别连接在人体的左上肢(L)、右上肢(R)或左下肢(F),负极均连接在零电位点中心电端(0,无关电极)。按导联轴的定义不难看出 RR′、LL′、FF′分别是 aVR、aVL、aVF 的导联轴,其中OR、OL、OF 段为正,OR′、OL′、OF′段为负(图 7-13)。

双极肢体导联和加压单极肢体的导联轴都是在额面,为了更清楚地表明这六个导联轴之间的关系,可将三个标准导联的导联轴平行移动到三角形的中心,使其均通过电轴中心 O 点,再加上加压单极肢体导联的三个导联轴,这样就构成了额面上的六轴系统(图 7-14)。

每一根轴从中心 0 点分为正负两半,各个轴之间均为 30°,导联Ⅰ的正侧为 0°,负侧为±180°;导联 aVF 的正侧为+90°,负侧为-90°;导联Ⅱ的正侧为+60°,负侧为-120°(或+240°),依次类推。

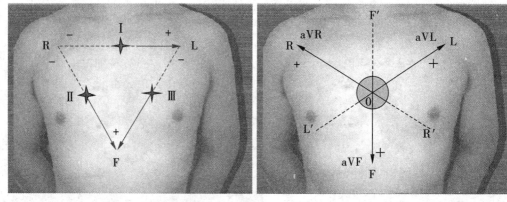

图 7-12 双极肢体导联导联轴   图 7-13 加压单极肢体导联导联轴

3. 心前导联的导联轴 OV_1、OV_2······OV_6 分别为 V_1、V_2······V_6 的导联轴，O 点为无关电极所连接的中心电端，探查电极侧（实线）为正，其对侧（虚线）为负。各导联之间的角度分别为：V_6 导联轴为 $0°$，V_5 导联轴为 $30°$，V_4 导联轴为 $60°$，V_3 导联轴为 $75°$，V_2 导联轴为 $90°$，V_1 导联轴为 $120°$（图 7-15）。

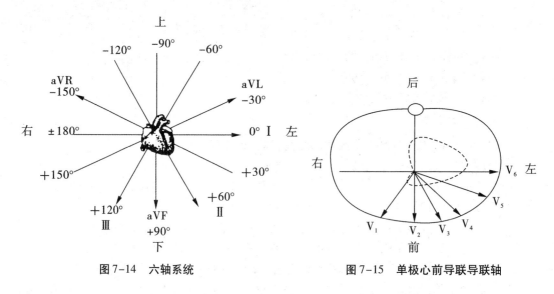

图 7-14 六轴系统   图 7-15 单极心前导联导联轴

三、心电图的组成与命名

(一)心电图的组成

正常心电图是由一组波形构成的,每一次心脏搏动前都在心电图上记录出一组波形(图 7-16)。

1. P 波   这组波中首先出现的幅度较小的、圆钝的波,被称为 P 波,它是窦房结发起心电活动后,使右心房兴奋的同时激动经结间束传导到房室结(也通过心房肌传导到左心房)产生,它代表左、右心房的激动。

2. QRS 波群   P 波之后出现一个极为狭窄但振幅较高的波群,称之为 QRS 波群。

它是在激动缓慢通过房室结后心室激动产生。心室肌最早激动的部位是室间隔(从左到右),产生 Q 波;然后双侧心室肌被激动,从心内膜到心外膜,产生 R 波;此后,一小部分心室肌被激动(心底部),产生 S 波。QRS 波群代表左、右心室的激动。

3.T 波　继 QRS 波群以后,出现一个较宽大的向上的波,称为 T 波。T 波代表心室激动后恢复期的心电位。

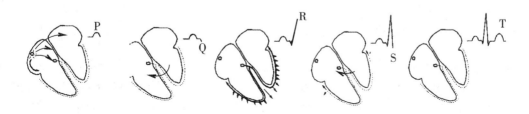

图 7-16　心电图各波的组成

(二)QRS 波群的命名

因检测电极位置不同(常规 12 个导联)或由于心电图异常改变,QRS 波群会表现有多种形态,其统一命名如下:任何 QRS 波群中第一个出现的位于等电位线以上向上的波,不论它前面有无向下的波,都称为 R 波;R 波之前向下的波,称为 Q 波;继 R 波之后的第一个向下的波,称为 S 波;S 波之后如又有向上的波,称为 R′波;R′波之后若再有向下的波,称为 S′波。QRS 波群只有一个向上的波,不称为 QRS 波群,而称为 R 波;QRS 波群只有一向下的波时,则称为 QS 波(图 7-17)。

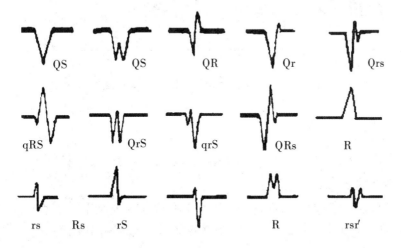

图 7-17　QRS 波群的常见形态及命名

以上各波的大小,以英文字母的大小写形式来表示:波形大(振幅≥0.5 mV),书写时用大写字母 Q、R、S 表示;波形小(振幅<0.5 mV),则用小写字母 q、r、s 表示;同一导联中,若波幅小于最高波幅1/2,用小写英文字母。

笔记栏

第二节　正常心电图

心电图的正确描记、各波段时间、电压及心率的测量是否准确,是临床心电图诊断正确与否的基础。

一、心电图的测量

【想一想】
　　心电图有几种测量方法?

心电图纸横向坐标代表时间,纵向坐标代表电压。心电图描记时纸速一般为25 mm/s,故每一小格(1 mm)时间为0.04 s;当输入定标电压为1 mV时,描笔在纸上纵向走动10 mm,所以10 mm(一大格)等于1 mV的电压,1 mm(一小格)的电压即为0.1 mV(图7-18)。

心电图分析

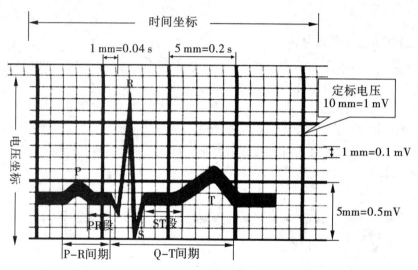

图7-18　心电图各波段的组成、命名及测量

(一)各波段时间的测量

测量各波段的时间,是从波形起点的内缘到波形终点的内缘(图7-19)。

(二)各波段电压(振幅)的测量

测量各波段的电压,正向波电压的测量从等电位线的上缘至顶点之间的垂直距离;负向波的测量从等电位线的下缘到波谷底点之间的垂直距离(图7-20)。

(三)心率的测量

常用方法如下(走纸速度为25 mm/s):

1.测量P-P或R-R间期,求出心动周期的时间除60 s,即为每分种的心房率或心室率。为避免各心动周期不同所致误差,需测量5个或5个以上P-P或R-R间期,计算其平均值,进行心率计算。

例:R-R间期如为15个小格,R-R间期 = 0.6 s,心率 = 60/0.6 = 100 次/min。

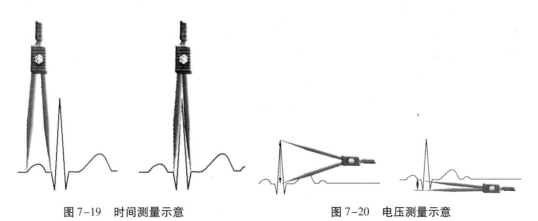

图7-19 时间测量示意   图7-20 电压测量示意

2.测量15cm(30个大格,6.0 s)心电图内P波或QRS波群出现的数目,该数目乘以10,即为每分种的心房率或心室率。此种方法特别对R-R间距不相等(例如心房颤动时,R-R间距绝对不等时)用途更大。

3.估算心率:当心率规则时,计算在2个QRS波之间的大格数,用300除以这个数,可大约估算其心率。2个QRS波的间隔为1个大格时(5mm,0.2 s),心率为300次/min。

例:2个QRS波之间有3个大格,心率=300/3=100次/min

2个QRS波之间有5个大格,心率=300/5=60次/min

(四)平均心电轴的检测

1.平均心电轴 心室除极过程中全部瞬间心电向量的综合心电向量,即为平均心电轴,简称(心)电轴。采用与额面心电向量相同的坐标,规定Ⅰ导联左(正)侧端为0°,右(负)侧端为±180°,循0°的顺钟向的角度为正,逆钟向为负。正常心电图的额面平均心电图对向左下(图7-21)。

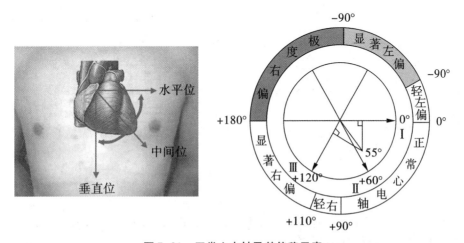

图7-21 正常心电轴及其偏移示意

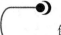

笔记栏

2. 平均心电轴测定方法

（1）目测法　根据Ⅰ、Ⅲ导联QRS波群的主波方向估测心电轴大致方位（表7-1，图7-22）。

表7-1　目测法判断心电轴

心电轴	Ⅰ导联 （QRS主波）	Ⅲ导联 （QRS主波）
正常	正向波	正向波
右偏	负向波	正向波
左偏	正向波	负向波
极度右偏	负向波	负向波

为便于记忆，电轴右偏用成语"针锋相对"形容；电轴左偏用成语"背道而驰"形容。

图7-22　测定心电轴目测法

（2）作图法（振幅法）　方法如下：①分别计算出Ⅰ导联和Ⅲ导联QRS波群振幅的代数和（R波为正，Q、S波为负）；②在六轴系统中Ⅰ导联和Ⅲ导联轴上分别找到该值；③通过该点各引一条垂直线，相交于A点，其交点A与中心O点连接，连线OA即为左右心室的平均电轴（图7-23）。

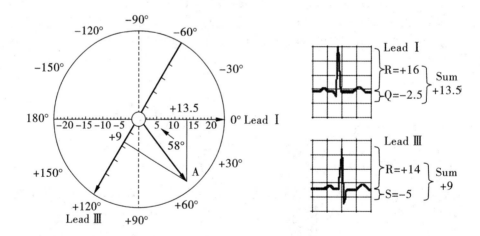

图7-23　作图法测定心电轴

（3）查表法　按Ⅰ导联和Ⅲ导联QRS波群正、负波幅的代数和的二个数据，从专用的心电轴表中查得相应的心电轴。

3. 平均心电轴的临床意义　正常心电轴范围在0°~90°之间；0°~-30°之间为轻度左偏，见于横位心、左心室肥大；-30°~-90°之间为显著左偏，见于左前分支阻滞；90°~110°之间为轻度右偏，见于右心室肥大、垂位心；110°~180°之间为显著右偏，见于左后分支阻滞或重度右心室肥大;-90°~-180°之间为极度右偏或电轴不确定(图7-21)。心电轴的偏移只表示心电位的转位变化,并非都是心脏在解剖上转位的结果,故可见于健康人。

二、心电图各波段正常值

心脏电激动每一心动周期产生一组心电图波形,包括 P 波、P-R 间期、QRS 波群、ST 段、T 波、Q-T 间期、U 波。

(一)P 波

1. 形态和方向 多呈钝圆形,可有轻度切迹,但切迹双峰间距<0.04 s。P 波方向在 Ⅰ、Ⅱ、aVF,V_4~V_6 导联直立;avR 导联倒置;其他导联呈直立、倒置或双相均可。

2. 时间与电压 时间<0.12 s;肢体导联 P 波电压<0.25 mV;心前导联 P 波<0.2 mV。

(二)P-R 间期

P-R 间期代表房室传导时间,正常成人为 0.12~0.20 s。

(三)QRS 波群

1. 时间 正常成人为 0.06~0.10 s。

2. 主波方向

(1)肢体导联 Ⅰ、Ⅱ、aVF 导联主波向上,aVR 导联主波向下,Ⅲ、aVL 变化较多。

(2)心前导联 V_1~V_6 R 波逐渐变大,S 波逐渐变小;其中 V_1、V_2 导联多呈 rS 型,R/S<1,V_5、V_6 多呈 qR 型或 Rs 型,R/S(Q)>1,V_3、V_4 导联多呈过渡区波形,R/S≈1(图7-24)。

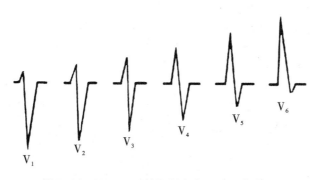

图 7-24 V_1~V_6 R 波逐渐变大,S 波逐渐变小

3. 电压(振幅)

(1)肢体导联 RI<1.5 mV;RaVL<1.2 mV,RaVF<2.0 mV,RaVR<0.5 mV。

(2)心前导联 RV_1<1.0 mV,RV_1+SV_5<1.2 mV;RV_5<2.5 mV,RV_5+SV_1<4.0 mV(男),RV_5+SV_1<3.5 mV(女)。

至少一个肢体导联 QRS 波群电压和≥0.5 mV;至少一个心前导联 QRS 波群电压和≥0.8 mV,否则为低电压。

4. 室壁激动时间(VAT) 为心室激动从心室内膜到达心室外膜的时间,即自 QRS

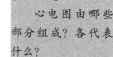

【议一议】

心电图由哪些部分组成?各代表什么?

波群开始至 R 波顶峰时间间隔。正常人 V_1 导联 VAT<0.03 s，V_5 导联 VAT<0.05 s。

5. Q 波　除 aVR 导联外，其他导联 Q 波时间不能超过 0.04 s，振幅小于同导联 R 波的 1/4，而且无切迹；V_1、V_2 导联不应有 Q(q) 波，但可呈 QS。

(四)ST 段

正常的 ST 段往往是轻微的向上抬起与 T 波相连，ST 段的重要性在于它是否压低或抬高。ST 段测量从 J 点(QRS 波群的终末与 ST 段起始之交接点)后 0.04 s 开始。

偏移正常范围：所有导联 ST 段压低不应超过 0.05 mV；所有肢体导联及 $V_4 \sim V_6$ 导联 ST 抬高不应超过 0.1 mV；$V_1 \sim V_2$ 导联 ST 段抬高不应超过 0.3 mV，V_3 导联 ST 段抬高不应超过 0.5 mV(图 7-25)。

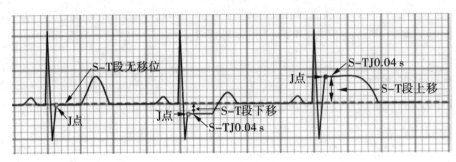

图 7-25　偏移正常范围

【议一议】
　　心电图各波段有什么特点？

(五)T 波

1. 形态与方向　T 波圆钝，两支不对称，上升支平缓，下降支陡。一般情况下 T 波方向与 QRS 主波方向一致，I、II、$V_3 \sim V_6$ 导联均应直立，aVR 倒置，其余导联可直立、平坦、倒置、双相。

2. 电压(振幅)　R 波为主的导联，T 波电压不应低于同一导联 R 波的 1/10，心前区导联可高达 $1.2 \sim 1.5$ mV。

(六)Q-T 间期

正常范围 $0.32 \sim 0.44$ s，与心率有密切关系，心率增快，Q-T 间期缩短，反之，则延长。为纠正心率对 Q-T 间期的影响，常用校正的 Q-T 间期，即(Q-Tc)= Q-T/ ，此为 R-R 间期为 1 s(心率 60 次/min)时的 Q-T 间期 。

(七)U 波

正常人可无 U 波，如有 U 波必须直立，电压、时间应显著小于 T 波。U 波明显增高，见于血钾过低。

三、心电图的分析方法与临床应用

【说一说】
　　心电图如何分析？有什么临床应用？

(一)心电图的分析方法

心电图的分析包括定性分析和定量分析。定性分析是基础，先将各导联大致看一遍，注意 P、QRS-T 各波的有无及其相互之间的关系，平均心电轴的大概方位，波形的大小和有无增宽变形，以及 ST-T 的形态等。通过上述分析，对大部分较单纯的心电图变化即能做出正确判断。定量分析常用的参数有 P-P 间期、P-R 间期、P 波时间、QRS

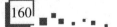

时间、Q-T间期以及P波和波群的振幅等。为了不致遗漏,分析心电图至少从四个方面考虑:心律问题、传导问题、QRS房室肥大问题和心肌方面的问题。具体步骤如下:

1. 一般浏览　检查各导联心电图标记有无错误,有无伪差,导联有无接错,定标电压是否正确,有无导联电压减半或加倍,纸速如何,有无基线不稳和交流电干扰等。

2. 确定主导心律　根据P波(Ⅱ、V_1导联最清楚)的有无、形态及与QRS波群的关系,确定基本心律是窦性心律还是异位心律。

3. 计算心率　比较P-P间期和R-R间期、找出房率与室率的关系。

4. 判断心电轴。

5. 测量P-R间期及Q-T间期。

6. 分析P波与QRS波群,确定相互关系　测量QRS波群,测量其时间、方向和振幅,重点观察Q波(测量QRS波时限应选择12导联中最宽的QRS波)。必要时测定V_1、V_5导联的室壁激动时间。

7. 判断ST-T有无改变　T段压低、抬高超过正常值均为异常,T波低平、倒置也视为不正常。

8. 得出结论　根据测量结果,列出其心电图特征,并结合被检查者的年龄、性别、病史、体征、临床诊断、用药情况、其他器械检查结果以及过去心电图检查等资料,判断心电图是否正常,做出心电图诊断。

(二)心电图的临床应用

随着心电图学的研究进展及其广泛应用,对临床某些疾病的诊断及治疗起着重要的作用。

1. 心电图检查对疾病的诊断价值

(1)心电图反映心脏激动的电学活动,对各种心律失常的诊断,有决定性价值。

(2)对确定心肌梗死诊断可靠、简便实用,并对估计梗死部位、范围、观察其演变过程有较大价值。

(3)判定有无心房、心室肥大,从而协助诊断某些心脏病。

(4)对慢性冠状动脉供血不足、心包炎、心肌炎、心肌病有一定的辅助诊断价值。

(5)观察某些药物对心肌的影响,如强心苷、抗心律失常药物及对心肌有损害的药物。

(6)可观察某些电解质紊乱,如血钾、血钙的过高或过低。

(7)心电监护已应用于手术麻醉、危症抢救、用药观察、航天与登山等许多领域。

2. 心电图检查的局限性

(1)心电图不能反映心脏功能及瓣膜情况。

(2)心电图正常并不能排除心脏病变的存在:如瓣膜病早期或双侧心室肥厚,心电图可以正常。

(3)心电图不正常也不能肯定有心脏病:影响心电图改变的原因很多,如内分泌失调、电解质紊乱、药物作用等都可引起心电图异常,偶发期前收缩亦常见于健康人。

(4)心电图改变不一定有特异性:同样的心电图改变可见于多种心脏病,如心律失常、心室肥厚、ST-T改变等。

(5)心电图对心脏病的病因不能做出诊断。

总之,心电图在疾病的诊断上有一定价值,但也有局限性,在做出心电图诊断时,必须结合其他临床资料,方能做出比较正确的判断。

第三节 常见异常心电图

一、心房、心室肥大

心房、心室肥大是器质性心脏病的常见结果,由于长期压力增高、负荷过重,使心房、心室出现扩大和(或)肥厚。当心房、心室肥大达到一定程度时,可导致心电图的改变。其心电图改变的机制常与下列因素有关:心肌纤维增粗、除极面积增大,致心肌除极所产生的电压增大,心腔扩大使之与胸壁距离缩短,引起相应体表电压增高;心肌增厚、心腔扩大以及心肌细胞变性所致传导功能低下,使心肌除极与复极时间相应延长;心肌肥厚、劳损以及相对性供血不足,导致心肌复极异常。心电图的改变固然对房室肥大心脏病的诊断提供帮助,但在实际应用中也有局限性。如左、右心室均发生肥大,则由于左、右心室肌产生的心电向量会发生相互抵消而使心电图表现"正常";其他因素也同样能引起类似心电图的改变。因此,在做出诊断时,必须结合临床资料及其他检查结果,通过全面系统分析才能得出正确的结论。

(一)、心房肥大

心房除极时右心房先激动,所形成的心电向量形成了 P 波的前半部分。左心房稍后激动,形成了 P 波的后半部分。心房肥大时,由于心房除极电压增大和心房传导延迟,相应在心电图上即表现为 P 波的电压增高、时间延长及形态的改变。

1. 左心房肥大(left atrial hypertrophy)

(1)心电图表现 ①P 波增宽,时间≥0.12 s;常呈双峰型,两峰间距≥0.04 s,以 I、II、aVF 导联表现最为突出;②V_1 导联 P 波多呈双向(正负双向),其终末电势(P terminal force,Ptf)绝对值≥0.04 mm·s。终末电势为 P 波负向部分的时间×电压,正常人 V_1 Ptf 绝对值≤0.02 mm·s(图 7-26)。

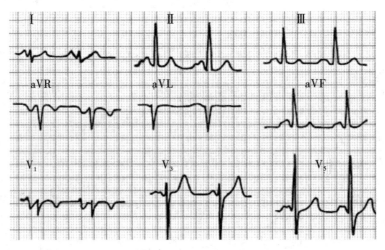

图 7-26 左心房肥大

（2）临床意义　左心房肥大常见于二尖瓣狭窄，故称为"二尖瓣型P波"，亦见于冠心病、高血压、心肌病等。

2. 右心房肥大（right atrial hypertrophy）

（1）心电图表现　①P波高尖，肢体导联P波电压≥0.25 mV，以Ⅱ、Ⅲ、aVF导联表现最为突出，心前导联P波电压≥0.20 mV；②P波时间正常（图7-27）。

（2）临床意义　右心房肥大常见于慢性肺源性心脏病和某些先心病，又称为"肺型P波"。

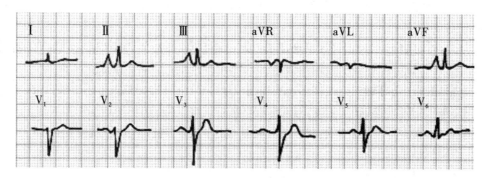

图7-27　右心房肥大

3. 双心房肥大（biatrial atrial hypertrophy）　同时出现左、右心房肥大的心电图表现，多见于风湿性心脏瓣膜病及某些先心病。

（二）心室肥大

心室肥大时，心电图上主要表现为反映肥大侧的导联电压增高，除极时间显著延长；由于心肌肥厚导致心脏位置的改变，心电轴偏向该侧；因劳损和心脏相对缺血的继发性复极顺序改变等。但上述改变各项指标往往不会同时出现，故心电图诊断心室肥大的敏感性较低，临床实用价值远不如超声心动图。

1. 左心室肥大　心电图表现如图7-28所示：

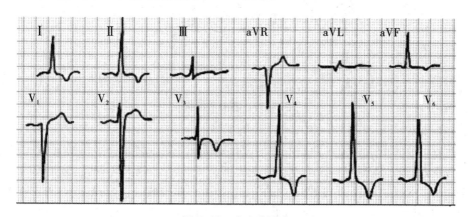

图7-28　左心室肥大

（1）左心室高电压表现　①心前导联RV₅（或RV₆）≥2.5 mV，RV₅+SV₁≥4.0 mV（男）、≥3.5 mV（女）；②肢体导联　RI≥1.5 mV、RaVL≥1.2 mV、RaVF≥2.0 mV，RI

+SⅢ≥2.5 mV。

（2）心电轴轻度左偏,平均在-10°～-30°之间。

（3）QRS时间稍延长,达0.10～0.11 s(<0.12 s)。

（4）继发ST-T改变:以R波为主的导联中,ST段下降>0.05 mV,T波低平、双向或倒置,ST-T的改变往往表示左心室肥大伴有劳损。

上述诸条标准中,以左心室高电压意义最大。要诊断左心室肥大必须在左心室高电压的基础上具备另3条中的至少1条,具备条件越多、超过正常范围越多,诊断可靠性越大。左心室肥大常见于高血压、主动脉瓣狭窄、主动脉瓣关闭不全及动脉导管未闭等。

2.右心室肥大　右心室壁厚度仅为左心室壁的1/3,故右心室壁增厚要达到相当程度时,才会显示右心室肥大图形改变。心电图表现如图7-29所示:

（1）QRS波电压改变(以R/S比值变化为主)V₁(或V₃R)导联R/S>1,V₅导联R/S<1或S波比正常加深;RV₁+SV₅>1.05 mV(重症可>1.2 mV);aVR导联R/S或R/Q>1(或R>0.5 mV)。少数病例可见V₁导联呈QS型或qR型(除外心肌梗死)。

（2）心电轴右偏≥+110°。

（3）QRS时间多正常;V₁VAT>0.03 s。

（4）继发ST-T改变:以R波为主的导联中,T波低平、双向或倒置,伴有ST段缺血型压低;以S波为主的导联中,可见T波直立,表示右心室肥大伴心肌劳损。

上述诸条标准中,QRS波电压改变、电轴右偏意义最大。符合条件越多及超过正常范围越多者,诊断越可靠。右心室肥大多见于肺心病、风湿性心脏瓣膜病二尖瓣狭窄、先天性心脏病房间隔缺损等。

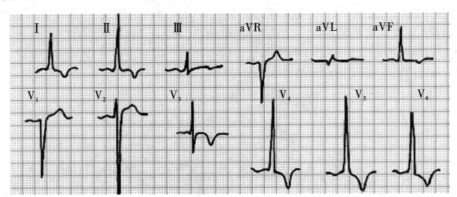

图7-29　右心室肥大

3.双侧心室肥大　由于两侧心室均发生肥大,综合心电向量互相抵消,心电图表现大致正常;或心电图仅表现为左心室肥大而掩盖右心室肥大的存在;较少出现双侧心室同时肥大的心电图表现(图7-30):①左及右心前导联分别出现左、右心室肥大心电图表现;②出现右心室肥大图形同时,至少合并出现左室高电压的一项表现;③出现左心室肥大图形的同时,至少合并出现右心室肥大的一项表现。

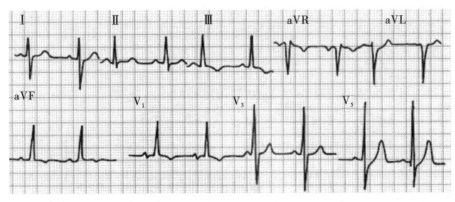

图7-30　双心室肥大

二、心肌缺血

当冠状动脉由于粥样硬化引起狭窄,但还没有引起完全堵塞的情况下,或因冠状动脉痉挛等原因,可引起不同程度的冠状动脉供血不足,因而导致其支配区域心肌的缺血型改变及心内膜下心肌的损伤型改变,往往不发生心肌坏死。心肌缺血和心肌损伤将影响心室复极的正常进行,从而产生了 ST-T 心电向量的改变,在冠状动脉供血不足相应的区域导联记录出 ST 段轻度压低和(或)T 波对称高耸、倒置、双向或低平。在慢性冠状动脉供血不足的患者中,一部分可表现为不同类别的心绞痛,也有一些患者无主观症状。

(一)T 波改变

心肌缺血时,T 波可分别出现以下情况。T 波高耸、低平(T 波<同导联 1/10R)、双相或倒置,呈两肢对称"冠状 T"(图7-31)。

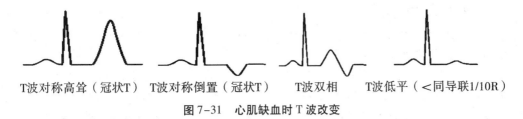

T波对称高耸（冠状T）　　T波对称倒置（冠状T）　　T波双相　　T波低平（<同导联1/10R）

图7-31　心肌缺血时 T 波改变

(二)ST 段改变

心肌缺血时,除发生 T 波改变外,ST 段的移位意义更大。ST 段下移≥0.05 mV 有诊断意义。ST 段下移有三种类型:①ST 段呈水平型下移;②ST 段呈下垂型下移,ST 段与 R 波的夹角≥90°;③ST 段呈上斜型下移(图7-32)。

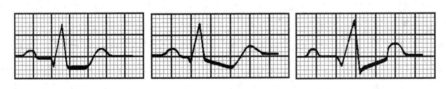

图7-32　心肌缺血时 ST 段改变

上述 ST-T 波改变常见于心绞痛或慢性冠状动脉供血不足,亦见于心肌炎,心肌病等各种器质性心脏病,电解质紊乱(低钾、高钾)、药物(洋地黄、奎尼丁)等也可引起 ST-T 改变,此外还有功能性 ST-T 改变。因此,应根据临床予以鉴别诊断。

慢性冠状动脉供血不足(图7-33):在心电图上表现可以呈多种形式,有的心电图仅限于缺血性 T 波改变;有时 T 波和 ST 段改变同时出现;也有些心电图 T 波对称倒置、深而尖,ST 段改变比较显著,类似急性心肌梗死的早期。

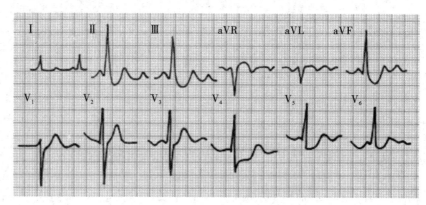

图7-33　冠状动脉供血不足(心绞痛发作时)

三、心肌梗死

心肌梗死(myocardial infarction)是由冠状动脉粥样硬化引起的急性心肌缺血性、损伤性和坏死性改变。70% ~80% 的急性心肌梗死病人心电图出现典型的改变,具有一定的规律可循,故心电图对心肌梗死的确诊、预后判断均有非常重要的意义。

(一)心肌梗死的基本图形

1."缺血型"改变　根据心室壁受累的层次,大致出现两类不同的心电图改变,分别是心内膜下缺血和心外膜下缺血。

(1)心内膜下缺血(图7-34A)　此时心内膜下缺血的心肌复极较正常时更为延迟,以至于最后的心内膜下心肌复极时,已没有与之相抗衡的心电向量存在,致使心内膜下的心肌复极显得十分突出,产生了与 QRS 主波方向一致的直立、高大、对称的 T 波(称冠状 T)。

(2)心外膜下缺血(包括透壁性心肌缺血)(图7-34B)　可引起心肌复极顺序发生逆转,即为心内膜复极在先、心外膜复极在后,于是出现了与 QRS 主波方向相反的冠状 T 波。

2."损伤型"改变(图7-34C)　缺血时间进一步延长,缺血程度进一步加重,则会出现"损伤型"图形改变,主要表现为 ST 段的移位。心内膜下心肌损伤时在面对损伤区导联上 ST 段压低;心外膜心肌损伤时在面对损伤区导联上 ST 段抬高。

3."坏死型"改变(图7-34D 和 E)　损伤进一步加重导致细胞变性、坏死和一系列修复过程。由于坏死的细胞不能恢复为极化状态,也不能产生动作电位,无电流产生,致使心电的综合向量方向背离坏死区,故在心电图相应的导联表现为异常的 Q 波或 QS 波。心电图主要表现为:R 波减小,Q 波出现并增宽(≥0.04 s)、加深(Q/R≥1/4),称为"坏死性 Q 波"或"病理性 Q 波"。

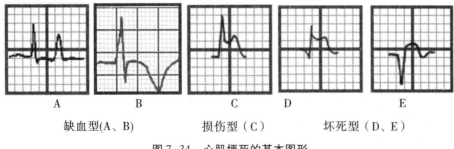

缺血型(A、B)　　损伤型（C）　　坏死型（D、E）

图 7-34　心肌梗死的基本图形

(二)心肌梗死的分期及图形演变

当发生心肌梗死时,在动态观察中可见到早期(超急性期或梗死前期)、急性期、近期(亚急性期)和陈旧期(愈合期)等典型四期变化(表7-2,图7-35)。

表 7-2　心肌梗死各期图形特点

分期	ST 段	T 波	Q 波
早期	急性损伤性抬高	高尖	
急性期	显著升高或呈单向曲线	倒置	坏死性
近期	恢复或基本恢复至基线	倒置呈冠状	仍存在
慢性期	基本正常或正常	倒置变浅不再变化或正常	仍存在或变小、消失

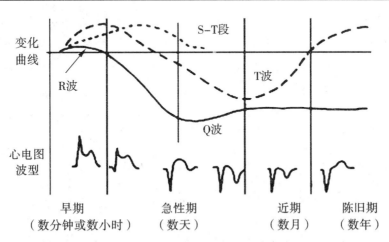

图 7-35　心肌梗死分期及图形演变

1.早期　见于急性心肌梗死的较早期(数分钟至数小时)。心室兴奋时间延长和 QRS 波幅有所增加,ST 段向损伤面斜形升高,T 波振幅增加,指向损伤面。此期尚未出现异常 Q 波,若治疗及时而适宜,有可能避免发展为心肌梗死或即使心肌梗死已发生,其范围趋于缩小。

2.急性期 是一个发展过程,在高耸 T 波开始降低后即可出现异常 Q 波(包括 QS 波),ST 段起始部呈弓背向上抬高逐渐下降至基线或接近基线,直立 T 波可演变为后支开始(向下)倒置,并逐渐加深。坏死性 Q 波、损伤性 ST 段抬高和缺血性 T 波倒置在此期可同时并存。此期开始于梗死后数小时或数日,持续到数周,是最易发生意外的时期。

3.近期 出现于梗死后数周至数月,抬高的 ST 段基本恢复至基线,坏死性 Q 波持续存在,主要演变是缺血性倒置 T 波逐渐变浅,直至恢复正常或趋于恒定不变。

4.陈旧期 常出现在急性心肌梗死 3 ~ 6 个月之后或更久,ST 段 T 波不再变化,只留下坏死性 Q 波持续存在,理论上将持续终生。但随着瘢痕组织的缩小和周围心肌的代偿性肥大,其范围在数年后有可能缩小,

近年来,AMI 实施溶栓疗法后,整个病理过程缩短,常不再呈现上述全过程。心电图 ST 段可作为溶栓成功的间接指标,即抬高的 ST 段在溶栓剂使用后 2 h 内迅速回降>50%。

(三)心肌梗死的定位诊断

发生心肌梗死的部位多与冠状动脉分支的供血区域(图 7-36)受累相关。急性心肌梗死部位的判断是根据特征性的心电图改变出现于某些导联,可做出不同部位的心肌梗死定位。因此,根据心电图心肌梗死图形出现的导联,可以做出心肌梗死部位的定位诊断(表 7-3,图 7-37 ~ 图 7-39)。

表 7-3 心肌梗死定位诊断

心肌梗死部位	导联(出现坏死 Q 波)
前间壁(图 7-37)	V_1、V_2、V_3
前侧壁(图 7-38)	V_4、V_5、V_6
广泛前壁	V_1、V_2、V_3、V_4、V_5、V_6
高侧壁	Ⅰ、aVL
下壁(图 7-39)	Ⅱ、Ⅲ、aVF
正后壁	$V_{1\sim3}$ 大 R(镜面相)、V_7、V_8、V_9
右室	V_3R、V_4R

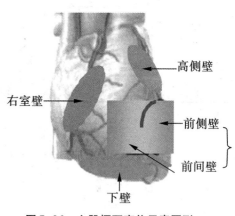

图 7-36 心肌梗死定位示意图形

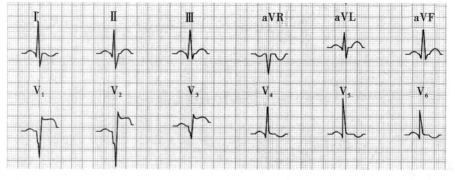

图 7-37 急性前间壁心肌梗死

V_1 ~ V_3 导联呈 QR 型,Q 波伴有切迹;ST 段明显上移与 T 波融合

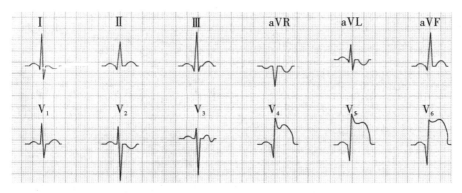

图7-38　急性前侧壁心肌梗死
$V_4 \sim V_6$导联出现坏死Q波,呈QR型;ST段弓背向上移与T波融合呈单向曲线

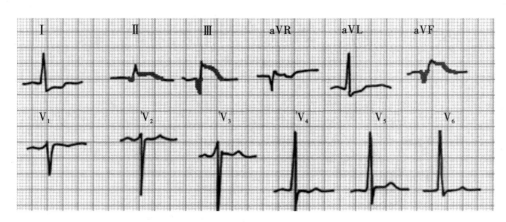

图7-39　急性下壁心肌梗死
Ⅱ、Ⅲ、aVF导联ST段抬高呈单向曲线,有坏死Q波

(四)无Q波心肌梗死

无Q波心肌梗死是指心电图上无坏死性Q波,既往称之为"心内膜下心肌梗死"或"非透壁性"心肌梗死。病人发生急性心梗后局限于心内膜下、壁内或心外膜下心肌,并未穿透心室壁全层,其中以心内膜下心肌梗死最为常见。

心电图表现:ST段水平型或下斜型压低≥0.01 mV,部分患者ST段亦可抬高;T波深而对称倒置;不出现异常Q波,可有R波振幅轻度降低(图7-40)。

四、心律失常

正常心律起源于窦房结,频率60~100次/min(成人),比较规则。窦房结冲动经正常房室传导系统顺序激动心房和心室,传导时间恒定;冲动经束支及其分支以及浦肯野纤维到达心室肌的传导时间也是恒定的。

心肌细胞有自律性、兴奋性、传导性等生理特性,与心律是否正常有密切关系。自律细胞在无外界刺激的情况下,能自动发出冲动的特性,就是自律性,窦房结自律性最高,正常时主管心脏自律活动。心肌细胞受到内部或外来的刺激,能进行除极和复极,

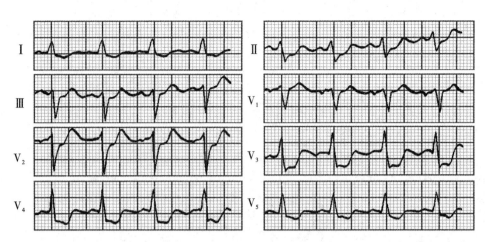

图7-40　无Q波广泛前壁心肌梗死

产生动作电位的特性为兴奋性,也称应激性。心肌细胞兴奋时可以诱发邻近细胞除极,后者再诱发与它相邻的细胞兴奋-除极,心肌传导系统把兴奋传递下去的特性为传导性,心肌传导系统的传导速度不一样,浦肯野纤维传导速度最快,房室结传导速度最慢。

心脏内的激动起源或者激动传导不正常,引起心脏跳动的速率或节律发生改变,称为心律失常。临床表现为突然发生的规律或不规律的心悸、胸痛、眩晕、心前区不适感、憋闷、气急、手足发凉和晕厥,甚至神志不清。有少部分心律失常病人可无主观症状,仅有心电图改变。

(一)心律失常分类

心律失常分类方法繁多,按心脏激动起源、激动传导和传导途径异常分类较为简单明了,分类如下,见图7-41。

(二)窦性心律及窦性心律失常

1. 正常窦性心律　起源于窦房结的心律称为窦性心律。心电图表现:①有一系列规律出现的P波,且P波形态表明激动来自窦房结,即P波在Ⅰ、Ⅱ、aVF导联直立、aVR导联倒置。②P-R间期在0.12~0.20 s。③频率60~100次/min。同一导联中P-P间期差值小于0.12~0.16 s。

2. 窦性心律失常　是指激动仍然起源于窦房结,但其速率及节律有所变异的一类心律失常。包括窦性心动过速、窦性心动过缓、窦性不齐、窦性停搏及病态窦房结综合征。

(1)窦性心动过速(sinus tachycardia)　心电图表现(图7-42):①窦性P波;②P波频率≥100次/min(1岁以内≥140次/min,2~6岁≥120次/min)。

窦性心动过速常见于运动、精神紧张、发热、甲状腺功能亢进、贫血及心肌炎等。

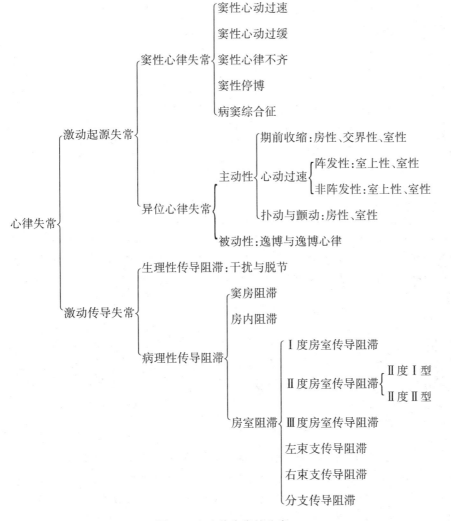

图 7-41　心律失常的分类

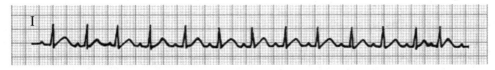

图 7-42　窦性心动过速

（2）窦性心动过缓（sinus bradycardia）　心电图表现（图 7-43）：①窦性 P 波；②P 波频率<60 次/min,多在 40～60 次/min 之间;③P-R 间期>0.12 s。

窦性心动过缓常见于老年人、运动员、颅内压增高和甲状腺功能低下者。

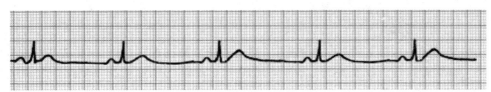

图 7-43　窦性心动过缓

（3）窦性心律不齐（sinus arrhythmia）　心电图表现（图7-44）：①窦性P波；②同一导联上P-P间期差异>0.12~0.16 s。

多见于青少年或自主神经不稳定者,常与呼吸周期有关。

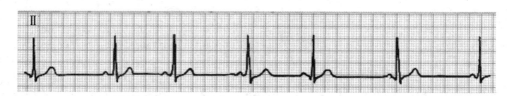

图7-44　窦性心动不齐

（4）窦性停搏（sinus pause）　也称窦性静止（sinus arrest）,指窦房结不能产生冲动,使心脏暂时停搏,或由低位起搏点（如房室结）发出逸搏或逸搏心律控制心室。心电图表现（图7-45）：在规律的窦性心律中,有时在一段时间内突然无P波出现,且所出现的P波之前与之后的P-P间期与正常P-P间期不成倍数关系,窦性停搏后常出现逸搏。

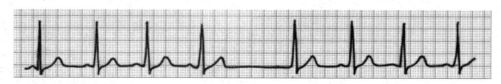

图7-45　窦性停搏

（5）病态窦房结综合征（sick sinus syndrome,SSS）　简称病窦综合征,是由于窦房结或周围组织病变,如冠心病、心肌炎和心肌病等,以缓慢心律失常为主。心电图表现（图7-46）：①明显而持久的心动过缓（心率<50次/min）,用阿托品不易纠正；②窦性静止或窦房结阻滞；③明显的窦性心动过缓同时伴有室上性快速心律失常,称为心动过缓-过速综合征（简称慢-快综合征）；④如病变同时累及房室交界区,窦性静止发生时,不出现交界性逸搏,或同时出现房室区传导阻滞,称为双结病变。

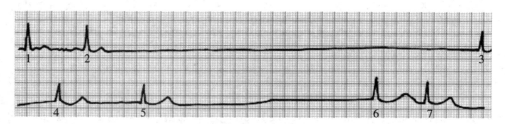

图7-46　病态窦房结综合征

第2、5后均有一长间歇与正常心律之间无倍数关系,第3、4、5、6、7为交界性逸搏

（三）期前收缩

期前收缩是最常见的心律失常之一,是由于异位节律点兴奋性增强,或折返激动所引起的异位心律。根据异位节律点的不同,分为房性、交界性和室性,其中以室性最

多见,交界性较少见。期前收缩与其前正常搏动的间距称为联律间期,期前收缩之后的长间歇称为代偿间歇。期前收缩可偶发或频发(超过 5 次/min),可呈联律形式出现,如二联律(1 次窦性搏动后有 1 次期前收缩)、三联律(2 次窦性搏动后有 1 次期前收缩)(图 7-47);其形态可相同(单源性)或不同(多源性)(图 7-48)。

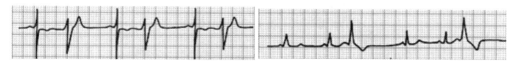

图 7-47　室性期前收缩(左图为二联律、右图为三联律)

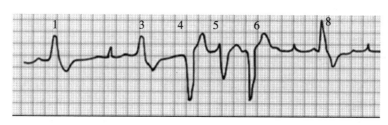

图 7-48　多源性期前收缩

第 1、3、4、5、6、8 个 QRS 波群为形态、间期、振幅及方向各不相同的室性期前收缩

　　期前收缩可见于各种器质性心脏病,如冠心病、心肌炎、心肌病等;电解质紊乱,如低血钾、高血钾、低血钙、高血钙等;药物中毒,如洋地黄、奎尼丁等。也可见于无器质性心脏病人,多与精神紧张、劳累、饮酒、吸烟等有关。

　　1.房性期前收缩

　　心电图表现(图 7-49):①提前出现一个变异的 P′波,QRS 波多不变形,P′-R>0.12 s,代偿间歇常不完全;②部分 P′波之后无 QRS 波,与前面的 T 波融合不易辩认,称"房性期前收缩未下传";③P′-R 可延长,P′引起的 QRS 波有时增宽变形,似右束支传导阻滞图形,称"房性期前收缩伴室内差异传导"。

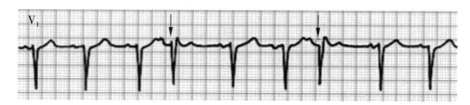

图 7-49　房性期前收缩

　　2.房室交界性期前收缩

　　心电图表现(图 7-50):①产生逆行 P′波(Ⅱ、Ⅲ、aVF 的 P 波倒置,aVR 的 P 波直立),P′波可在 QRS 之中、之后或其前;②QRS 波与窦性相同或略有变异;③P′-R<0.12 s,R -P′>0.20 s,往往有完全代偿间歇。

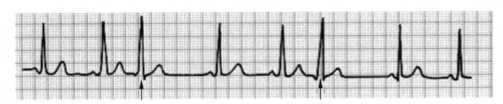

图7-50　交界性期前收缩

3. 室性期前收缩

心电图表现:①提前出现一个宽大畸形的 QRS-T 波群,QRS 时限>0.12 s;②有完全代偿间歇(期前收缩前后两个窦性 P 波之间的间期等于正常 P-P 间期的两倍);③期前收缩的 QRS 波前无 P 波;④T 波与主波方向相反。

如提前出现的室性期前收缩恰好落在前一搏动的 T 波(易损期)上,极易诱发短阵性室性心动过速,此为 RonT 现象(图7-51),是危险性心律失常的先兆。若联律间期不等,期前收缩形态不一致,期前收缩与期前收缩之间有最大公约数或期前收缩超过 3 个且有序地搏动,则为并行心律(图7-52)。

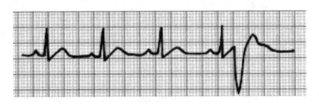

图7-51　RonT 现象

第4个 QRS 波群恰好落在窦性心律的 T 波上

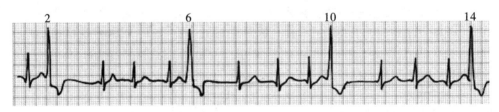

图7-52　并行心律

第2、6、10、14 个 QRS 波群为异位心律(期前收缩超过 3 个且有序地搏动)

(四)阵发性心动过速

阵发性心动过速(paroxysmal tachycardia,PT),是一种阵发性主动性快速异位心律失常,其实质是期前收缩的持续状态。三次或三次以上期前收缩连续出现,即为阵发性心动过速。根据起搏点可分为房性、房室交界性和室性,因房性和交界性心动过速发作时心率过快,P 波不易辨认,难以判定起源部位,故可将两者统称为"阵发性室上性心动过速"。

1. 阵发性室上性心动过速(paroxysmal supraventricular tachycardia,PSVT)　临床上 PSVT 以预激综合征显性或隐性旁路折返与房室结内折返最多见,发作及终止有突发突止的特点。

心电图表现(图7-53):①3个或3个以上连续而迅速的QRS波群出现,节律匀齐,QRS波时间、形态多正常(伴有束支传导阻滞或因差异性传导时出现增宽变形);②每个QRS波之前或之后均有P′波或均无P′波,P′波不易辨认;③频率多在150~240次/min。折返性PSVT多不具有器质性心脏病,由心房异位节律点兴奋性增强所致的房性心动过速多伴有器质性心脏病。

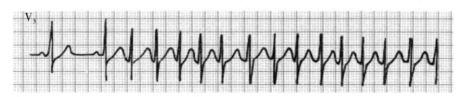

图7-53 阵发性室上性心动过速

2. 阵发性室性心动过速(paroxysmal ventricular tachycardia) 心电图表现(图7-54):①连续出现3个或3个以上畸形的QRS波,QRS≥0.12 s,并有继发性ST-T改变;②心室律基本匀齐,频率140~200次/min;③QRS波与P波无固定关系,有时可见窦性P波融合于QRS波的不同的部位;④发作中可出现心室夺获或室性融合波。常见于器质性心脏病如心肌梗死、心肌病等,是比较危险的心律失常。

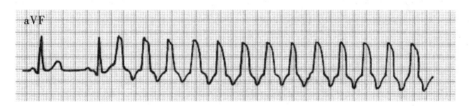

图7-54 阵发性室性心动过速

心室夺获(图7-55):在室性心动过速期间,偶尔来自室上性的激动能完全地传导至窦房结,从而夺获一个QRS波,产生一个"夺获波",此夺获波形态几乎相同于正常窦性下传的QRS波(至少QRS波起始部分正常)。

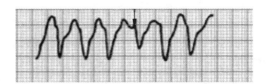

图7-55 心室夺获

3. 扭转性室性心动过速(torsive ventricular tachycardia) 是一种较严重的室性心律失常,一般发作十几秒内自行停止,但易复发。临床表现为反复发作心源性晕厥(称阿-斯综合征)。常见病因有严重房室传导阻滞,逸搏心律伴有巨大T波时;低钾血症伴异常T波及U波时;药物所致(特别是奎尼丁、乙胺碘呋酮等)。

心电图表现(图 7-56):①发作时室性心动过速特征;②增宽变形的 QRS 波群围绕基线不断扭转其主波方向;③每连续出现 3 ~ 10 个同类的波之后即会发生扭转,翻向对侧。

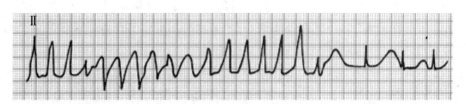

图 7-56　扭转性室性心动过速

(五)扑动与颤动

扑动与颤动是频率较阵发性心动过速更快的一种主动性快速性心律失常。心房扑动和颤动常见于风湿性心脏瓣膜病二尖瓣狭窄、冠心病、甲状腺功能亢进等;心室扑动和颤动则常见于冠心病(尤其是急性心肌梗死),其次为洋地黄中毒、严重低血钾或高血钾时。发生心室扑动或颤动时,心室已停止了排血,是临终前致命性的心律失常。

1.心房扑动与颤动

(1)心房扑动(atrial flutter)　简称房扑。心电图表现(图 7-57):①无正常 P 波,代之以连续的大锯齿状 F 波,F 波之间无等电位线,波幅大小一致,间期规整;②频率为 250 ~ 350 次/min;③F 波常以 2:1 或 4:1 下传,心室律规则。

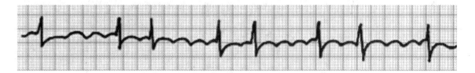

图 7-57　心房扑动

(2)心房颤动(atrial fibrillation)　简称房颤。心电图表现(图 7-58):①无正常 P 波,代之以大小不等,形状各异的 f 波,(以 V_1 导联最明显);②频率为 350 ~ 600 次/min;③心室律绝对不规则。

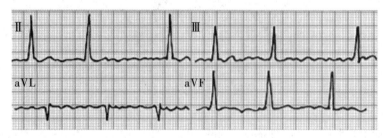

图 7-58　心房颤动

2.心室扑动与颤动

(1)心室扑动(ventricular flutter)　简称室扑,心电图表现(图 7-59):①无正常

QRS-T 波群,代之连续快速而相对规则的大振幅波动;②频率为 200～250 次/min。

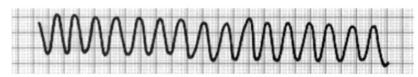

图 7-59　心室扑动

(2)心室颤动(ventricular fibrillation)　简称室颤。心电图表现:QRS-T 波群完全消失,出现大小不等、极不匀齐的低小波;频率为 200～500 次/min(图 7-60)。

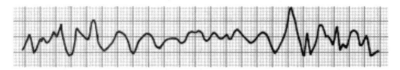

图 7-60　心室颤动

(六)房室传导阻滞

房室传导阻滞(atrioventricular block,AVB)是指窦房结发出冲动,在从心房传到心室的过程中,由于生理性或病理性的原因,在房室连接区受到部分或完全、暂时或永久性的阻滞。根据阻滞程度不同,可分为三度:第一度为房室间传导时间延长,但心房激动全部能传到心室;第二度为一部分心房激动被阻不能传至心室,又进一步分为二度Ⅰ型和二度Ⅱ型;第三度为所有来自心房的激动者不能传至心室,故又称为完全性房室传导阻滞。

1. 一度房室传导阻滞(房室传导延迟)

心电图表现(图 7-61):①P-R 间期超过正常最高值(≥0.21 s);②P-R 间期虽未超过正常范围,但心率未变或较快时,P-R 间期较原先延长 0.04 s。

一度房室传导阻滞一般是由于功能性迷走神经亢进或风湿病、急慢性冠状动脉供血不足等引起,以病因治疗为主,多不需特殊治疗。

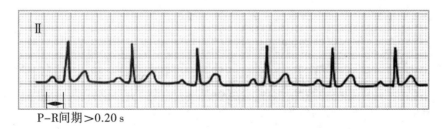

P-R间期>0.20 s

图 7-61　一度房室传导阻滞

2. 二度房室传导阻滞　二度房室传导阻滞分两型:二度Ⅰ型和二度Ⅱ型。

(1)二度Ⅰ型　又称莫氏Ⅰ型(Mobitz Ⅰ)或文氏型阻滞,心电图表现(图 7-62):①P 波规律出现;②P-R 间期逐渐延长,直至一个 P 波后漏脱一个 QRS 波群;③漏脱后,P-R 间期又缩短,之后又逐渐延长,这样的现象重复出现,称为"文氏现象"

(Wenckebach phenomenon)或"文氏周期性"。二度Ⅰ型房室传导阻滞多为功能性或房室结或房室束近端的损害,预后较好。

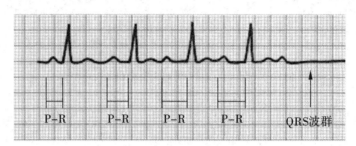

图7-62　二度Ⅰ型房室传导阻滞

(2)二度Ⅱ型　又称莫氏Ⅱ型(MobitzⅡ),心电图表现(图7-63):①P–R间期恒定不变,P–R间期时限可正常或延长;②长的P–P间期为短P–P间期的整数倍;③房室传导比例一般为2:1,3:1等。凡连续出现两次或两次以上的QRS波群脱落,称为高度房室传导阻滞。本型多见于器质性心脏病,易发展为完全性房室传导阻滞,预后差。

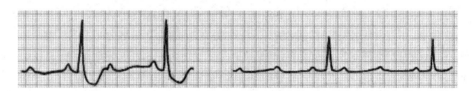

图7-63　二度Ⅱ型房室传导阻滞

3.三度(完全性)房室传导阻滞

心电图表现(图7-64):①P波与QRS波群无关,各按自己规律出现;②P波频率快于QRS波频率,P–P间期与R–R间期各有其固定规律;③心房多在窦房结控制之下,故常可见到窦性P波;④心室率慢而规则,40次/min左右;⑤QRS波群形态正常或宽大畸形,取决于心室异位节律点的位置,如心室节律点位于希氏束分叉以上,QRS波群正常,如心室节律点位于希氏束之下,QRS波群宽大畸形(图7-65)。

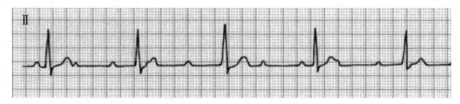

图7-64　三度房室传导阻滞

P波与QRS波群无关,P–R间期长短不一,P波节律不整,67~79次/min。

QRS波群形态、时限正常。R–R间期规律,心室律37次/min。

多见于器质性心脏病和洋地黄中毒等,心室率若在40次/min以下,可出现阿-斯综合征发作,甚至猝死。

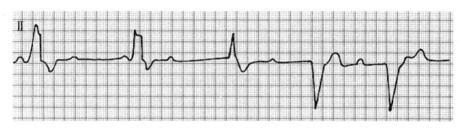

图7-65　三度房室传导阻滞

前两个QRS波群与最后两个QRS波群均呈宽大畸形,但形状不同,频率也不一致,代表两个不同部位的节律点发出的激动。为两个室性节律点竞相控制心室。

第3个QRS波群时限为0.12 s,代表两个节律点共同激发心室产生的室性融合波。

问题分析与能力提升

1. 女性,42岁,教师,劳累后心悸、气短10余年,加重1周。体检发现:心尖区S_1亢进,舒张中晚期隆隆样杂音。心电图检查如下(图1):

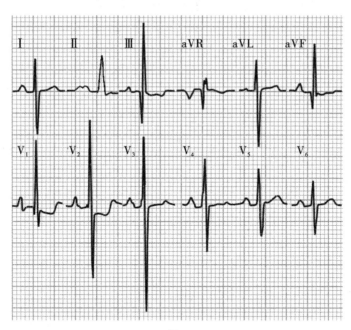

图1

讨论:①该患者可能患有何种疾病? ②该心电图有何异常? 请说出其心电图特点。

2. 男性,52岁,酒店经理,劳累后间断发生心前区闷痛2年余,休息后可缓解。1 h前突然胸痛发作,经含服硝酸甘油后稍有缓解。入院时心电图检查如下(图2):

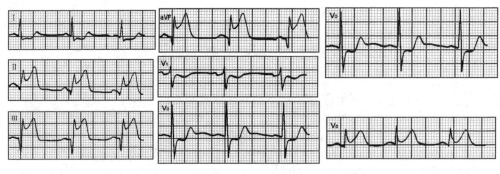

图 2

讨论:①该患者最可能的疾病是什么? ②心电图发生了什么改变? 其心电图主要特征是什么? 主要护理诊断有哪些?

3. 男性,35 岁,教练,心悸 1 d。平素身健。体检:BP 120/70 mmHg,心律不整齐,心音正常,各瓣膜无杂音,两肺无异常。做心电图检查如下(图 3):

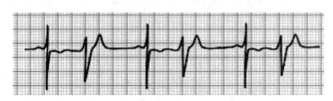

图 3

讨论:①该患者心电图诊断可能是什么? ②分析其心电图改变的原因可能有哪些?

4. 男性,65 岁,突然失语,右侧肢体偏瘫,心电图示:P 波消失,代之以 f 波,R-R 间距绝对不齐,心室率 130 次/min。

讨论:①该患者心电图诊断可能是什么? ②该患者最可能的疾病是什么? 为什么?

同步练习

一、选择题

1. QRS 波群只表现为一个向下的大波时,其命名应该是(   )

A. S 波   B. Q 波

C. QS 波   D. qS 波

E. q 波

2. 在心电图上 P 波反映的是(   )

A. 窦房结除极   B. 窦房结复极

C. 心房除极   D. 心房复极

E. 房室结除极

3. 关于胸导联电极的安放,下列哪项不正确:(   )

A. V_1——胸骨右缘第 4 肋间   B. V_2——胸骨左缘第 4 肋间

C. V_3——V_2 与 V_4 连线中点   D. V_4——左第 5 肋间锁骨中线处

E. V_5——左第 5 肋间腋前线处

4.以下正常心电图的参数中,哪项是错误的(　　)

　　A.P 波时间≤0.11 s　　　　　　　　　　B.Q 波电压<同导联 R 波的1/4

　　C.P-R 间期为 0.12 ~0.20 s　　　　　　D.Q-T 间期正常范围为 0.32 ~0.44 s

　　E.在 R 波为主的导联中,T 波应低于同导联 R 波的 1/10

5.患者心电图显示心律整齐,R-R 间距为15 小格,通过计算该患者心率为(　　)

　　A.60 次/ min　　　　　　　　　　　　　　B.75 次/ min

　　C.80 次/ min　　　　　　　　　　　　　　D.90 次/ min

　　E.100 次/ min

6.根据Ⅰ、Ⅲ导联 QRS 主波方向估测心电轴,下列哪项不正确(　　)

　　A.Ⅰ导联主波向上,Ⅲ导联主波向下为电轴左偏

　　B.二者主波向上,电轴不偏

　　C.二者主波向下,电轴显著右偏

　　D.Ⅰ导联主波向下,Ⅲ导联主波向上,电轴右偏

　　E.Ⅰ导联正负波代数和为 0,Ⅲ导联主波向上,电轴为+30°

7.临床上最严重的心律失常为(　　)

　　A.室性期前收缩　　　　　　　　　　　　B.阵发性室上性心动过速

　　C.阵发性室性心动过速　　　　　　　　D.心室颤动

　　E.完全性房室传导阻滞

8.关于心电图的价值,下列哪项不正确(　　)

　　A.能确诊心律失常　　　　　　　　　　　B.能确诊心肌梗死

　　C.辅助诊断房室肥大　　　　　　　　　　D.辅助诊断电解质紊乱

　　E.能反映心功能状态

9.肺源性心脏病患者,心率 110 次/min,Ⅱ、Ⅲ、aVF 导联 P 波高尖,电压 0.27 mV,时间为

　　0.10 s,其心电图诊断应为(　　)

　　A.左心房肥大　　　　　　　　　　　　　　B.右心房肥大

　　C.双侧心房肥大　　　　　　　　　　　　D.右心室肥大

　　E.左心室肥大

10.下列哪项不符合左室肥大的心电图改变(　　)

　　A.R_{V_5} +S_{V_1} >4.0 mV　　　　　　　　　B.心电轴左偏

　　C.aVR 导联 R/S>1　　　　　　　　　　D.QRS 时间延长

　　E.R_{aVF} >2.0 mV

11.变异型心绞痛发作时,心电图改变的特点(　　)

　　A.心率减慢　　　　　　　　　　　　　　　B.ST 段下移

　　C.ST 段抬高　　　　　　　　　　　　　　D.Q-T 间期缩短

　　E.可出现 Q 波

12.下列哪项反映心肌有损伤(　　)

　　A.期前收缩　　　　　　　　　　　　　　　B.心动过速

　　C.病理性 Q 波　　　　　　　　　　　　　D.ST 段抬高

　　E.T 波倒置

13.V_1 ~V_3 导联出现梗死图形,心肌梗死发生的部位多考虑为(　　)

　　A.前间壁梗死　　　　　　　　　　　　　　B.前壁梗死

　　C.下壁梗死　　　　　　　　　　　　　　　D.高侧壁梗死

　　E.右心室梗死

14.Ⅱ、Ⅲ、aVF 导联出现梗死图形,心肌梗死发生的部位是(　　)

A. 前间壁梗死   B. 前壁梗死

C. 下壁梗死   D. 右心室梗死

E. 高侧壁梗死

15. 心肌梗死发生最常见的部位是(　　)

A. 前壁   B. 前间壁

C. 高侧壁   D. 下壁

E. 右心室

16. 下列哪项属于被动性异位心律失常(　　)

A. 房性期前收缩   B. 心房颤动

C. 心室颤动   D. 阵发性心动过速

E. 交界性逸搏心律

17. 心肌梗死的"损伤型"心电图改变主要表现在(　　)

A. R 波电压降低   B. 异常 Q 波

C. T 波直立高耸   D. ST 段抬高

E. T 波对称性

18. 关于室性期前收缩的心电图特点描述错误的是(　　)

A. 提前出现的宽大 QRS 波   B. 宽大 QRS 前无 P 波

C. 其 T 波方向与 QRS 主波方向相反   D. 代偿间期不完全

E. QRS 波时间>0.12 s

19. 病人突发心悸,心电图示心率 180 次/min,QRS 波时间 0.10 min,R-R 绝对整齐(　　)

A. 房室交界性逸搏心率   B. 阵发性室上性心动过速

C. 阵发性室性心动过速   D. 窦性心动过速

E. 房颤

20. 二度Ⅰ型房室传导阻滞,文氏现象的心电图特征是(　　)

A. P-R 间期进行性缩短   B. R-R 间距进行性缩短

C. 固定的房室 3∶1 传导   D. P-R 间期进行性延长,伴 QRS 波脱漏

E. P-R 间期进行性延长

21. 阵发性室上性心动过速的心电图特征为(　　)

A. 心率 140~200 次/min   B. 心律整齐

C. QRS 波群宽大畸形   D. P 波清晰

E. T 波与主波方向相反

22. 当心内膜下心肌缺血时,相应导联上常表现为 T 波(　　)

A. 对称性直立   B. 对称性倒置

C. 低平   D. 高大直立

E. 双向

二、填空题

1. 心肌细胞在静息状态时细胞膜外侧具有_____,膜内侧具有_____。

2. 正常心脏激动起源于_____,兴奋心房的同时经结间束传导至_____,然后至_____、
_____、_____,最后兴奋心室。

3. P-R 间期,P 波开始至_____,代表心房开始除极至_____的时间,即_____
_____。

三、名词解释

1. 文氏现象　2. 心律失常　3. 二联律　4. 心电图　5. 导联　6. 完全性代偿间歇　7. 二尖瓣型
P 波

四、简答题

1. 简述 6 个常规胸导联探查电极的位置。

2. 急性心肌梗死后心电图上产生的特征性改变有哪些?

3. 心率有几种计算方法? 如 P-P 间期 4 大格,心率为多少?

4. 如何描记心电图? 导联线怎样连接?

5. 室性期前收缩的心电图特征是什么?

(郑州铁路职业技术医院　杨兵)

第八章

实验室检查

- 熟记血液常规检查、尿液常规检查、肝功能检查和肾功能检查的参考值及异常改变的临床意义。
- 熟悉粪便检查、血液和尿液其他检测的参考值及异常改变的临床意义。
- 知道临床常用生物化学检查和免疫学检查的参考值及异常改变的临床意义。
- 能够根据不同疾病恰当选择实验室检查项目,能够分析检测结果并初步判定其临床意义。

实验室检查是运用生物学、微生物学、遗传学、免疫学、物理学、化学等实验技术和方法,对血液、体液、分泌物、排泄物、骨髓及脱落细胞等标本进行检验,以获得病原体、病理变化及脏器功能状态等方面的客观资料,用于判断机体的健康状况,在辅助临床诊断、观察病情和疗效,指导制订防治措施及判断预后等方面具有重要作用。

但是,实验室检查也有一定的局限性,检验结果受标本采集、机体反应、检测方法、仪器灵敏度、人员素质等多种因素的影响。因此,在临床护理工作中,护士一定要了解各项实验室检查的目的和临床意义,正确采集标本,结合被评估者的临床资料和其他检查资料,正确分析检验结果,增加对客观资料评估的准确性。

第一节 血液学检验

血液是由血浆和血细胞两部分组成,通过循环系统与全身各个组织器官密切联系,参与机体各项生理活动,维持机体正常新陈代谢和内外环境稳定。血液检查不仅是诊断血液病的主要依据,对其他系统疾病的诊断也非常重要。

一、血液的一般检查

血液的一般检查主要包括红细胞计数和血红蛋白测定、红细胞形态学检查、血细胞比容测定、网织红细胞计数、血红蛋白沉降率测定、白细胞计数及白细胞分类计数、血小板计数等。红细胞计数、血红蛋白测定、白细胞计数、白细胞分类计数传统上又称为血液常规检查。近年来,由于血液分析仪的广泛应用,血液常规检查的项目逐渐增多,除了传统的检查项目外,红细胞平均值、红细胞形态、血小板计数、血小板平均值和血小板形态检测也被列入血液常规检查项目。

（一）红细胞计数（RBC）

【标本采集】 微量毛细血管采血 20 μL 或采集静脉血 0.5 mL,用 EDTA – K2 抗凝。

【参考值】

男性:$(4.0 \sim 5.5) \times 10^{12}/L$

女性:$(3.5 \sim 5.0) \times 10^{12}/L$

新生儿:$(6.0 \sim 7.0) \times 10^{12}/L$

【临床意义】

1.红细胞增多

（1）相对增多 由于血浆中水分丢失,血液浓缩所致。常见于严重呕吐、腹泻、大面积烧伤、大量出汗、尿崩症等。

（2）绝对增多 常因各种生理、病理原因引起的机体缺氧所致。个别见于造血系统疾病。

1）生理性增多:见于新生儿、高原地区的居民和重体力劳动者。

2）病理性增多:见于严重的肺气肿、肺源性心脏病、某些先天性心脏病等。血液系统疾病见于真性红细胞增多症。

2.红细胞减少

（1）生理性减少 妊娠中、晚期,孕妇血浆容量增加,血液稀释;某些老年人因骨髓造血组织逐渐减少、造血功能减退,对营养的摄取吸收及利用减少等,也可致红细胞及血红蛋白减少。

（2）病理性减少 见于各种贫血。

1）红细胞生成减少:常见于造血物质缺乏,如缺铁性贫血、巨幼细胞贫血;造血功能障碍,如再生障碍性贫血、白血病伴发的贫血等。

2）红细胞破坏过多:可见于遗传性或获得性溶血性贫血,如遗传性球形红细胞增多症、阵发性睡眠性血红蛋白尿、免疫性溶血性贫血等。

3）红细胞丢失过多:急、慢性失血均可致贫血。

（二）血红蛋白测定（Hb）

【标本采集】 毛细血管采血 20 μL 或静脉采血 0.5 mL,用 EDTA–K2 抗凝。

【参考值】

成年男性:120 ~ 160 g/L

成年女性:110 ~ 150 g/L

新生儿:170 ~ 200 g/ L

【临床意义】 一般情况下,单位容积外周血液中红细胞计数与血红蛋白量呈相对的平行关系,故两者测定的意义大致相同。但在某些情况下,红细胞与血红蛋白降低的程度可不平行,如缺铁性贫血属小细胞低色素性贫血,其血红蛋白降低比红细胞

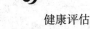

减少更为明显。因此同时测定红细胞数与血红蛋白量并做比较,对确定诊断更有意义。

(三)红细胞形态学检查

【标本采集】 毛细血管采血。

【参考值】 正常红细胞呈双凹圆盘形,直径 6 ~ 9 μm,大小较为一致。染色后细胞中央呈淡染区,又称中央苍白区。

【临床意义】

1.红细胞大小及染色异常

(1)小红细胞及低色素 红细胞直径小于 6 μm,红细胞染色过浅,中央淡染区扩大,提示血红蛋白含量减少。常见于缺铁性贫血、铁粒幼细胞性贫血等。

(2)大红细胞及高色素 红细胞直径大于 10 μm 为大红细胞,直径大于 15 μm 为巨红细胞。大红细胞增多可见于溶血性贫血、急性失血性贫血;巨红细胞伴高色素最常见于巨幼细胞贫血。

2.红细胞形态异常 常见的异常有下面几类:①球形红细胞,主要见于遗传性球形红细胞增多症;②椭圆形红细胞,见于遗传性椭圆形红细胞增多症;③口形红细胞,见于遗传性口形红细胞增多症及酒精中毒;④靶形红细胞,见于珠蛋白台成障碍性贫血及异常血红蛋白病。

3.红细胞结构异常 常见的有下面几类:①嗜碱性点彩,多见于铅中毒;②染色质小体,多见于溶血性贫血;③卡-波环,见于严重贫血、铅中毒等;④有核红细胞,见于各种溶血性贫血、白血病等。

(四)血细胞比容测定

血细胞比容(hematocrit,Hct)又称血细胞压积(PVC),是指红细胞在血液中所占容积的比值或百分比。

【标本采集】 取 1 ~ 2 mL 静脉血,注入含有双草酸盐抗凝剂的试管中,充分混匀。

【参考值】

男性:0.4 ~ 0.5

女性:0.37 ~ 0.48

【临床意义】 血细胞比容测定可反映红细胞增多或减少,但也可受血浆容量改变和红细胞体积大小的影响。

1.细胞比容增高 见于各种原因引起的血液浓缩,红细胞增多症。可以作为补液的依据。

2.细胞比容降低 见于各种贫血,但由于贫血类型不同,其血细胞比容与红细胞数量不一定成比例,因此必须将红细胞计数、血红蛋白测定、血细胞比容测定三者结合起来,计算红细胞各项平均值才有参考意义。

(五)网织红细胞(RC 或 Ret)计数

网织红细胞是晚幼红细胞和成熟红细胞之间的过渡型红细胞,是尚未成熟的红细胞,较成熟红细胞体积稍大。因胞质中含有嗜碱性物质,用煌焦油蓝或新亚甲蓝活体染色,染成蓝绿色的网状结构,故得名。网织红细胞的增减,可反映骨髓造血功能的盛衰。网织红细胞计数:测定网织红细胞在成熟红细胞中所占百分比。

【标本采集】 毛细血管采血或 EDTA-K2 抗凝血 0.5 mL。

【参考值】 百分数:成人 0.005 ~ 0.015(0.5% ~ 1.5%,平均 1%)

新生儿:0.02 ~ 0.06(2% ~ 6%)

绝对值:(24 ~ 84)×10⁹/L

【临床意义】

1. 网织红细胞增多(>2%) ①提示骨髓红细胞系增生旺盛:见于各种增生性贫血,如溶血性贫血、失血性贫血等。其中以溶血性贫血增多最显著,急性大出血次之,缺铁性贫血和巨幼细胞贫血时可轻度增高。②提示抗贫血治疗有效:缺铁性贫血及巨幼细胞贫血分别给予铁剂或叶酸治疗 3 ~ 5 d 后网织红细胞开始升高,1 周左右达高峰,故网织红细胞计数可作为贫血治疗的疗效判断指标。

2. 网织红细胞减少(<0.5%) 提示骨髓造血功能低下,主要见于再生障碍性贫血。白血病时,因骨髓中异常细胞的大量浸润,红系细胞增生抑制,网织红细胞也减少。

(六)红细胞沉降率检查

红细胞沉降率(erythrocyte sedimentation rate,ESR)简称血沉,是指红细胞在一定条件下沉降的速率。正常情况下,红细胞膜表面带负电荷,互相排斥维持悬浮稳定性,不易下沉。影响红细胞沉降率的主要因素是血浆蛋白的成分:清蛋白带负电荷,有抑制红细胞凝集的作用,增多时红细胞沉降率减慢;α_2 球蛋白、γ 球蛋白及纤维蛋白原带正电荷,增多时使红细胞表面负电荷减弱而易于凝集,红细胞沉降率增快。

【标本采集】 静脉采血 1.6 mL,注入 0.4 mL 浓度为 3.8% 枸橼酸钠抗凝试管中,混匀。采血 30 s 内完成,避免发生凝血和溶血。

【参考值】 用魏氏(Westergren)法 男:0 ~ 15 mm/h 女:0 ~ 20 mm/h

【临床意义】 红细胞沉降率增快无特异性,必须结合临床资料,才能正确判断其临床意义。

1. 生理性增快 见于女性的月经期、妊娠期、小儿及老年人。

2. 病理性增快 ①炎症:急性细菌性炎症、活动性肺结核、病毒感染等。②活动性风湿热、风湿性关节炎和心肌炎。③组织损伤及坏死:心肌梗死、大面积烧伤及大手术等。④恶性肿瘤:增长迅速的各种恶性肿瘤红细胞沉降率均增快。⑤高球蛋白血症:如红斑狼疮、慢性肾炎、肝硬化、多发性骨髓瘤等。⑥各种贫血:血红蛋白低于 90 g/L 时,红细胞沉降率轻度增快,贫血越严重,红细胞沉降率增快越明显。⑦高胆固醇血症。

(七)白细胞计数及白细胞分类计数

【标本及采集方法】 同上。

【参考值】

1. 白细胞计数

成人:(4 ~ 10)×10⁹/L

新生儿:(15 ~ 20)×10⁹/L

6 个月 ~ 2 岁:(11 ~ 12)×10⁹/L

【议一议】
哪些因素可以引起红细胞沉降率的增快?

2. 白细胞分类计数(表8-1)。

表8-1 白细胞分类计数参考值

	相对值	绝对值
中性粒细胞杆状核(St)	1% ~ 5%	$(0.04 ~ 0.50) \times 10^9/L$
中性粒细胞分叶核(Sg)	50% ~ 70%	$(2 ~ 7) \times 10^9/L$
嗜酸性粒细胞(E)	0.5% ~ 5%	$(0.02 ~ 0.50) \times 10^9/L$
嗜碱性粒细胞(B)	0% ~ 1%	$(0.01) \times 10^9/L$
淋巴细胞(L)	20% ~ 40%	$(0.8 ~ 4.0) \times 10^9/L$
单核细胞(M)	3% ~ 8%	$(0.12 ~ 0.8) \times 10^9/L$

【临床意义】

1. 白细胞计数　通常白细胞计数高于 $10 \times 10^9/L$ 称白细胞增多,低于 $4 \times 10^9/L$ 称白细胞减少。由于外周血液中白细胞的组成主要是以中性粒细胞为主,所以白细胞总数的增多与减少通常与中性粒细胞数的增多、减少相一致。因此,白细胞计数的临床意义与中性粒细胞相同。

2. 中性粒细胞

(1)中性粒细胞(neutrophil,N)增多　指中性粒细胞大于 $7.0 \times 10^9/L$;通常伴有白细胞总数增多。

1)生理性增多:饱餐、情绪激动、剧烈运动、高温、严寒、新生儿、月经期、妊娠后期及分娩时均能使白细胞及中性粒细胞暂时增高,但都是一过性的,不伴白细胞质量的变化。

2)病理性增高:①感染或炎症,是引起中性粒细胞增多最常见的原因,尤其是化脓性球菌如金黄色葡萄球菌、肺炎链球菌等引起的局部或全身性感染;但在某些重度感染伴免疫力极低时,白细胞总数反而会降低。②急性失血和溶血:如消化道大出血、内脏破裂、严重的血管内溶血等。③急性中毒:主要见于急性化学物质或药物中毒、生物毒素中毒及代谢性中毒等。④严重的组织损伤或坏死:如大手术创伤、大面积烧伤、严重外伤、心肌梗死等。⑤恶性肿瘤:非造血系统恶性肿瘤特别是消化道恶性肿瘤,以及急、慢性粒细胞白血病等均可致白细胞及中性粒细胞增多。

(2)中性粒细胞减少　①病毒及某些革兰氏阴性杆菌感染,如流行性感冒、肝炎、伤寒及严重的肺结核等。②某些血液系统疾病,如再生障碍性贫血、粒细胞减少症等。③理化因素损伤:如放射线、放射性核素、化学药物(如解热镇痛药、抗肿瘤药、抗甲状腺药、氯霉素、磺胺类药、免疫抑制剂)等。④脾功能亢进。⑤其他:某些自身免疫性疾病等。

(3)中性粒细胞核象变化　中性粒细胞的核象是指粒细胞的分叶状况。正常时周围血中的中性粒细胞以2~3叶核为主,不分叶或分叶过多者均较少。病理情况下,中性粒细胞核象可发生变化,出现核左移或核右移现象。

1)核左移:指外周血液中不分叶核粒细胞(包括中性杆状核粒细胞和幼稚粒细胞)增多,超过5%。①核左移伴有白细胞增多表示机体的反应性强,常见于急性化脓菌感染、急性失血、急性中毒及急性溶血反应等;②核明显左移而白细胞不增多甚至减少,则提示感染严重或造血功能低下;③白血病或类白血病反应也可出现明显核左移现象。

2)核右移:指外周血液中中性粒细胞核分5叶以上者增多,超过3%。核右移常伴有白细胞总数减少,为造血物质缺乏或骨髓造血功能低下所致,常见于巨幼细胞贫血、恶性贫血、慢性感染、尿毒症及应用抗代谢药物治疗后等(图8-1)。

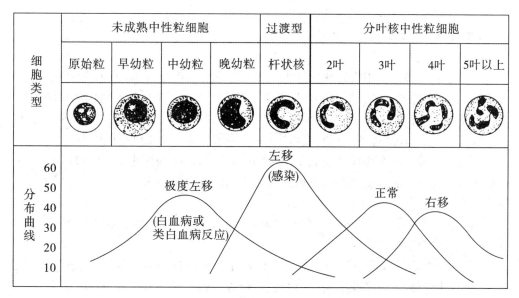

图8-1　中性粒细胞的核象变化

3.嗜酸性粒细胞

(1)嗜酸性粒细胞(eosinophil,E)增多　E>5%或绝对值>0.5×10⁹/L。①变态反应性疾病,如支气管哮喘、荨麻疹。②寄生虫病,如蛔虫、钩虫及血吸虫病。③皮肤病:如牛皮癣、湿疹等。④部分血液病和恶性肿瘤:如慢性粒细胞白血病、肿瘤转移或有坏死灶的恶性肿瘤。⑤传染病的恢复期和猩红热的急性期。

(2)嗜酸性粒细胞减少　E<0.02×10⁹/L。①伤寒、副伤寒;②长期应用糖皮质激素的患者。

4.嗜碱性粒细胞

(1)嗜碱性粒细胞(basophil,B)增多　B>0.1×10⁹/L。①慢性粒细胞性白血病;②慢性溶血;③骨髓纤维化及脾切除后。

(2)嗜碱性粒细胞减少　无临床意义。

5.淋巴细胞

(1)淋巴细胞(lymphocyte,L)增多　>4.0×10⁹/L。

1)生理性淋巴细胞增多:见于儿童期。

2)病理性淋巴细胞增多:①病毒或某些细菌感染,如麻疹、风疹、水痘、腮腺炎、百日咳、结核等;②肿瘤,如淋巴细胞性白血病、淋巴瘤;③移植排斥反应,如移植物抗宿主反应(GVHR)或移植物抗宿主病(GVHD)。

(2)淋巴细胞减少　<0.8×10⁹/L。见于免疫缺陷性疾病、放射病、应用肾上腺皮质激素及烷化剂的患者。

6. 单核细胞

（1）单核细胞（monocyte,M）增多　>0.8×10⁹/L。见于疟疾、黑热病、肺结核活动期、单核细胞白血病、感染性心内膜炎、急性感染恢复期等。

（2）单核细胞减少　一般无临床意义。

（八）血小板（PC 或 Plt）计数

【标本采集】　毛细血管采血。

【参考值】　（100~300）×10⁹/L

【临床意义】

1. 血小板增多　血小板计数超过400×10⁹/L称为血小板增多。①生理性增多：常见于剧烈运动、进餐、午后、妊娠中晚期等。②病理性增多：骨髓增生性疾病如原发性血小板增多症、真性红细胞增多症和慢性粒细胞性白血病；急性大出血或溶血可出现一过性增多，某些癌症患者可有轻度增多；脾切除术后也可出现血小板增多。

2. 血小板减少　血小板计数低于100×10⁹/L称为血小板减少，低于50×10⁹/L有可能出现自发性出血。生理性减少见于新生儿、女性月经期的第一天。病理性减少常见原因有：

（1）血小板生成障碍　如再生障碍性贫血、急性白血病、巨幼细胞贫血、骨髓增生异常综合征和放射性损伤等。

（2）血小板破坏或消耗增加　如特发性血小板减少性紫癜、脾功能亢进、系统性红斑狼疮、恶性淋巴瘤、某些感染（败血症、麻疹等）、弥散性血管内凝血（DIC）等。

（3）血小板分布异常　如脾大时,过多的血小板淤积在脾内等。

（九）全自动血细胞计数分析仪检查

全自动血细胞计数分析仪测定速度快,结果准确,检测项目多,可自动打印,目前已广泛应用于临床血液检查。由于其种类较多,不同仪器检测项目及参考值可略有差异。

【标本采集】　毛细血管采血。

【参考值】　见表8-2。

表 8-2　全自动血细胞计数分析参考值

项目	英文缩写	参考值
红细胞计数	RBC	男性：(4.0~5.5)×10¹²/L
		女性：(3.5~5.0)×10¹²/L
血红蛋白	Hb	男性：120~160 g/L
		女性：110~150 g/L
血细胞比容	Hct	男性：0.40~0.50
		女性：0.37~0.48
平均红细胞容积	MCV	82~95 fL

续表 8-2

项目	英文缩写	参考值
平均血红蛋白含量	MCH	27~31 pg
平均血红蛋白浓度	MCHC	320~360 g/L
红细胞体积分布宽度	RDW	11.5%~14.5%
白细胞计数	WBC	$(4.0~10.0)\times10^9$/L
中性粒细胞	NEU	0.37~0.80
淋巴细胞	LYM	0.20~0.40
单核细胞	MONO	0~0.12
嗜酸性粒细胞	EOS	0.02~0.07
嗜碱性粒细胞	BASO	0~0.01
血小板计数	PLT	$(100~300)\times10^9$/L
平均血小板容积	MPV	7~11fL
血小板分布宽度	PDW	15%~17%

【临床意义】　红细胞计数、血红蛋白、血细胞比容、白细胞各项检查、血小板计数的异常及其临床意义参见前述内容。

1.红细胞平均值的异常　平均红细胞体积(mean corpuscular volume,MCV)是指血液中红细胞的平均体积;红细胞平均血红蛋白量(mean corpuscular hemoglobin,MCH)是指血液中红细胞内的平均血红蛋白含量,单位用皮克(picogram,pg)($1pg=10^{-12}g$)表示。平均血红蛋白浓度(mean corpuscular hemoglobin concentration,MCHC)是指每升血液中红细胞所含血红蛋白的平均浓度。根据上述三项红细胞平均值可进行贫血形态学分类,见表8-3。

表8-3　贫血的形态学分类及常见疾病

贫血的形态学分类	MCV(fL)	MCH(pg)	MCHC(g/L)	具体疾病举例
正细胞正色素性贫血	82~92	27~31	32~36	急性失血,急性溶血,再生障碍性贫血
小细胞低色素性贫血	<80	<24	<30	缺铁性贫血,慢性失血,珠蛋白合成异常
单纯小细胞性贫血	<80	<24	32~36	慢性肾功能衰竭等慢性病贫血
大细胞性贫血	>94	>32	32~36	巨幼红细胞性贫血

2.红细胞体积分布宽度(RDW)　红细胞体积分布宽度反映红细胞体积大小不一致的程度,与 MCV 结合,对贫血分类诊断和鉴别诊断有重要临床意义。RDW 值越大,表明红细胞大小不等程度越严重;反之,表明红细胞大小均匀。主要用于巨幼细胞性

贫血、缺血性贫血的诊断与疗效观察、小细胞低色素性贫血的鉴别诊断以及贫血的分类。

3. 平均血小板容积(MPV)　平均血小板容积是指循环血液中单个血小板的平均体积。平均血小板容积增大见于原发性血小板减少性紫癜、骨髓增生异常综合征、急性白血病缓解期、妊娠晚期、巨幼红细胞性贫血、血栓病等;平均血小板容积减小见于急性白血病化疗期、再生障碍性贫血及脾功能亢进等。

4. 血小板分布宽度(PDW)　血小板分布宽度是反映血小板体积大小的异质性参数。血小板分布宽度增大见于急性非淋巴细胞白血病化疗后、巨幼红细胞性贫血、慢性粒细胞白血病、巨大血小板综合征、脾切除、血栓性疾病等。

二、止血与凝血功能检查

正常的止血与凝血功能,主要依赖于血管壁结构的完整和功能正常、有效的血小板质量和数量、正常的血浆凝血因子活性。病理情况下无论哪一个系统的作用发生异常,都可导致出血或血栓形成。

(一)血块收缩试验

血液凝固后,血小板释放出血栓收缩蛋白,使纤维蛋白网收缩,血清析出,凝血块收缩。血块收缩程度主要取决于血小板的数量与功能。

【标本采集】　静脉采血2 mL,注入清洁干燥小试管内并记录时间。

【参考值】　血液凝固后0.5~1 h开始收缩,24 h内完全收缩,血块收缩率为48%~64%。

【临床意义】　血块收缩不良见于各种原因引起的血小板数量减少或功能异常,如特发性血小板减少性紫癜、血小板无力症等。

(二)出血时间测定

出血时间(bleeding time,BT)是指将皮肤毛细血管人工刺破后出血自然停止所需的时间。出血时间的长短主要受血小板的数量、功能以及血管壁的通透性和脆性的影响,受血浆凝血因子的影响较小。

【标本采集】　用采血针刺破手指微血管约2 mm,从血液自然流出时开始计时,观察至出血停止所需得时间。

【参考值】　Ivy法:2~6 min,>6 min为异常。

　　　　　　Duke法:1~3 min,>4 min为异常。

【临床意义】　BT延长见于以下几种情况:①血小板明显减少,如血小板减少性紫癜。②血小板功能异常,如血小板无力症和巨大血小板综合征。③血管异常,如遗传性出血性毛细血管扩张症。④药物,如服用乙酰水杨酸、双嘧达莫(潘生丁)等。

(三)凝血时间测定

凝血时间(clotting time,CT)是指自血液离体后至血液凝固所需的时间。凝血时间长短与各种凝血因子的含量和功能有关,是反映内源性凝血系统状况的筛选试验。

【标本采集】　静脉采血3 mL,立即记录时间。

【参考值】　玻片法:2~5 min。

　　　　　　试管法:4~12 min。

【临床意义】

1. CT 延长　①因子Ⅷ、Ⅸ、Ⅺ减少,如 A、B 型血友病;②凝血酶原减少,如严重肝病;③纤维蛋白原减少,如纤维蛋白原缺乏症;④应用抗凝药物,如肝素、双香豆素等;⑤纤溶亢进使纤维蛋白原降解增加时;⑥循环抗凝物增加等。

2. CT 缩短　见于高凝状态。

(四)血浆凝血酶原时间测定

凝血酶原时间(prothrombin time,PT)是指在被检者血浆中加入组织凝血活酶和钙离子后血浆凝固所需要的时间,是检测外源性凝血系统有无异常的筛选试验,反映因子Ⅶ、Ⅹ、Ⅴ、Ⅱ、Ⅰ的水平。

【标本采集】　静脉采血 1.8 mL,注入含有 38 g/L 枸橼酸钠溶液 0.2 mL 的抗凝试管,混匀。

【参考值】

1. PT　11 ~ 13 s;>正常对照 3 s 以上有意义。

2. 凝血酶原时间比值(Prothrombin Time Ratio , PTR)　1±0.15。

3. 国际标准化比值(International Normalized Ratio ,INR)　1.0 ~ 1.5。

【临床意义】

1. PT 延长　凝血因子 Ⅶ、Ⅹ、Ⅴ、Ⅱ、Ⅰ 缺乏;严重肝病、维生素 K 缺乏、纤溶亢进。

2. PT 缩短　先天性因子 Ⅴ 增多,血栓性疾病。

3. 监测口服抗凝剂治疗的首选指标　PT 维持在 1.5 ~ 2.0,PTR 在 1.5 ~ 2.0,INR 在 2.0 ~ 4.0。

(五)凝血酶时间测定

凝血酶时间(thrombin time,TT)是凝血酶使纤维蛋白原转变为纤维蛋白所需的时间,它反映了血浆中是否含有足量的纤维蛋白原以及纤维蛋白原的结构是否符合人体的正常生理凝血要求,也是判断血液循环中是否存在抗凝物质的筛选试验。在使用链激酶、尿激酶溶栓治疗时,可用 TT 作为监护指标,以控制在正常值的 3 ~ 5 倍。

【标本采集】　同上。

【参考值】　10 ~ 18 s(>正常值 3 s 以上有诊断意义。)

【临床意义】

凝血酶时间延长:①低(无)纤维蛋白原血症或异常纤维蛋白原血症时,纤维蛋白原转化成纤维蛋白受阻,TT 延长。②血中有肝素或类肝素等抗凝物质存在,削弱了凝血酶的作用,如肝素治疗中、系统性红斑狼疮及肝脏疾病等。③血中纤维蛋白(原)降解产物增多,使抗凝作用加强,如 DIC 等。

(六)纤维蛋白降解产物检测

纤维蛋白降解产物(fibrin degradation products,FDP)是纤维蛋白原和纤维蛋白降解产物的总称。是诊断 DIC 敏感可靠的指标之一。

【标本采集】　同上。

【参考值】　血浆< 5 g/L;血清< 10 g/L

【临床意义】

FDP 增加:见于纤溶亢进(不能鉴别原发和继发),如深部静脉血栓、肺栓塞、动脉瘤、急性早幼粒细胞白血病（M3）等疾病。

（七）血浆 D-二聚体检测

D-二聚体（D-dimer）是交联纤维蛋白降解的特征性产物，是 FDP 的一种，是继发性纤溶的标志。

【标本采集】 同上。

【参考值】 ELISA 法<0.4 g/L

【临床意义】 D-二聚体升高：见于 DIC、血栓形成以及溶栓治疗有效的指标。

三、血液生化检查

（一）糖化血红蛋白的测定

糖化血红蛋白（HbAlc）是红细胞中血红蛋白与糖结合的产物，随血糖的高低而增减。持续高血糖状态 1~4 周以上糖化血红蛋白水平才能上升。糖化血红蛋白的浓度在血糖恢复正常后 4~6 周才能恢复正常。急性高血糖可引起糖化血红蛋白升高约 1%，但最高不会超过 10%。因为血红蛋白一旦与糖结合，不再分离，只有当红细胞破坏才能消失。红细胞的寿命是 120 d，糖化血红蛋白可以反映取血前 8~12 周的平均血糖水平，因而能较好地反映体内糖代谢的状况，可每 2~3 个月测一次。

【参考值】 正常糖化血红蛋白为 4%~6%。

【临床意义】 HbAlc>6.5% 为增高，糖尿病病人 HbAlc 较正常值高 2~3 倍，它反映以往 8~12 周血糖水平，该指标主要用于糖尿病治疗的监测。糖尿病控制后，糖化血红蛋白下降比血糖和尿糖晚 3~4 周，故可作为糖尿病长期监控的良好指标，不能用来评价检测当时的血糖水平和诊断标准。

【想一想】
我们在什么情况下需要做糖化血红蛋白的测定？

（二）血清脂质和脂蛋白（1ipoprotein，LP）检测

血清脂类物质（脂质）包括总胆固醇、三酰甘油、磷脂、游离脂肪酸。脂蛋白是血脂在血液中存在、运转及代谢的形式。根据不同密度可将 LP 分为乳糜微粒（CM），极低密度脂蛋白（VLDL，前 βLP），中间密度脂蛋白（IDL，宽 βLP），低密度脂蛋白（LDL，βLP），高密度脂蛋白（HDL，αLP）。

1. 血清总胆固醇（total cholesterol，TC）测定

【参考值】 成人 2.86~5.72 mmol/L。

【临床意义】 增高见于甲状腺功能减退、糖尿病、冠状动脉粥样硬化性心脏病、高脂血症、肾病综合征、类脂性肾病、胆总管阻塞等；降低见于急性肝坏死、肝硬化、甲状腺功能亢进、严重营养不良、严重贫血等。

2. 三酰甘油测定（triglyceride，TG）

【参考值】 0.56~1.70 mmol/L。

【临床意义】 TG 增高见于高脂血症、动脉硬化症、肥胖症、阻塞性黄疸、糖尿病、脂肪肝、肾病综合征、高脂饮食、酗酒等。甲状腺功能减退、肾上腺皮质功能不全及严重肝病时 TG 减低。

3. 血清高密度脂蛋白（HDL-C）测定 是血清脂蛋白胆固醇的一部分，与动脉粥样硬化病变危险性相关，当高密度脂蛋白胆固醇浓度降低时，心脑血管疾病的危险性增加。

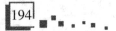

【参考值】　　男性:1.03～1.42 mmol/L

　　　　　　　女性:1.16～1.55 mmol/L

【临床意义】

(1)生理性升高　运动(如运动员一般 HDL-C 较高)、饮酒、妇女服用避孕药、一些降胆固醇药物等。

(2)生理性降低　少运动的人,应激反应后。

(3)病理性降低　冠心病、高甘油三酯血症患者、肝硬化、糖尿病、慢性肾功能不全、营养不良。

(4)病理性升高　慢性肝病、慢性中毒性疾病、遗传性高 HDL 血症。

4.低密度脂蛋白(LDL-C)测定　是血清脂蛋白胆固醇的一部分,是动脉粥样硬化的主要致病因素,当低密度脂蛋白胆固醇升高时,心脑血管疾病的危险性增加。

【参考值】　合适水平:2.07～3.12 mmol/L

　　　　　　边缘水平:3.15～3.16 mmol/L

【临床意义】

LDL-C 升高:>3.64 mmol/L。其临床意义同血清总胆固醇测定。

(三)血清电解质测定

1.血清钾测定

【参考值】　3.5～5.5 mmol/L。

【临床意义】

(1)增高　见于输入大量库存血或补钾过多过快,肾功能障碍、肾上腺皮质功能减退,重度溶血反应、挤压综合征等。

(2)降低　见于严重呕吐、腹泻、甲状腺及肾上腺皮质功能亢进症、长期使用强利尿剂、肾小管功能障碍、大面积烫伤、碱中毒、胰岛素治疗、肌无力症等。

2.血清钠测定

【参考值】　135～145 mmol/L。

【临床意义】

(1)降低　见于长期低盐饮食、营养不良,反复使用利尿剂;幽门梗阻、呕吐、腹泻;肾上腺皮质功能减退、糖尿病酮症酸中毒、肾小管病变;大面积烧伤、大量出汗只补水不补钠;大量引流浆膜腔积液等。

(2)增高　见于肾功能障碍、渗透性利尿或肾小管浓缩功能不全、甲状腺或肾上腺皮质功能亢进、原发性醛固酮增多症、垂体肿瘤、脑外伤、脑血管意外等。

3.血清钙测定

【参考值】　2.25～2.75 mmol/L。

【临床意义】

(1)增高　见于原发性甲状旁腺功能亢进、甲状腺功能损害、转移性骨癌和多发性骨髓瘤、急性肾衰竭、艾迪生(Addison)病等。

(2)减低　见于甲状旁腺功能减退、甲状腺功能亢进术后、维生素 D 缺乏症、严重乳糜泻、阻塞性黄疸、急或慢性肾衰竭、肾病综合征、肾小管性酸中毒、坏死性胰腺炎、妊娠后期等。

【议一议】

　　在日常生活中哪些原因可以引起低钾血症?

4.血清氯测定　氯离子是细胞外液中的主要阴离子,总体氯仅有 30% 存在于细胞内液。Cl⁻不仅维持细胞外液渗透压,还对酸碱平衡有影响。Cl⁻亦受肾脏调节。

【参考值】　98～106 mmol/L

【临床意义】

(1)血清氯离子增加　见于急慢性肾小球肾炎,碳酸氢盐丧失时,或输入含 Cl⁻量高的药物时,如盐酸精氨酸的输入、大量服用氯化铵,可引起血清氯增高。

(2)血清氯离子减少　见于频繁呕吐和胃肠道减压、急性肾功能不全、肾上腺皮质功能亢进、慢性呼吸功能不全及心功能不全时。

5.血清磷测定　血清磷的水平亦相当稳定。它和钙一样,骨骼中的磷不断地与血浆中的磷进行交换以保持血浆磷水平的稳定。PTH 有抑制肾小管对磷的重吸收作用;1,25(OH)₂D₃ 可促进磷的重吸收。

【参考值】　成人 0.97～1.61 mmol/L

　　　　　　儿童 1.29～1.94 mmol/L

【临床意义】

(1)血清磷增高　见于甲状旁腺功能减退、甲状腺功能亢进、维生素 D 中毒、垂体前叶功能亢进及慢性肾功能不全等疾病。

(2)血清磷降低　见于甲状旁腺功能亢进、肠道吸收不良或维生素 D 缺乏及肾小管重吸收功能缺陷等病。

(四)血清铁及其代谢物检测

1.血清铁测定　与转铁蛋白结合的铁即为血清铁。

【参考值】　男性:11～30 μmol/L

　　　　　　女性:9～27 μmol/L

【临床意义】

(1)血清铁减低　见于缺铁性贫血、感染或炎症、真性红细胞增多症。

(2)血清铁增高　见于再生障碍性贫血、巨幼细胞性贫血、铅中毒、血管内溶血、白血病、含铁血黄素沉着症、反复输血、急性病毒性肝炎、慢性活动性肝炎、肝硬化等。

2.总铁结合力测定　正常情况下血浆转铁蛋白仅 1/3 与铁结合,故转铁蛋白常处于不饱和状态。每升血清中的转铁蛋白所能结合的最大铁量(饱和铁)称为总铁结合力(total iron binding capacity,TIBC)。

【参考值】　男性:50～77 μmol/L

　　　　　　女性:54～77 μmol/L

【临床意义】

(1)TIBC 减低　见于肝硬化、遗传性运铁蛋白缺乏症、肾病综合征、脓毒血症、肿瘤、非缺铁性贫血、慢性感染等。

(2)TIBC 增高　见于缺铁性贫血、妊娠后期、急性肝炎、肝细胞坏死。

(五)心肌酶和心肌蛋白检测

1.血清肌酸激酶和同工酶　肌酸激酶(creatinekinase,CK)又称肌酸磷酸激酶(creatine phosphokinase kinase,CPK),有 3 种同工酶,即 CK-BB(CK₁)、CK-MB(CK2)、CK-MM(CK3),是早期诊断急性心肌梗死的较敏感的指标。

【参考值】 男性:38～174 U/L;女性:26～140 U/L。

　　　　　　CK 同工酶:CK-MM,94%～96%;CK-MB,<5%;CK-BB,极少。

【临床意义】 肌酸激酶与 CK-MB:肌酸激酶是早期诊断急性心肌梗死的灵敏指标之一,也可见于心肌炎、心肌病和骨骼肌损伤等;CK-MB 对急性心肌梗死的早期诊断灵敏度和特异性明显高于肌酸激酶。

2.肌钙蛋白(troponin,Tn)测定 肌钙蛋白是一组收缩蛋白,存在于骨骼肌、心肌和平滑肌细胞中。

【参考值】 0.02～0.13 μg/L(ELISA 法)。

【临床意义】 Tn 增高见于急性心肌梗死、不稳定型心绞痛、围手术期心肌损伤等疾病。急性心肌梗死发病后 Tn 3～6 h 升高,10～24 h 达高峰,10～15 d 恢复正常。

3.血清肌红蛋白(myoglobin,Mb)测定 肌红蛋白广泛分布于心肌和骨骼肌中,占肌肉总蛋白的 2%,位于胞浆中,正常人血中 Mb 含量很低,但当心肌和骨骼肌损伤时,血中 Mb 含量明显升高,因此,Mb 的测定广泛用于急性心肌梗死(acute myocardial infarction,AMI)的诊断、预后判断及病情监测。

【参考值】 男性:55.40 μg/L

　　　　　　女性:50.67 μg/L

　　　　　　老年人:65.75 μg/L

有报告正常人血清 Mb 含量 ELISA 法为 50～85 mg/L;RIA 法为 6～85 mg/L。由于检测方法不同,测得 Mb 正常参考值不一样,各实验室应建立自己的正常参考值。

【临床意义】 Mb 测定对 AMI 的早期诊断有一定价值。AMI 发病后 1～3 h,血清 Mb 含量已升高;4～12 h 达峰值;发病后 24 h 检测的阳性率明显高于谷草转氨酶(AST)、肌酸激酶(CK)和乳酸脱氢酶(LDH)的检测,可达正常值的 7 倍。且高峰期比 AST、LDH 早,甚至有 1/3 病人血清 Mb 升高早于心电图(ECG)梗死 Q 波的出现,故血清 Mb 可作为 AMI 早期诊断的指标之一。因其升高幅度与梗死范围大小有关,因此血清 Mb 的检测对判断 AMI 预后有一定意义,用于判断 AMI 病人溶血栓治疗成功与否亦颇有价值。心绞痛患者血清 Mb 升高少见,且升高幅度小,故在鉴别心绞痛和 AMI 方面具有特异性的临床意义。

(六)胰腺疾病相关酶检测

1.血清淀粉酶测定 淀粉酶(amylase,AMS)主要由胰腺和唾液腺分泌,其中来源于胰腺的为淀粉酶同功酶 P(P 型),来源于腮腺的为淀粉酶同功酶 S(S 型)。AMS 随血液循环经肾脏由尿中排出。

【参考值】 AMS 总活性 800～1 800 U/L(Somogyi 法)

　　　　　　AMS 同工酶 P 型为 30%～55%

　　　　　　S 型为 45%～70%(免疫抑制法)

【临床意义】 AMS 活性增高见于急性胰腺炎、慢性胰腺炎急性发作、胰腺癌、胰腺囊肿及导管阻塞。同工酶 P 型增高见于急、慢性胰腺炎急性发作;S 型增高见于腮腺炎、肺癌、卵巢癌等。

2.血清脂肪酶测定 人体脂肪酶(lipase,LPS)主要来源于胰腺,胰腺疾病时血清脂肪酶水平增高。

【参考值】 0～79 U/L。

笔记栏

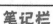

【想一想】
　　甲状腺肿大和甲状腺功能亢进有什么关系？

【临床意义】　LPS 增高见于急性胰腺炎、胰腺癌、胆总管结石和肿瘤、胆管炎、脂肪组织破坏等。

（七）甲状腺功能测定

1. 甲状腺素（T_4）测定

【参考值】　儿童:83～194 nmol/L

　　　　　　成人:65～155 nmol/L

【临床意义】

（1）升高　见于甲状腺功能亢进（甲亢）。

（2）降低　见于甲状腺功能低下、甲状腺次全切除术及地方性甲状腺肿等。

2. 游离甲状腺素（FT_4）测定　由于 FT_4 不受甲状腺结合球蛋白（TBG）的影响,对孕妇、口服避孕药者的甲状腺功能具有特殊的诊断价值。

【参考值】　10.3～31.0 pmol/L

【临床意义】

（1）升高　见于甲状腺功能亢进（甲亢）。

（2）降低　见于甲状腺功能低下、甲状腺次全切除术及地方性甲状腺肿等。

3. T_3 摄取试验

【参考值】　0.35～0.45。

【临床意义】

（1）增高　见于甲状腺功能亢进（甲亢）、非甲状腺病引起甲状腺结合球蛋白（TBG）减少的病人等。

（2）降低　见于甲状腺功能减低（甲减）,因生理因素或用药所致 TBG 增高而引起 T_3、T_4 升高者等。

4. 反式甲腺原氨酸（rT_3）测定

【参考值】　0.54～1.46 nmol/L

【临床意义】

（1）rT_3 是诊断甲状腺功能亢进最灵敏的指标,灵敏度较 T_3、T_4 高。甲状腺功能亢进时血清 rT_3 浓度增高,甲状腺功能低下（甲低）时 rT_3 浓度降低。轻型及亚临床型甲低的诊断 rT_3 优于 T_3 及 T_4,但不如 TSH（促甲状腺素）灵敏。

（2）rT_3 结合 T_3、T_4 测定可判定疗效。甲状腺功能亢进治疗中若 T_4、rT_3 均低于正常,表明用药过量;甲低甲状腺激素替代治疗时,若 rT_3、T_3 正常反映用量适当,若 rT_3、T_3 明显升高,T_4 正常或偏高,则提示用量过大。

（3）鉴别原发性甲低和低 T_3 综合征:原发性甲低时,T_3 和 rT_3 同时降低,而许多非甲状腺疾病如慢性肝炎、肝硬变、肾功能不全、糖尿病等临床上发生低 T_3 综合征时,血清 rT_3 水平明显升高,病情好转时可恢复至正常。

5. 三碘甲状腺原氨酸（T_3）测定

【参考值】　儿童:1.4～4.0 nmol/L

　　　　　　成人:1.8～2.9 nmol/L

【临床意义】

(1) T_3 是体内生物活性最高的甲状腺激素,故为诊断甲状腺功能亢进较灵敏的指标。在甲状腺功能亢进复发时,T_3 的升高早于 T_4。

(2) 对甲状腺功能减低的病人,T_3 下降不如 T_4 敏感。

6. 血清甲状腺素结合球蛋白(TBG)测定

【参考值】 15 ～ 34 mg/L

【临床意义】 甲状腺素结合球蛋白(TBG)是 T_3、T_4 在血循环中主要的血浆结合蛋白,测定血清总 T_3、T_4 的同时测定血清 TBG,可进一步提高甲状腺疾病的诊断符合率。甲状腺功能亢进时血清 TBG 水平明显低于正常,并随着药物治疗后病情的缓解,可逐渐上升至正常水平。甲状腺功能低下时血清 TBG 水平显著升高,并随着治疗而下降。肝硬化、肢端肥大症患者血清 TBG 下降。

7. 甲状旁腺激素(PTH)测定

【参考值】 170 ～ 400 ng/L

【临床意义】

(1) 增高 见于慢性肾功能衰竭、原发性甲状旁腺功能亢进、骨软化症、单纯性甲状腺肿、异位甲状旁腺激素分泌过量综合征等。

(2) 降低 见于甲状旁腺功能减退症、暴发型流行性脑脊髓膜炎、高钙尿症以及非甲状旁腺素所致的高血钙等。

8. 降钙素(CT)测定

【参考值】 男:0 ～ 14 ng/L
女:0 ～ 28 ng/L

【临床意义】

(1) 增高 见于甲状腺髓样癌、肾功能衰竭、肺癌、原发性甲状腺功能亢进等。

(2) 降低 见于暴发型流行性脑脊髓膜炎、原发性甲状腺功能减退等。

9. 甲状腺 ^{131}I 摄取试验

【参考值】 2 h:0.04 ～ 0.25
6 h:0.08 ～ 0.35
24 h:0.30 ～ 0.60

【临床意义】

(1) 增高 见于甲状腺功能亢进、缺碘性及单纯性甲状腺肿大、青春期、绝经期及妊娠期。

(2) 降低 见于甲状腺功能减退、甲状腺炎。

四、动脉血气分析

【议一议】

哪些病人需做动脉血气分析?

血气分析可以了解 O_2 的供应及酸碱平衡状况,是抢救危重患者和手术中监护的重要指标之一。常用指标有动脉血氧分压(PaO_2)、动脉血二氧化碳分压($PaCO_2$)、动脉血氧饱和度(SaO_2)、动脉血 pH 值(酸碱度)、标准碳酸氢盐(SB)、实际碳酸氢盐(AB)、剩余碱(BE)。血气分析仪可直接测定的指标有动脉血氧分压、动脉血二氧化碳分压和动脉血 pH 值,并据此测算出其他多项指标。

笔记栏

【标本采集】 股动脉或桡动脉穿刺采集动脉血2~3 mL,肝素抗凝,拔针后立即将针头刺入软木塞使血液与空气隔绝送检。

1.动脉血氧分压测定 动脉血氧分压(partial pressure of oxygen,PaO_2)是指动脉血液中物理溶解的氧所产生的张力。

【参考值】 10.0~14.0 kPa

【临床意义】 判断机体有无缺氧及缺氧程度、有无呼吸衰竭。PaO_2<8.0 kPa 为诊断呼吸衰竭的标准。

2.动脉血氧饱和度测定 动脉血氧饱和度(O_2 saturation,SaO_2)是指动脉血氧与血红蛋白结合的程度,表示单位体积内血红蛋白含氧百分数,即 SaO_2=血氧含量/血氧结合量×100%。

【参考值】 95%~98%

【临床意义】 SaO_2与$PaCO_2$测定的意义相同,但不受血红蛋白含量的影响。

3.动脉血二氧化碳分压测定 动脉血二氧化碳分压(partial pressure of carbon dioxide,$PaCO_2$)指动脉血液中物理溶解的CO_2所产生的压力。

【参考值】 4.8~5.9 kPa

【临床意义】 通气过度、呼吸性碱中毒时 $PaCO_2$<4.67 kPa;呼吸性酸中毒时 $PaCO_2$>6.67 kPa;代谢性酸中毒时,如 $PaCO_2$ 减低或代谢性碱中毒时 $PaCO_2$升高,均提示已通过呼吸进行代偿。肺泡通气不足、代谢性酸中毒时 $PaCO_2$增高,肺泡通气过度时 $PaCO_2$减低。

4.血液酸碱度 血液酸碱度(pH 值)在一定范围内才能维持细胞的正常代谢。

【参考值】 7.35~7.45

【临床意义】 失代偿性碱中毒时 pH 值>7.45,为碱血症;失代偿性酸中毒时 pH 值<7.35 为酸血症。但 pH 值测定不能区别是代谢性还是呼吸性酸碱平衡失调,应结合其他指标综合评定。

五、血型鉴定与交叉配血试验

【说一说】
你知道的血型有哪些?

从狭义讲,血型是指红细胞上表面抗原的差异。广义讲是指人体各种细胞和各种体液成分的抗原抗体系统,是人类血液主要特征之一,表达了产生抗原-抗体系统的遗传特征。目前,已报道的人类红细胞血型有20多个血型系统400多种抗原,与临床关系密切的是红细胞 ABO 血型系统及 Rh 血型系统。血型系统的发现与鉴定是安全输血的前提。

1.ABO 血型系统 ABO 血型系统广泛存在于所有人群中;其凝集原(抗原)及凝集素(抗体)效价均较高;只要输血时 ABO 血型相合,其安全率可达99%以上,因此,在输血及器官移植中最有意义。

(1)ABO 血型的抗原和抗体 根据红细胞表面是否含有 A 或 B 抗原,血清中是否存在抗 A 或抗 B 抗体,将 ABO 血型系统可分为四型(表8-4)。

表8-4　ABO血型系统的分型

血型	红细胞表面的抗原	红细胞表面的抗体
A	A	抗B
B	B	抗A
AB	A、B	无
O	无A、B	抗A及抗B

A和B血型物质除存在于红细胞和其他组织表面外,还广泛存在于体液和分泌液中,以唾液中含量最丰富,其次如血清、胃液、精液、羊水中含量也丰富,汗液、尿液、泪液、胆汁及乳汁中也有少量存在,但脑脊液中无。故通过检查各种组织和体液中的血型物质也可帮助确定血型。

(2)ABO血型的亚型　亚型中以A亚型的意义较为重要,主要有A1、A2两种亚型,A1亚型的红细胞膜上具有A1和A抗原,其血清中含抗B抗体,A2亚型的红细胞上只有A抗原,其血清中除含抗B抗体外,尚可有少量的抗A1抗体。已知A1抗原与A1抗体之间呈特异性凝集反应,因此A1与A2之间的输血可能引起输血反应。由于A抗原中有A1、A2两种主要亚型,因而AB型中也分为A1B及A2B两种主要亚型。A1B的红细胞表面上具有A1、A和B抗原,血清中无任何抗体;A2B的红细胞表面上有A和B抗原,血清中虽多无抗体,但25%的A2B型人血清中含有A1的抗体。B亚型因其抗原性很弱,故临床意义不大。

(3)ABO血型系统的血型鉴定　ABO血型的鉴定是临床安全输血的前提。采用正定型的方法,即用标准抗A及抗B血清,与被检者红细胞悬液进行试验,并加入O型血者的标准血清(抗AB血清)同时试验。同时,应用反定型法即用标准A型及B型红细胞,与被检者血清进行试验,并加用标准O型红细胞悬液对照试验。只有正反定型方法所获得结果一致,方能确认血型的类型。

2.Rh血型系统　1940年Landsteiner和Wiener通过将恒河猴的红细胞作为抗原免疫豚鼠和家兔得到的血清(抗体),能与85%白人的RBC发生凝集反应。由此证明人RBC与恒河猴RBC具有同一抗原,取Rhesus一词的头两个字母而定名为Rh血型。现在称为LW抗原。Levine等发现新生儿溶血病胎儿的母亲血清中也有这种反应,用单克隆抗体或人血清抗体鉴定的这种血型仍称为Rh血型。

(1)Rh血型系统抗原、抗体及鉴定　目前,血清学检测出来的Rh血型系统抗原主要有C、c、D、E、e 5种,其中以D抗原的抗原性最强。故通常将红细胞上含有D抗原者称为Rh阳性,而红细胞上缺乏D抗原者称为Rh阴性。抗体有抗D、抗E、抗C、抗c、抗e抗体等5种,其中以抗D抗体最常见。Rh血型天然抗体极少,主要是通过输血(Rh阳性输给Rh阴性)或妊娠过程中(父为阳性,母为阴性而孕育阳性胎儿)所产生的免疫性抗体。大多数Rh血型不合的输血反应和新生儿溶血症都是由D抗体引起。在我国人群中,Rh阴性者甚为少见,汉族中阴性率<1%,而维吾尔族Rh阴性率为4.97%,塔塔尔族为15.78%。

(2)Rh血型系统的亚型及检测　Rh血型是红细胞血型中最复杂的一个系统,亚型较多,其中有较大临床意义的是Du。Du是D抗原的一种变异型,它能被某几批抗D血清凝集,而与另几批抗D血清却完全不凝集,易被定为Rh阴性。但间接抗人球蛋白试验常呈阳性,故检测时应采用人球蛋白试验,如出现凝集者,可定为 Du 型。

3. 交叉配血试验

(1)目的　交叉配血可防止 ABO 及 Rh 血型鉴定错误、检出 ABO 及 Rh 血型系统的不规则抗体以及血型系统以外的其他血型抗体,是保证输血安全的关键措施。

(2)定义　由于配血试验主要是检查受血者血清中有无破坏供血者红细胞的抗体,故受血者血清加供血者红细胞悬液相配的试验为主侧试验;供血者血清加受血者红细胞相配的试验称为次侧试验,两者合称交叉配血试验。

(3)结果判断　同型之间做交叉配血时,主侧试验与次侧试验均无凝集反应,也无溶血反应,表示配血完全相合,可以输血;无论何种原因导致主侧管有凝集或溶血时,则绝对不可输用。异型配血时(指供血者为 O 型,受血者为 A 型、B 型或 AB 型),如主侧管无凝集及溶血,而次侧管有凝集时,如凝集较弱,可少量输该型血液,但不得超过 200 mL。

4. 血型鉴定与交叉配血试验的临床意义　血型鉴定与交叉配血是输血前的首要步骤,是保证输血安全的关键。具有重要的临床意义。

(1)避免溶血性输血反应　血型不合的输血可导致输入的红细胞迅速破坏引起严重的溶血反应,并威胁生命。故输血前必须准确的鉴定供血者与受血者的血型,选择同型人血液,并经交叉配血试验,证明完全配合才能输用。为防止输血反应必须坚持同型输血。

(2)避免引起新生儿溶血症　新生儿溶血症是母婴血型不合所致的一种溶血性疾病,我国最多见的是 ABO 系统引起的溶血病,其次是 Rh 血型系统引起。

(3)其他　在器官移植、法医学上也有极其重要的作用。

同步练习

一、单项选择题

1. 空腹采血的时间一般是指采血在空腹　　　　　　　　　　　　　　　(　　)

A. 6 h 以后　　　　　　　　　　　　　B. 8 h 以后

C. 10 h 以后　　　　　　　　　　　　D. 12 h 以后

E. 14 h 以后

2. 正常男性的血红蛋白含量是　　　　　　　　　　　　　　　　　　(　　)

A. 110～150 g/L　　　　　　　　　　　B. 120～160 g/L

C. 131～172 g/L　　　　　　　　　　　D. 170～200 g/L

E. 90～110 g/L

3. 支气管哮喘、荨麻疹、血清病等变态反应性疾病者,外周血　　　　　　(　　)

A. 嗜酸性粒细胞增多　　　　　　　　　B. 中性粒细胞增多

C. 单核细胞增多　　　　　　　　　　　D. 淋巴细胞增多

E. 嗜碱性粒细胞增多

4. 网织红细胞减少主要见于　　　　　　　　　　　　　　　　　　　　(　　)

A. 缺铁性贫血　　　　　　　　　　　　B. 溶血性贫血

C. 失血性贫血　　　　　　　　　　　　D. 巨幼细胞贫血

E. 再生障碍性贫血

5. 下列哪种疾病可引起中性粒细胞减少 （ ）
    A. 尿毒症   B. 慢性粒细胞性白血病
    C. 脾功能亢进   D. 肺吸虫病
    E. 骨髓纤维化症

6. 最能反映贫血的实验室检查指标是 （ ）
    A. 红细胞计数   B. 红细胞沉降率
    C. 网织红细胞计数   D. 血清蛋白总量
    E. 血红蛋白定量

7. 引起红细胞生成减少的疾病是 （ ）
    A. 再生障碍性贫血   B. 溶血性贫血
    C. 急性感染   D. 重症肝病
    E. 阵发性睡眠性血蛋白尿

8. 引起中性粒细胞增多最常见的是 （ ）
    A. 急性失血   B. 急性溶血
    C. 急性中毒   D. 大手术创伤
    E. 急性化脓性感染

9. 过敏性疾病多见 （ ）
    A. 嗜碱性粒细胞增高   B. 嗜酸性粒细胞增高
    C. 中性粒细胞增高   D. 单核细胞增高
    E. 淋巴细胞增高

10. 可反映骨髓造血功能的指标为 （ ）
    A. 红细胞   B. 血红蛋白
    C. 血小板计数   D. 红细胞沉降率
    E. 网织红细胞计数

二、填空题

1. 红细胞病理性减少的病因有_____、_____和_____。
2. 白细胞包括_____、_____、_____、_____和_____。
3. 糖尿病的诊断标准有_____、_____和_____。
4. 血清钾的正常值为_____mmol/L。

三、名词解释

1. PVC   2. 红细胞沉降率

四、简答题

1. 静脉采血法部位在哪里？注意事项有哪些？
2. 常用的抗凝剂有哪些种？应用剂量、应用范围是多少？
3. 简述白细胞总数与中性粒细胞数量变化的临床意义。

第二节　尿液检查

    尿液是流经肾脏的血液经过肾小球的滤过、肾小管和集合管的重吸收与排泌后形成的终末代谢产物，可调节体液和酸碱平衡。尿液的质与量可反映机体的代谢状况。因此，尿液检查对多种疾病的诊断、病情和疗效观察及用药监护均具有重要意义。尿液检查主要用于：①泌尿系统疾病的诊断和疗效观察，如泌尿系统的炎症、结石、肿瘤、

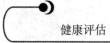

血管病变等。②其他系统疾病的诊断:如糖尿病的尿糖异常、急性胰腺炎时的尿淀粉酶检查异常等。③安全用药的监护:某些药物如庆大霉素、卡那毒素及磺胺类药物等常可引起肾损害,故用药前及用药过程中需监测尿液的变化。④职业病的辅助诊断:对长期接触铅、汞等重金属的职业人群,测定尿中铅、汞排出量,对劳动保护与职业病的诊断及预防有一定价值。

一、尿液常规检查

尿液常规检查包括一般性状检查、化学检查、显微镜检查。目前,尿液检查已基本上被干化学尿液分析仪和尿沉渣分析仪方法所取代。两者均可快速准确地打印出数据结果,但尿沉渣镜检仍不可缺少。

(一)标本的采集与保存

尿液标本的正确保存与收集是临床护理工作的基本要求,是关系检验结果正确与否的关键。

1. 收集方法   通常留取 10~100 mL 尿液于清洁干燥的容器中,现多采用一次性尿杯。尿液细菌培养时应使用有塞的无菌容器。根据临床和实际情况,留尿的要求大致可分为下列几种。

(1)随机尿   随时留取任何时间的尿液。如门诊、急诊病人,该标本易受饮食、药物、运动、温度等因素的影响,导致结果出现误差。

(2)晨尿   清晨第一次尿,因尿液在膀胱内贮存时间较长,尿液浓缩和酸化程度高,尿中细胞、管型等有形成分检出率较高。多用于肾脏疾病进一步明确诊断及观察疗效。

(3)空腹尿   留取空腹 12 h 后的尿液,通常用于糖尿病病人做定性检测时使用。

(4)定时尿   留取不同时间段(3 h、12 h 或 24 h)内排出的全部尿液。留尿时间也可根据需要适当调节长短,或在不同时间段内分瓶留取分段尿液。适合对尿中所含的微量物质,如 17-羟皮质类固醇、17-酮皮质类固醇、尿糖、尿蛋白尿电解质等进行定量检测。

(5)中段尿   留尿前清洗外阴,消毒尿道口,留取中段尿于无菌的试管中送检。

2. 标本采集时的注意事项

(1)一般检验   女性应避开月经期防止阴道分泌物混入尿中,男性避免精液及前列腺液的污染。留取尿液时避开初段尿液,留取中段尿液以免尿道口不洁的成分影响检验结果。

(2)细菌培养   留尿前停用抗生素 5 d,留尿时先给病人冲洗外阴部或用 1∶1000 苯扎溴铵(新洁尔灭)棉球擦拭外阴后留取中段尿液,必要时可以用导尿的方法留取标本。留尿全程应遵守无菌操作原则,防止尿道中的细菌或环境中的细菌污染标本,留取的尿液标本应及时送验。

(3)尿液中所含物质定量检验(多用 12 h 尿或 24 h 尿)   测定开始的当天中餐或晚餐限制液体摄入量在 200 mL 以下,晚餐后不再饮水;次晨 8 时排尿弃去,收集以后 12 h 尿或 24 h 的所有尿液,包括粪便排出时的尿液以及第 2 天上午 8 时最后排出的尿液。可按检测需要将全部尿液盛于一个容器,或分晨 8 时至晚 8 时尿液盛于两个容器,也可将每两个小时的尿液盛于一个容器中送验。

（4）尿液的送验　一般完成尿液标本收集后均立即送验。留取尿液至开始检测的时间最好不要超过 30 min,夏季最长不能超过 1 h,冬季最长不能超过 2 h。留取 12 h 或 24 h 尿标本应按前述要求添加防腐剂,如遇特殊情况不能及时检验应将标本置入冰箱保存。送验时应仔细核查瓶签并在送检单上注明标本的种类、留取的准确时间、所加防腐剂种类等。

3.尿液标本保存　如果尿液放置时间较长,应将尿液冷藏或置于阴凉处保存,必要时添加防腐剂。防腐剂的种类和用法如下:

（1）甲苯　通常 100 mL 尿中加入 2 mL 甲苯,使之形成薄膜阻止尿液与空气接触,保持标本中化学成分的稳定,主要用于尿糖与尿蛋白等生化检测的防腐。

（2）甲醛　一般在 24 h 尿中加 1~2 mL 甲醛,以凝固蛋白,抑制细菌生长,固定尿中有形成分,常用于检出管型与细胞时防腐。

（3）浓盐酸　一般于 24 h 尿液中加 10 mL 浓盐酸,用于尿 17-酮皮质类固醇、儿茶酚胺、钙等物质检测时的保存。

（4）冰醋酸　24 h 尿液中一般加 10~25 mL 的冰醋酸,来固定尿中 5-羟色胺、醛固酮类物质,用于 5-羟色胺类物质检测时防腐。

（5）碳酸钠　通常 24 h 尿液中加 10 g 碳酸钠,来固定尿中卟啉类物质,用于尿卟啉检测时防腐并盛于棕色瓶中送检。

（二）一般性状检查

1.尿量

【参考值】　正常成人尿量 1 000~2 000 mL/24 h,平均 1500 mL。

【临床意义】　尿量主要取决于肾小球滤过率,肾小管重吸收功能、浓缩和稀释功能。尿量的多少与当日饮水量及其他途径排出的体液量有关。

（1）少尿（oliguria）或无尿（anuria）　成人 24 h 尿量少于 400 mL 或每小时尿量持续少于 17 mL 者称为少尿;24 h 尿量少于 100 mL 者称为无尿。常见病因:①肾前性少尿,见于各种原因引起的肾血流量不足,如休克、严重呕吐、腹泻、心力衰竭、大面积烧伤及其他有效循环血容量减少的疾病等。②肾性少尿,见于各种原因引起的肾实质的损害,如急性肾小球肾炎、急性肾功能衰竭少尿期、慢性肾功能衰竭终末期等。③肾后性少尿,即各种原因所致尿路梗阻,如肿瘤、结石、尿路狭窄等。

（2）多尿（polyuria）　成人 24 h 尿量多于 2 500 mL 者称为多尿。生理性多尿:可见于饮水过多、输液、饮茶、精神紧张、寒冷、应用利尿剂等。病理性多尿:①内分泌疾病,糖尿病,尿崩症等。②肾脏疾病,慢性间质性肾炎、慢性肾盂肾炎、多囊肾等,由于慢性肾小管破坏,尿浓缩功能减退而致多尿,其特点是昼夜尿量的比例失常,夜尿增多;急性肾衰竭多尿期也出现明显多尿。③药物影响,使用噻嗪类利尿剂、甘露醇、山梨醇等药物治疗后尿量增多。

2.颜色及透明度

【参考值】　正常新鲜尿液的颜色为无色澄清或淡黄色透明液体,放置后常因盐类析出而微混浊。

【临床意义】　尿液颜色易受食物、药物和尿量等影响,新鲜尿液若有大量的尿酸盐、磷酸盐或碳酸盐沉淀时可发生混浊,加热或加碱可使尿酸盐沉淀溶解,磷酸盐或碳

笔记栏

酸盐沉淀加酸后可溶解或产生气泡。各种病理情况下,尿液颜色及透亮度可有如下改变:

(1)血尿(hematuria) 每升尿中含血量超过1 mL,尿液呈淡红色、红色、洗肉水样或混有凝血块,称肉眼血尿。尿液外观无变化,离心沉淀后镜检,每高倍视野红细胞平均>3个称镜下血尿。多见于泌尿系统感染、肾或泌尿道结石、肾肿瘤、肾结核等,也见于出血性疾病,如血小板减少性紫癜、血友病等。

(2)血红蛋白尿(hemoglobinuria) 血管内溶血时,血红蛋白从尿中排出称血红蛋白尿,颜色为浓茶色或酱油色。多见于阵发性睡眠性血红蛋白尿、蚕豆病、血型不合的输血反应等溶血性疾病。

(3)脓尿(pyuria) 尿液中含有大量脓细胞或细菌可使新鲜尿液外观呈不同程度的黄白色混浊或含脓丝状悬浮物。菌尿呈云雾状,静置后不下沉;脓尿放置后可有白色云絮状沉淀。此两种尿液不论加热或加酸,其混浊均不消失。见于泌尿系统感染,如肾盂肾炎、膀胱炎,也可见于前列腺炎、精囊炎等。

(4)乳糜尿(chyluria) 尿内因含有大量淋巴液而呈乳白色。主要见于丝虫病或其他原因引起的肾周围淋巴管引流受阻时。

(5)胆红素尿(bilirubinuria) 尿内含有大量结合胆红素,颜色呈深黄色,振荡后泡沫呈黄色。见于阻塞性和肝细胞性黄疸。服用呋喃坦啶、呋喃唑酮、核黄素、牛黄类药物时尿液也可呈黄色,但胆红素定性阴性。

3.气味

【参考值】 正常新鲜尿液无特殊气味,久置后因细菌污染和繁殖,尿素分解,可出现氨味。

【临床意义】 生理情况下进食葱、蒜等含特殊气味的食品过多时,尿液也出现相应的特殊气味。病理情况下可呈不同气味。①新鲜的尿液即有氨味,则提示慢性膀胱炎或尿潴留;②糖尿病酮症酸中毒时,尿液呈现烂苹果气味;③有机磷农药中毒时,尿液呈蒜臭味。

4.酸碱反应(pH值) 尿液的酸碱度受疾病、用药及饮食的影响,如进食蛋白质多时,尿液pH值降低;进食蔬菜多时pH值可升高。尿液放置过久细菌分解尿素,也可使酸性尿液变为碱性尿液。因此,在结果判定时要排除了上述干扰因素,pH值过高或过低才具有临床意义。

【参考值】 正常新鲜尿液多呈弱酸性,尿pH值约6.5(5~6),波动在4.5~8.0之间。

【临床意义】

(1)pH值降低(酸度增高) 见于酸中毒、发热、糖尿病、痛风、白血病或服用氯化铵等。

(2)pH值增高(碱性尿) 见于碱中毒、膀胱炎、肾小管性酸中毒或服用碱性药物等。

5.比重(specific gravity) 尿液比重与所含溶质的浓度成正比,受年龄、食入水量和出汗量的影响。饮水多时尿相对密度降低,尿量增多;机体缺水时尿相对密度增高,尿量减少。在没有水代谢紊乱的情况下,尿相对密度的高低可反映肾小管的浓缩稀释功能。

【参考值】 正常成人普通饮食情况下,尿相对密度为 $1.015 \sim 1.025$ 之间,最大波动范围为 $1.003 \sim 1.030$。婴幼儿尿相对密度偏低。

【临床意义】

(1)尿相对密度增高(晨尿>1.020) ①肾前性少尿,如高热、脱水、出汗过多、周围循环衰竭、肾小球肾炎、心力衰竭等,尿少而比重高;②糖尿病,因尿中含有大量的葡萄糖,其尿多而比重高;③白蛋白尿。

(2)尿相对密度降低(<1.015) 见于慢性肾衰竭、尿崩症、急性肾小管坏死、急性肾衰竭等。当肾实质破坏、肾浓缩稀释功能丧失时,尿相对密度低且固定在 1.010 ± 0.003。

(三)化学检查

1.尿蛋白质检查 正常尿液中含有微量的蛋白质,当肾小球通透性增加、肾小管重吸收功能降低或异常蛋白排泄增多时,尿内蛋白增多,尿蛋白定性试验呈阳性反应、尿蛋白定量试验超过 150 mg/24 h 尿,称为蛋白尿,尿蛋白定量试验超过 3.5 g/24 h 尿,称为大量蛋白尿,见于肾病综合征。

【参考值】

(1)正常尿蛋白定性试验 阴性反应,用(-)表示。同时用(+)~(++++)来表示尿蛋白的量。

(2)正常人尿蛋白定量 $20 \sim 130$ mg/24 h。

【临床意义】

在生理情况下,如剧烈运动、劳累、精神紧张、寒冷时,可出现一过性的功能性蛋白尿;在长期站立、妊娠压迫时可出现体位性蛋白尿。病理情况下,因组织器官发生器质性病变可出现持续性的蛋白尿,按发病机制分为如下几类:

(1)肾小球性蛋白尿(glomerular proteinuria) 主要因炎症、免疫因素使肾小球基底膜损伤,孔径变大导致滤过膜通透性增加及静电屏障作用减弱,使大分子清蛋白大量滤过产生蛋白尿。见于原发性肾小球器质性病变,如急慢性肾小球肾炎、隐匿性肾小球肾炎、肾病综合征;也可见于继发性肾小球疾病,如糖尿病肾病、狼疮性肾病、毒物损害、高血压、心功能不全等引起的肾损害。

(2)肾小管性蛋白尿(tubular proteinuria) 肾小球滤过功能正常,肾小管因炎症、中毒发生病变,重吸收能力降低导致的蛋白尿。见于肾盂肾炎、急慢性间质性肾炎、急性肾小管坏死等。

(3)混合性蛋白尿(mixed proteinuria) 肾脏病变同时累及肾小球和肾小管两部分,蛋白尿所含成分具有上述两种蛋白尿的特点,见于各种肾小球病后期;各种肾小管间质病变如间质性肾炎、慢性肾盂肾炎、糖尿病肾病、狼疮性肾炎等。

(4)溢出性蛋白尿(overflow proteinuria) 肾小球滤过及肾小管重吸收功能均正常,但由于血液中异常蛋白质(Ig 轻链、急性溶血时的游离血红蛋白)产生增多,这些小分子蛋白经肾小球滤出,超过肾小管重吸收能力,从尿中排出,而产生蛋白尿,称溢出性蛋白尿。见于多发性骨髓瘤、巨球蛋白血症、急性溶血性疾病、挤压综合征及横纹肌溶解综合征等。

(5)组织性蛋白尿(tissue proteinuria) 在尿液形成过程中,肾小管代谢产生的蛋白质和组织分解的蛋白质以及由于炎症或药物刺激泌尿系统分泌的蛋白质,称组织性蛋白尿。多见于肾脏的炎症、中毒等。

(6)假性蛋白尿(accidental proteinuria) 因尿中混有血、脓等导致蛋白定性试验阳性,一般不伴有肾脏本身损害,治疗后很快恢复。

2. 尿糖(glucosuria,GLU) 正常人尿中可有微量葡萄糖,尿糖定性试验阴性。当血糖浓度增高到一定程度,超过了肾脏对糖的重吸收(肾糖阈值),使多余的糖从肾脏排出,用定性的方法检测为阳性,称为糖尿。糖尿还可见于血糖虽未升高,但肾糖阈降低所致的肾性糖尿。尿糖的含量常与血糖高低成正比,所以可用来间接判断血糖情况,是糖尿病诊治和护理观察中经常使用的重要指标。

【标本采集及注意事项】

(1)一般情况下应坚持采集清晨空腹尿液,以排除饮食对尿糖的影响。因尿标本中的糖易分解,应及时送检并立即测定。

(2)采集尿液的容器如果残留氧化的消毒剂(漂白粉、次亚氯酸)可产生假阳性;大量酮体、维生素C、阿司匹林、链霉素、青霉素以及中药大黄、黄芩等也可干扰测定结果出现假阳性或假阴性,应避免这些因素。

【参考值】 尿糖定性试验呈阴性反应,用(−)表示,定量试验为 0.56 ~ 5.00 mmol/24 h尿。

【临床意义】

(1)血糖增高性糖尿 多见于糖尿病、甲状腺功能亢进、垂体前叶功能亢进如肢端肥大症、嗜铬细胞瘤及库欣(Cushing)综合征等内分泌系统疾病。

(2)肾性糖尿(血糖正常性糖尿) 这是因为肾小管对葡萄糖重吸收能力减退,肾糖阈降低致糖尿。见于家族性糖尿、慢性肾炎或肾病综合征伴肾小管受损以及妊娠后期的妇女。

(3)暂时性糖尿 ①超过"肾糖阈"的生理性糖尿,如大量进食碳水化合物或静脉注射大量葡萄糖(>200 g/次)。②应激性糖尿,如颅脑外伤、脑出血、心肌梗死时,肾上腺素或胰高血糖素分泌过多或延脑血糖中枢受到刺激,可出现暂时高血糖和糖尿。

(4)其他糖尿 如乳糖、半乳糖、果糖、甘露糖以及一些戊糖,也可在肾小管重吸收,但吸收率比葡萄糖低。当上述糖类进食过多或体内代谢失调使血中浓度升高时,可出现相应的糖尿。

3. 尿酮体 酮体(ketone bookies,KET)是 β-羟丁酸、乙酰乙酸、丙酮的总称,为体内脂肪代谢的中间产物。各种原因导致大量的脂肪分解而使这些物质氧化不全时,可使血中浓度增高而由尿液排出。

【议一议】
 尿液标本采集时要注意哪些?

【参考值】 定性试验呈阴性反应,定量试验为0.34 ~ 0.85 mmoL/24 h尿。

【临床意义】 正常人产生的酮体很快被利用,在血中含量甚微。当糖代谢障碍,大量脂肪分解,血中酮体浓度增高时可产生酮血症,继而出现酮尿。尿酮阳性见于:

(1)糖尿病性酮尿 糖尿病患者一旦出现酮尿,应立即考虑到酮症酸中毒,并为发生酮症酸中毒性昏迷的前兆。如患者已服用降糖药物,其血糖已正常却仍有酮尿时,可能为血糖不高性酮症,乃因降糖药物具有抑制细胞呼吸的作用使脂肪代谢氧化不全所致。

(2)非糖尿病性酮尿 见于婴幼儿或妊娠妇女因发热、严重呕吐、腹泻、未能进食等情况而出现的尿酮体阳性。

（3）饮酒过量　可造成以 β-羟丁酸明显增高为特征的酸中毒。

4.尿胆红素（urine bilirubin, BIL）与尿胆原（urobilinogen, URO）　尿胆红素、尿胆原、尿胆素称尿三胆。其量的变化常反映红细胞破坏及肝胆系统代谢情况。

【标本采集及注意事项】

（1）留取新鲜晨尿 20～30 mL，盛于清洁干燥的容器中立即送检。

（2）尿胆原易在空气中氧化，棕色容器较适宜，容器最好加盖并立即送检。

（3）尿中含某些药物，如磺胺类、普鲁卡因、苯唑青霉素等以及卟胆原等可使试验呈假阳性反应。检验前应避免使用上述药物。

（4）饱餐、饥饿运动等生理情况可引起尿胆原轻度增高，留取标本时应注意。

【参考值】　正常人尿胆红素含量≤2 mg/L，定性呈阴性；尿胆原含量≤10 mg/L，定性呈阴性或弱阳性。

【临床意义】

（1）尿胆红素阳性　见于肝细胞性黄疸、梗阻性黄疸、门静脉周围炎、纤维化及药物所致的胆汁淤滞。

（2）尿胆原阳性　主要见于肝细胞性黄疸。

5.尿亚硝酸盐（nitrite, NIT）

【参考值】　尿亚硝酸盐测定阴性。

【临床意义】　正常人尿液中有适量硝酸盐，当尿液中有能产生硝酸盐还原酶的细菌生长时，可将硝酸盐还原为亚硝酸盐。尿亚硝酸盐阳性见于尿路感染，大肠埃希菌感染时检出率可达 40%～80%。

6.尿隐血（urine occult blood, BLD）　临床意义同血尿。

7.尿白细胞（leukocytes, LEU）　见显微镜检查。

（四）显微镜检查

显微镜检查指用显微镜对新鲜尿液标本中沉渣进行镜检，检查细胞、管型和结晶等成分。

1.细胞

（1）红细胞　正常尿中见不到或偶可见到红细胞。每高倍视野中红细胞数超过 3个，称镜下血尿。见于急慢性肾小球肾炎等、肾结石、肾盂肾炎、急性膀胱炎等。

（2）白细胞和脓细胞　正常尿液中可见少量的白细胞，以中性粒细胞多见。脓细胞是指在炎症过程中破坏和死亡的中性粒细胞。正常人尿沉渣镜检不超过 5个/HP。如每高倍视野中白细胞超过 5个即为增多，称镜下脓尿。常见于泌尿系统感染，如肾盂肾炎、肾结核、膀胱炎或尿道炎等。成年妇女生殖系统有炎症时，常有阴道分泌物混入尿液，除有成团的脓细胞外，并伴有多量复层鳞状上皮细胞。淋巴细胞性白血病、肾移植术后可见淋巴细胞增多。

（3）上皮细胞（epithelia cells）　正常尿液中可见少量的复层鳞状上皮细胞，由肾、尿路等处脱落而混入。肾实质损害时可见肾小管上皮细胞。

1）肾小管上皮细胞（小圆上皮细胞）：正常尿液中见不到。如在尿液中出现，常表示肾小管病变，见于急性或慢性肾小球肾炎、肾小管坏死，肾移植后排异反应期。

2）移行上皮细胞：是由肾盂、输尿管、膀胱及尿道近膀胱段等处的移行上皮组织脱落而来。正常尿液偶可见到。输尿管、膀胱、尿道炎症时数量增多。大量出现时应警惕移行上皮细胞癌。

3)复层鳞状上皮细胞:来自尿道前段及阴道表层,细胞形态扁平而大,似鱼鳞,不规则,成年女性尿液中易见,少量无临床意义,尿道炎时大量出现。

2. 管型(casts)　管型是蛋白质、细胞或细胞碎片在肾小管内凝集而成的圆柱形蛋白聚体。管型的出现说明肾脏有实质性损伤。常见以下几种管型:

(1)透明管型(hyaline casts)　管型为无色透明、内部结构均匀无细胞的细圆柱体,两端钝圆,偶含少量颗粒。由于折光性低,须在暗视野下观测,健康人正常 0～偶见/HP。运动、发热、重体力劳动、麻醉等时可一过性增多。老年人清晨浓缩尿中也可见到。在肾病综合征、慢性肾炎、恶性高血压及心力衰竭等可增多。

(2)细胞管型(cellular casts)　管型内常含有细胞和细胞碎片等物质,其所含细胞量超过管型体积的1/3时称细胞管型。根据所含细胞命名:①肾上皮细胞管型,见于急性肾小管坏死、肾淀粉样变性、急性或慢性肾小球肾炎、间质性肾炎、肾病综合征、肾移植后排异反应、子痫等。②红细胞管型,见于各种急慢性肾炎、急性肾小管坏死、肾移植后急性排斥反应时。③白细胞管型,见于肾脏化脓性病变,最常见于急性肾盂肾炎、间质性肾炎、也可见于狼疮性肾炎等。

(3)颗粒管型(granular casts)　是由肾实质病变之变性细胞分解产物或由血浆蛋白及其他物质崩解的大小不等颗粒聚集于 T-H 糖蛋白中形成的。管型内的颗粒量常超过1/3,故称颗粒管型。可分为粗颗粒和细颗粒两种,开始多为粗大颗粒,在肾脏停滞时间较长后,粗颗粒转变为细颗粒。①粗颗粒管型,见于慢性肾炎、肾盂肾炎或某些原因引起的肾小管损伤;细颗粒管型,多见于慢性肾炎或急性肾小球肾炎后期。

(4)蜡样管型(waxy casts)　可能由细粒管型继续衍化而来,是细胞崩解的最后产物,也可由发生淀粉样变性的上皮细胞溶解后逐渐形成。在尿液中出现,预后较差。见于慢性肾小球肾炎晚期、慢性肾衰竭及肾淀粉样变性,偶见肾移植后排异反应。

(5)脂肪管型(fatty casts)　在管型基质中含有多数脂滴或嵌入含有脂滴的肾小管上皮细胞时,称为脂肪管型。脂肪尿及脂肪管型常见于肾病综合征、慢性肾炎急性发作等。

(6)肾衰竭管型(renal failure casts)　肾衰竭管型是由于损坏的肾小管上皮细胞碎裂后,在明显扩大的集合管内凝聚而成。在急性肾功能衰竭多尿早期此管型可大量出现,随着肾功能的改善,肾功能衰竭管型可逐步减少或消失。在慢性肾功能衰竭,出现此管型,提示预后不良。

3. 结晶体(crystalluria)　正常尿液有时有盐类结晶析出,大多与饮食和代谢有关。常见的结晶体有以下几类:

(1)酸性尿中的结晶　如尿酸结晶、草酸钙结晶、非晶体尿酸盐,尿中出现无意义,如数量增多,有红细胞出现并伴尿路刺激症,则应考虑结石的可能。

病理情况下可出现:①胆红素结晶,见于阻塞性黄疸、急性肝坏死、肝硬化、肝癌、急性磷中毒等。②亮氨酸结晶,正常尿内不出现。如出现见于急性磷、氯仿中毒、急性肝坏死、肝硬化。③酪氨酸结晶,意义同亮氨酸结晶。④胱氨酸结晶,先天性胱氨酸病时可大量出现,有结石的可能。⑤胆固醇结晶,见于肾淀粉样变、膀胱炎脓尿和乳糜尿内。

(2)碱性尿中的结晶　有磷酸盐、磷酸钙、尿酸铵等,加醋酸常可溶解,如经常出现,则应注意有结石和尿路感染的可能。

（3）磺胺药物结晶 磺胺类药物易在酸性尿液中形成结晶,故在新鲜尿液中出现大量结晶体并伴有红细胞时,有发生泌尿系统结石、肾损伤甚至尿闭的可能,应及时停药予以积极处理。

二、尿液其他检查

（一）Addis 尿沉渣计数

留取病人夜间 12 h 尿液标本,定量检验沉渣中有机物的数量。

【标本采集】 留取患者自晚 8 时至次日早 8 时夜间 12 h 尿液标本,如酸性尿液中有尿酸盐结晶析出而混浊,可将尿液浸入温水(不高于 37 ℃)中片刻,使其溶解,如碱性尿液中磷酸盐结晶析出而混浊,可加 1% 醋酸 1～2 滴,纠正至刚呈酸性,使磷酸盐消失。

【参考值】 红细胞<50 万/12 h;白细胞<100 万/12 h;管型(透明)<5 000/12 h。

【临床意义】 各类肾炎病人尿液中的细胞和管型数,轻度或明显增加。肾盂肾炎、尿路感染和前列腺炎时白细胞显著增加。

（二）1 h 尿细胞排泄率测定

【标本采集】 受检者照常工作、不限制饮食,准确留取 3 h 的全部尿液,计数后除以 3 而得出 1 h 细胞排泄率。

【参考值】 男性:红细胞<3 万/12 h, 白细胞<7 万/h

女性:红细胞<4 万/12 h,白细胞<14 万/h

【临床意义】 肾盂肾炎白细胞排泄率明显增高,可达 40 万/h,急性肾小球肾炎红细胞排泄率明显增高,可达 20 万/h 。

（三）尿淀粉酶测定

【标本采集】 留取新鲜尿液 10 mL,立即送检。

【参考值】 Somogyi 法:1 000～1 200 U/L

【临床意义】 尿淀粉酶活性增高可见于:

（1）急性胰腺炎 发病后 12～24 h 开始升高,持续 3～10 d 后恢复正常。血和尿中淀粉酶活性不一定都呈平行关系,急性胰腺炎时,血清淀粉酶升高早而持续时间短,尿淀粉酶升高晚但持续时间长。

（2）胰腺管阻塞 胰腺损伤、胰腺癌、急性胆囊炎等,可使血清及尿液淀粉酶活性增高。

（3）其他因素 腹膜炎、胃肠穿孔、休克、糖尿病等也可引起尿淀粉酶轻度增高。

三、尿液自动化分析仪检测

尿液自动化分析仪是利用自动化仪器检查尿中一些成分的方法,具有操作简单、快速、检出灵敏度高、重复性好等优点。目前常用的有干化学尿液分析仪和尿沉渣分析仪。干化学尿液分析仪具有同时自动完成多项检测的优点,但影响因素较多,易出现假阳性和假阴性结果,一般仅用做初诊患者或健康体检的筛选试验。尿沉渣自动分析仪主要用以测定非离心尿中的有形成分,如红细胞、白细胞、细菌、上皮细胞、管型、精子、结晶等。干化学尿液分析仪检测项目及参考值见表8-5。

表8-5 全自动血细胞计数分析参考值

项目	英文缩写	参考值
酸碱反应	PH	5~7
蛋白质	PRO	阴性(<0.1 g/L)
葡萄糖	GLU	阴性(<2.0 μmol/L)
酮体	KET	阴性
尿胆原	UBG	阴性或弱阳性
尿胆红素	BIL	阴性(<1 mg/L)
隐血	BLD	阴性(<10 个红细胞/μL)
亚硝酸盐	NIT	阴性
白细胞	LEU	阴性(<15 个白细胞/μL)
尿相对密度	SG	1.015~1.025

 问题分析与能力提升

病例摘要一 患者,男,28岁,近日无明显诱因出现晨起眼睑水肿。查体:血压为150/90 mmHg,颜面、下肢水肿。尿常规检查:蛋白(++),红细胞每高倍视野4个,内生肌酐清除率为100 mL/min。

讨论:①请分析患者检查结果。②患者可能的病因是什么?

病例摘要二 患者,女性,68岁。反复出现尿急、尿频、尿痛伴低热3年,血压为120/70 mmHg,尿常规检查:红细胞每高倍视野6~10,白细胞20~30个。清洁中段尿培养菌落计数超过10^5/mL。

讨论:①请分析患者尿液检查结果。②还可做哪些检查以明确诊断其可能的结果是什么?

同步练习

一、单项选择题

1. 镜下血尿指高倍视野(Hp)红细胞数为 ( )

　A.0~1个 　　　　　　　　　　B.>2个

　C.≥3个 　　　　　　　　　　D.>5

　E.>15

2. 多尿是指24 h尿量大于 ( )

　A.1 000 mL 　　　　　　　　　B.1 500 mL

　C.2 000 mL 　　　　　　　　　D.2 500 mL

　E.3 000 mL

3. 无尿是指24 h尿量少于 ( )

　A.100 mL 　　　　　　　　　　B.200 mL

C. 50 mL   D. 250 mL

E. 400 mL

4. 蛋白尿是指尿蛋白测定为   (   )

A. 0～40 mg/24 h 尿   B. 0～80 mg/24 h 尿

C. 20～80 mg/24 h 尿   D. 100 mg/24 h 尿

E. >150 mg/24 h 尿

5. 急性肾小球肾炎患者尿液中可出现   (   )

A. 颗粒管型   B. 红细胞管型

C. 肾衰竭管型   D. 脂肪管型

E. 蜡样管型

6. 正常人尿液中可见   (   )

A. 细胞管型   B. 颗粒管型

C. 透明管型   D. 蜡样管型

E. 脂肪管型

7. 急性肾盂肾炎患者最常见的是   (   )

A. 尿蛋白(++)   B. 血尿

C. 乳糜尿   D. 脓尿

E. 尿素氮升高

8. 多尿且尿相对密度高见于   (   )

A. 急性肾盂肾炎   B. 急性肾炎

C. 糖尿病   D. 尿崩症

E. 严重脱水

9. 关于尿酮体检查结果,叙述错误的是   (   )

A. 正常人为阴性反应   B. 妊娠呕吐剧烈时可为阳性

C. 禁食时为阳性   D. 急性肾炎时阳性

E. 糖尿病酮症时为阳性

10. 尿内出现白细胞管型时多见于   (   )

A. 急性膀胱炎   B. 慢性肾小球肾炎

C. 急性肾盂肾炎   D. 尿道炎

E. 肾肿瘤

二、填空题

1. 正常人每 24 h 尿量约_____mL。

2. 成人每 24 h 尿量少于_____mL 为少尿,低于_____mL 为无尿。

3. 尿液呈烂苹果味见于_____,呈蒜臭味见于_____。

4. 正常人尿液离心后每高倍视野红细胞____个以上称为镜下血尿,白细胞_____个以上称为镜下脓尿。

5. 红细胞管型多见于_____,白细胞管型多见于_____。

三、名词解释

1. 蛋白尿   2. 多尿   3. 镜下血尿   4. 管型

四、简答题

1. 尿液标本采集应注意哪些问题?

2. 简述管型的种类及其临床意义。

3. 简述糖尿的临床意义。

笔记栏

第三节 粪便检查

粪便是食物经过消化后排出的代谢产物,其主要成分包括食物残渣、消化道分泌物、细菌、无机盐和水。粪便检查的目的是了解消化道有无炎症、出血、寄生虫感染及恶性肿瘤等;了解消化状况,借以粗略地判断胃肠、胰腺及肝胆的功能状况;同时查找致病菌。

一、标本采集及注意事项

标本采集的正确与否直接关系结果的真实情况,应特别注意下列问题。

1. 一般采取自然排出的粪便,无粪便而又必须检查时可经肛门指诊采集粪便,灌肠或服油类泻剂的粪便因过稀或混有油滴而不宜做检查标本。

2. 留取粪便的容器应为清洁干燥的玻璃瓶、塑料盒,或一次性使用的专用纸盒。粪便中不应混有尿液、消毒液、污水等以免破坏粪便中的有形成分。细菌培养时则应采用有盖的无菌容器。

3. 粪便检查一般少许即可,但应在粪便有脓血黏液处选材,并注意从粪便的不同部位选取标本。

4. 粪便寄生虫检验,3 d 前应停服抗生素,留取的粪便至少在 30 g 以上,血吸虫毛蚴等虫卵孵化计数,应留取 24 h 粪便,混匀后送验;检验阿米巴滋养体,送检途中要注意保温;蛲虫卵检验应使用透明膜拭子于清晨排便前自肛门周围的皱襞外拭取标本然后送检。

5. 粪便隐血试验,为避免出现假阳性,病人在检查的前 3 d,应禁食铁剂,动物血、肝类、瘦肉及大量绿色蔬菜,勿咽下口咽部的出血。

6. 标本采集后一般在 1 h 内检验完毕,以免 pH 值改变以及消化酶作用等使粪便的有关成分破坏影响检验结果。

【议一议】
粪便性状改变的临床意义。

二、粪便一般检验

(一)一般性状检验

1. 量 排便量受食物种类、进食量及消化器官功能状态的影响,正常成人大多每天排便 1 次,量约 100～300 g。进食细粮及肉食者,粪便细腻而量少;进食粗粮及蔬菜者,因纤维素多而粪便量增加。消化道或消化腺有炎症、功能紊乱及消化吸收不良时,可使排便量增加或伴有异常成分。

2. 颜色与性状 正常成人粪便为黄褐色成形软便,婴儿粪便呈金黄色或黄色糊状便,其颜色可受食物、药物等影响。病理情况时可见如下改变:

(1)糊状或稀汁样便 各种感染性及非感染性因素刺激消化道,使肠蠕动亢进或肠黏膜分泌过多所致。最常见于急性肠炎、服用导泻药及甲状腺功能亢进等。乳儿消化不良时,因肠蠕动过快,胆绿素由粪便排出,使粪便呈绿色稀便。伪膜性肠炎时,粪便呈黄绿色稀汁样便,并含有伪膜,量大在 3 000 mL 以上或更多。艾滋病患者伴肠道孢子虫感染时,可排出大量稀水样便。副溶血弧菌食物中毒,排洗肉水样便。出血性坏死性肠炎排出红豆汤样便。

(2)黏液便　正常粪便中有少量黏液不易觉察。若肉眼可见黏液说明其量增多,多由炎症时肠道分泌增加所致,见于各类肠炎、细菌性痢疾、阿米巴性痢疾等。

(3)黑便及柏油样便　粪便呈黑色富有光泽,如柏油状,见于各种原因引起的上消化道出血。服用活性炭、铋剂、铁剂时粪便也呈黑色,但无光泽且隐血试验阴性。

(4)脓性及脓血便　指粪便中有脓性分泌物及脓血,见于肠道下段病变。如阿米巴痢疾以血为主,血中带脓呈果酱样便;细菌性痢疾以脓为主,脓中带血;其他还见于直肠癌、结肠癌、溃疡性结肠炎、局限性肠炎等。

(5)胶冻样便　肠激惹综合征患者常在腹部绞痛后排出黏冻样、膜状或纽带状物,慢性菌痢也可排出冻状便。

(6)鲜血便　直肠息肉、直肠癌、肛裂及痔疮均可见鲜血便。痔疮时常在排便之后有滴血现象,而其他疾病则鲜血附着于粪便表面。

(7)米泔样便　粪便呈淘米水样且量大,见于重症霍乱和副霍乱患者。

(8)白陶土样便　粪便失去正常的淡黄色而呈白色,系因粪便中的粪胆素减少或缺乏引起,见于各种阻塞性黄胆或钡餐造影术后。

(9)细条状便　大便呈细条状或扁条状,多见于直肠癌或肠道狭窄。

(10)乳凝块便　乳儿的粪便中有黄白色乳凝块,常见于婴儿消化不良、婴儿腹泻。

(11)硬结便　粪便呈坚硬圆球或羊粪状。常因习惯性便秘,粪便在结肠内停留过久,水分过度吸收所致。多见于老年人和产后无力排便者。

3.气味　正常粪便中因含蛋白质的分解产物,如吲哚、粪臭素、硫醇、硫化氢而有臭味,肉食者味重,素食者味轻。患慢性肠炎、胰腺疾病、结肠或直肠癌溃烂时有恶臭。阿米巴肠炎粪便有血腥臭味。脂肪、糖类消化不良时粪便呈酸臭味。

4.寄生虫　肠道寄生虫患者粪便中可出现寄生虫体,如蛔虫、蛲虫、绦虫等较大的虫体及虫体片段混在粪便中肉眼即可辨认,钩虫病则须将粪便冲洗过滤后查验才能发现。服用驱虫剂者应检验粪便中有无排出的死虫体以判断驱虫效果,特别是驱绦虫后应仔细寻找绦虫头部,否则不能说明驱虫成功。

(二)显微镜检查

1.细胞

(1)白细胞　正常粪便中不见或偶见。肠道炎症时增多,小肠炎症时白细胞一般<15/HP。结肠炎症时如细菌性痢疾,可有大量的白细胞,甚至满视野。过敏性肠炎,肠道寄生虫(如钩虫病)时,粪便中可见较多嗜酸性粒细胞。

(2)红细胞　正常粪便中无红细胞,肠道下段炎症或出血时可出现,如痢疾、溃疡性结肠炎、直肠癌、直肠息肉等。

(3)巨噬细胞　正常粪便中少见,细菌性痢疾、直肠炎时多见,溃疡性结肠炎时偶见。

(4)肿瘤细胞　乙状结肠癌、直肠癌的血性粪便涂片时,可发现癌细胞。

2.食物残渣　正常人粪便中可见少量的食物残渣,如淀粉颗粒、脂滴、肌肉纤维及结缔组织等,在消化不良或肠蠕动过快时粪便出现较多。

3. 寄生虫卵　肠道寄生虫主要依靠镜检找虫卵、原虫滋养体及包囊来诊断,粪便中常见的寄生虫卵有蛔虫卵、钩虫卵、鞭虫卵、蛲虫卵、华支睾吸虫卵、血吸虫卵、姜片虫卵及带绦虫卵等。原虫主要是阿米巴滋养体及其包囊。

三、细菌学检查

正常粪便中可含有大量细菌,多数属肠道正常菌群,无临床意义。肠道致病菌检测主要是粪便直接涂片镜检和细菌培养,用于肠道感染性疾病的诊断。

四、隐血试验

胃肠道少量出血,粪便外观颜色无变化,隐血试验(occult blood test,OBT)可呈阳性。故对消化道出血有重要诊断价值。

【标本采集】　病人在检查的前 3 d,应禁食铁剂、动物血、肝类、瘦肉及大量绿色蔬菜,然后再留取粪便送检,有口咽部出血者应嘱其勿下咽。

【参考值】　正常粪隐血试验呈阴性反应。用(-)表示。

【临床意义】　阳性反应,见于消化道出血。

(1)见于消化性溃疡的活动期,阳性率为40%～70%,消化性溃疡的非活动期为阴性。

(2)消化道恶性肿瘤,如胃癌、结肠癌,阳性率可达95%,呈持续性阳性,因此,OBT 常作为消化道恶性肿瘤的诊断筛选指标。

(3)其他,如急性胃黏膜病变、肠结核、钩虫病等,均为阳性反应。

同步练习

一、填空题

1. 粪便镜检有大量白细胞常见于　　　　　　　　　　　　　　　　　(　)

　　A. 痔疮　　　　　　　　　　　　B. 细菌性痢疾

　　C. 肠炎　　　　　　　　　　　　D. 直肠癌

　　E. 阿米巴痢疾

2. 痢疾患者的大便性状为　　　　　　　　　　　　　　　　　　　　(　)

　　A. 脓血便　　　　　　　　　　　B. 鲜血便

　　C. 米泔样便　　　　　　　　　　D. 细条状便

　　E. 柏油样便

3. 柏油样大便见于　　　　　　　　　　　　　　　　　　　　　　　(　)

　　A. 肛裂　　　　　　　　　　　　B. 上消化道出血

　　C. 直肠息肉　　　　　　　　　　D. 结肠肿瘤

　　E. 溃疡性结肠炎

4. 霍乱或副霍乱病人粪便呈　　　　　　　　　　　　　　　　　　　(　)

　　A. 柏油样　　　　　　　　　　　B. 稀汁样

　　C. 白陶土样　　　　　　　　　　D. 米泔样

　　E. 洗肉水样

二、名词解释

1.柏油样便 2.白陶土样便 3.粪便潜血试验

三、简答题

1.简述粪便标本收集的方法。

2.列举粪便潜血试验阳性的临床意义。

3.粪便中的白细胞增多可见于哪些疾病?

第四节 肝功能检查

肝脏是人体最重要的器官之一,糖、蛋白质、脂肪等物质的新陈代谢、酶的合成、胆汁的分泌与排泄、有害物质的解毒与排出等重要生理功能均在肝脏中进行。在病理情况下,这些生理功能可出现不同程度的障碍。因此,肝功能检查有助于肝、胆疾病的诊断、病情观察和预后判断。

临床上,肝功能检查的主要目的:①了解肝脏有无损害以及损害的程度;②观察肝脏疾病的病情变化,协助判断病原、病种和病型等;③评价某些病人对一些手术的耐受力和用药监护。

肝功能检查

肝脏功能检查所需的标本,除特殊要求外,均为抽取空腹静脉血 2 mL,要求在抽血和送检过程中要顺利,注意不要溶血。

一、血清蛋白质测定

(一)血清蛋白测定

血清总蛋白(serum total protein,STP)为血清蛋白质的总称,包括清蛋白(albumin,A)和球蛋白(globulin,G)。肝是合成蛋白质的主要器官,90%以上的血清总蛋白和全部的血清清蛋白由肝脏合成。当肝实质受损时,清蛋白合成减少,而单核吞噬细胞系统受刺激时合成球蛋白的作用增强,使清蛋白和球蛋白的比值发生改变。因此,血清总蛋白和清蛋白检测是反映肝脏功能的重要指标。

【参考值】 成人血清总蛋白为 60～80 g/L;清蛋白为 40～50 g/L;球蛋白为 20～30 g/L;清蛋白/球蛋白比值正常成人为 1.5∶1～2.5∶1。

【临床意义】

(1)血清总蛋白 降低见于严重肝病及肝硬化、血液稀释、营养不良、慢性消耗性疾病等;血液浓缩或蛋白合成增加时血清总蛋白增高。

(2)清蛋白 清蛋白减低,常伴 γ 球蛋白增高,见于营养不良、肝细胞损害、蛋白质消耗增多、蛋白质丢失增多及血液稀释时。

(3)球蛋白 慢性肝病、多发性骨髓瘤、淋巴瘤、巨球蛋白血症、自身免疫性疾病、慢性炎症及感染时球蛋白(γ 球蛋白)增高;婴幼儿、免疫功能抑制、先天性低 γ 球蛋白血症时球蛋白减低。

(4)A/G 比值降低或倒置 慢性肝炎、原发性肝癌和多发性骨髓瘤、原发性巨球蛋白血症时。

（二）血清蛋白电泳

【参考值】 醋酸纤维膜法：清蛋白 0.62 ~ 0.71

α_1 球蛋白 0.03 ~ 0.04

α_2 球蛋白 0.06 ~ 0.10

β 球蛋白 0.07 ~ 0.11

γ 球蛋白 0.09 ~ 0.18

【临床意义】 清蛋白降低见于慢性肝炎、肝硬化、肝细胞癌；β 与 γ 区带之间出现明显 M 蛋白区带，见于多发性骨髓瘤、原发性巨球蛋白血症等；α_2 和 β 球蛋白增高，见于肾病综合征和糖尿病肾病。结缔组织病时 γ 球蛋白增高；先天性低 γ 球蛋白血症时 γ 球蛋白降低。

二、胆红素检查

胆红素是血红蛋白的代谢产物。红细胞分解后生成的非结合胆红素（unconjugated bilirubin, UCB）与清蛋白结合在肝脏生成结合胆红素（conjugated bilirubin, CB）, UCB 不溶于水，不能通过肾小球滤过，CB 溶于水，能通过肾小球滤过进入尿液。正常 CB 在肝脏经胆道直接排入肠道不反流入血，当肝细胞损伤、胆道阻塞或胆管破裂时 CB 可入血。CB 与 UCB 合称为总胆红素（serum total bilirubin, STB）。

【标本采集】 空腹静脉血 3 mL，注入干燥试管内，勿使溶血。

【参考值】 总胆红素（STB） 3.4 ~ 17.1 μmol/L

结合胆红素（CB） 0 ~ 6.8 μmol/L

非结合胆红素（UCB） 1.7 ~ 10.2 μmol/L

CB/STB 0.2 ~ 0.4

【临床意义】

（1）判断黄疸程度 总胆红素增高，在 17.1 ~ 34.2 μmol/L 之间，视诊不易察觉，称隐性黄疸；34.2 ~ 170 μmol/L 为轻度黄疸；171 ~ 342 μmol/L 为中度黄疸；>342 μmol/L为重度黄疸。

（2）判断黄疸类型 各种黄疸患者血清胆红素和尿胆红素变化不尽相同（表 8-6）。

表 8-6 正常人及三种黄疸的胆红素代谢变化结果

	血清胆红素（μmol/L)		尿液	
	结合型	非结合型	尿胆原	胆红素
正常人	0 ~ 6.8	1.7 ~ 10.2	弱阳性	阴性
溶血性黄疸	轻度增高	明显增高	显著增高	阴性
肝细胞性黄疸	中度增高	中度增高	多中度增高	阳性
阻塞性黄疸	显著增高	轻度增高	阴性	弱阳性

三、血清酶学检查

肝脏是人体含酶最丰富的器官。肝脏病变时,血液中与肝脏有关的酶的浓度就会发生变化。测定血清酶活性的变化可反映肝脏的病理状态,是诊断肝脏疾病的敏感指标。

(一)血清氨基转移酶

用于检查肝脏疾病的氨基转移酶主要有丙氨酸氨基转移酶(alanine aminotransferase,ALT)和天门冬氨酸氨基转移酶(aspartate aminotransferase,AST)。

【参考值】 速率法(37 ℃):ALT 5~40 U/L,AST 8~40 U/L,ALT/AST<1。

【临床意义】

(1)急性病毒性肝炎 ALT 与 AST 均显著增高,以 ALT 增高更明显,ALT/AST >1。

(2)急性重症肝炎初期 AST 较 ALT 增高更明显,表明肝细胞严重损伤,可出现胆红素明显增高、转氨酶降低的"胆酶分离"现象,提示肝细胞严重坏死,预后不良。

(3)慢性病毒性肝炎血清转氨酶轻度增高或正常,ALT/AST>1。如 AST 增高较 ALT 明显,则提示慢性肝炎可能转为活动期。

(4)药物性肝炎、脂肪肝和肝癌等,转氨酶轻度增高或正常,ALT/AST<1。

(5)肝硬化、胆汁淤积时转氨酶轻度增高或正常;急性心肌梗死发病6~12 h,AST开始增高,24~48 h 达高峰,3~5 d 后可恢复正常。

(二)碱性磷酸酶测定

碱性磷酸酶(alkaline phosphatase,ALP)主要分布于肝脏、肾脏、骨骼、小肠和胎盘中。肝脏的 ALP 经胆汁排入小肠,当胆汁排泄受阻,血中 ALP 增多。

【参考值】 成人 40~110 U/L;儿童<350 U/L。

【临床意义】 ALP 明显增高见于肝内、外胆管阻塞性疾病,且 ALP 增高与胆红素增高平行;肝炎等累及肝实质细胞的肝胆疾病,ALP 仅轻度增高;ALP 增高还可见于变形性骨炎、骨肉瘤、骨转移癌、骨折愈合期等骨骼疾病。

(三)血清 γ-谷氨酰转肽酶测定

γ-谷氨酰转肽酶(γ-glutamyltransferase,γ-GT)存在于肾、胰、肝、脾等组织中,以肾内最多,但血清中的 γ-GT 主要来自于肝胆系统。肝胆疾病时,肝细胞合成亢进或排泄受阻,使血清中 γ-GT 活性增高。

【参考值】 连续监测法(37 ℃):<50 U/L

【临床意义】 γ-GT 活性升高见于原发性或转移性肝癌、病毒性肝炎或肝硬化;阻塞性黄疸时 γ-GT 升高与黄疸程度正相关;检测酒精性肝损害时,γ-GT 较 ALT、AST 敏感。

同步练习

一、选择题

1. 血清白蛋白与球蛋白比值倒置多见于 （   ）

A. 慢性感染 　　　　　　　　　　B. 严重营养不良

C. 严重肝功能损害　　　　　　　D. 严重肾功能损害

E. 严重心肌损害

2. 正常血清白蛋白与球蛋白比值为　　　　　　　　　　　　　（　　）

A.(1.0～2.0):1　　　　　　　　B.1:(1.0～1.5)

C.(1.5～2.5):1　　　　　　　　D.1:(1.0～1.5)

E.1:(1.5～2.5)

3. 胆酶分离现象提示为　　　　　　　　　　　　　　　　　（　　）

A. 肝硬化　　　　　　　　　　　B. 慢性肝炎

C. 急性重症肝炎　　　　　　　　D. 胆道梗阻性疾病

E. 急性溶血

4. 溶血性黄疸血清胆红素　　　　　　　　　　　　　　　　（　　）

A. 以非结合胆红素增高为主

B. 以结合胆红素增高为主

C. 结合胆红素和非结合胆红素都明显增高

D. 结合胆红素和非结合胆红素增高均不明显

E. 以上均不对

5. 反映肝脏损害最敏感的酶学指标是　　　　　　　　　　　（　　）

A. ALT　　　　　　　　　　　　B. AST

C. ALP　　　　　　　　　　　　D. GGT

E. CK-MP

第五节　肾功能检查

肾是生成尿液及排泄水分、代谢产物和废物,以维持体内水、电解质和酸碱平衡的重要器官。肾功能检查是了解肾功能有无损害、损害程度及部位的一组试验,主要分为肾小球功能检查和肾小管功能检查两大类,对肾脏疾病的诊断、病情动态观察及预后估计等具有重要参考价值。

一、肾小球功能检查

(一)内生肌酐清除率测定

内生肌酐清除率(endogenous creatinine clearance rate,Ccr)是指肾脏在单位时间内把一定容积血浆中的内生肌酐全部经肾小球滤过清除出去。是反映肾小球的滤过功能的敏感指标,是目前临床最常用的试验方法。

【标本采集】　患者连续 3 d 低蛋白饮食(蛋白质<40 g/d),并禁食肉类,避免剧烈运动。第 4 天早晨 8 时将尿液排尽,然后收集至次晨 8 时的 24 h 尿液于标本瓶内,加入甲苯 4～5 mL 防腐。并在第 4 天早晨抽取抗凝血 2～3 mL,将血、尿标本同时送检。

【参考值】　80～120 mL/min

【临床意义】

(1)Ccr 降低　常见于急、慢性肾小球肾炎。急性肾小球肾炎首先出现 Ccr 下降,并随病情好转而回升,慢性肾小球损害,Ccr 呈进行性下降。

（2）判断肾功能受损程度　　Ccr 70～51 mL/min 为轻度损害；Ccr 50～31 mL/min 为中度损害；Ccr<30 mL/min 为重度损害。

（3）指导临床治疗　　Ccr<40 mL/min 时，应限制蛋白质摄入；<30 mL/min 时，噻嗪类利尿剂常无效；<10 mL/min 时，可作为血液透析治疗的指征，此时患者对呋塞米等利尿药物的疗效明显减低。

（二）血清肌酐测定

在外源性肌酐摄入量稳定的情况下，血清肌酐（creatinine，Cr）的浓度取决于肾小球滤过能力，当肾小球滤过率降低时，肾脏排出肌酐减少，血液中 Cr 升高，血清 Cr 反映肾损害但并非早期指标。

【标本采集】　草酸钾抗凝静脉血或新鲜静脉血 3 mL。

【参考值】　50～110 μmol/L

【临床意义】　血清肌酐与内生肌酐清除率相似，是了解肾小球滤过功能的指标，血清肌酐增高见于各种原因所致的中度肾小球滤过功能减退。

（三）血尿素氮测定

血尿素氮（blood urea nitrogen，BUN）是人体蛋白质代谢的主要终末产物。体内尿素的生成量取决于饮食中蛋白质摄入量、组织蛋白质分解代谢以及肝功能情况。通常肾脏为排泄尿素的主要器官，尿素从肾小球滤过后在各段小管均可重吸收，但肾小管内尿流速越快重吸收越少，也即达到了最大清除率。和血肌酐一样，在肾功能损害早期，血尿素氮可在正常范围。当肾小球滤过率下降到正常的 50% 以下时，血尿素氮的浓度才迅速升高。正常情况下，血尿素氮与肌酐之比（BUN/Scr）值约为 10，高蛋白饮食、高分解代谢状态、缺水、肾缺血、血容量不足及某些急性肾小球肾炎，均可使比值增高，甚至可达 20～30；而低蛋白饮食、肝疾病常使比值降低，此时可称为低氮质血症。

【标本采集】　草酸钾抗凝静脉血或新鲜静脉血 3 mL。

【参考值】　正常成人空腹 BUN 为 3.2～7.1 mmol/L。

【临床意义】　各种肾实质性病变，如肾小球肾炎、间质性肾炎、急性肾功能衰竭、慢性肾功能衰竭、肾内占位性和破坏性病变均可使血尿素氮增高。肾外因素也可引起血尿素氮升高，如能排除肾外因素，BUN>21.4 mmol/L 即为尿毒症诊断指标之一。

二、肾小管功能检查

（一）肾脏浓缩和稀释功能试验

正常情况下，远端肾小管吸收原尿中的 Na^+、Cl^-，而不吸收水，使原尿中电解质浓度逐渐减低，为远端肾小管稀释功能。在抗利尿激素作用下，集合管则吸收水，为远端肾小管的浓缩功能。生理情况下，夜间水摄入及生成减少，肾小球滤过量较白昼低，而浓缩稀释功能仍继续进行，故夜尿较昼尿量少而比重较高。比较昼夜的尿量和比重，可判断肾浓缩和稀释功能。

【标本采集】　保持正常饮食和活动，早 8 时排尿后，收集上午 10 时、12 时，下午 2 时、4 时、6 时、8 时，晚 8 时至次日晨 8 时的全部尿液（共 7 次），分别置于有标记的清洁标本瓶内。

笔记栏

【参考值】

(1)尿量 成人24 h尿1 000~2 000 mL;12 h夜尿量不应超过750 mL;日尿量与夜尿量为3~4:1。

(2)尿相对密度 最高一次尿相对密度>1.020,尿相对密度最高值与最低值之差不应小于0.009。

【临床意义】 早期肾功能不全,夜尿量>750 mL,夜尿量大于日尿量;浓缩功能不全,最高尿相对密度<1.020,尿相对密度差<0.009;稀释功能不全,日尿相对密度恒定在1.018以上,常见于急性肾小球肾炎、出汗过多等。

(二)尿渗量

尿渗量(urine osmolality,Uosm)也称尿渗透压,是指尿内全部溶质的微粒总数量,可反映溶质和水的相对排泄速度。尿相对密度和尿渗量都能反映尿中溶质的含量,但尿相对密度易受溶质微粒大小和分子量大小的影响,如蛋白质、葡萄糖等均可使尿相对密度增高,而这些物质对尿渗量的影响较小,故尿渗量可更精确地反映肾脏的浓缩与稀释功能。

【标本采集】 晚餐后禁水8~12 h,留取晨尿100 mL(不加防腐剂),同时采集静脉血2 mL肝素抗凝。

【参考值】 尿渗量600~1 000 mOsm/(kg·H$_2$O);血浆渗量275~305 mOsm/(kg·H$_2$O);尿渗量/血浆渗量为3:1至4.5:1。

【临床意义】

(1)尿渗量/血浆渗量比值减低,提示肾浓缩功能受损。尿渗量/血浆渗量的比值等于或接近于1,称等张尿,为肾脏浓缩功能近完全丧失,可见于慢性肾小球肾炎、阻塞性肾病、多囊肾及慢性肾盂肾炎晚期。

(2)尿渗量<200 mOsm/(kg·H$_2$O),或尿渗量/血浆渗量的比值<1,称低张尿,提示肾浓缩功能丧失而稀释功能存在,见于尿崩症。肾前性少尿,肾小管浓缩功能完好,尿渗量较高。肾性少尿者,尿渗量减低。

问题分析与能力提升

病例摘要 患者,男性,34岁。反复蛋白尿、血尿2年,近日感冒后出现乏力,眼睑、下肢水肿,食欲减退。查体:BP 180/100 mmHg,颜面水肿,双下肢轻度指凹性水肿,血红蛋白为80 g/L,尿蛋白(++),尿中红细胞每高倍视野6~10个,可见颗粒管型,血清尿素氮为21 mmol/L,血清肌酐为458 μmol/L。

讨论:①该患者实验室检查有哪些异常?②诊断考虑什么病?③该患者存在哪些护理问题?

同步练习

一、选择题

1.反映肾小球滤过功能的敏感指标是 ( )

  A.尿相对密度测定　　　　　　　　B.内生肌酐清除率测定

  C.尿浓缩-稀释试验　　　　　　　　D.尿渗量测定

E.血清肌酐测定

2.病人内生肌酐清除率为 65 mL/min,该结果提示其肾小球滤过功能 （　　）

　　A.正常　　　　　　　　　　　　B.轻度损害

　　C.中度损害　　　　　　　　　　D.重度损害

　　E.极重度损害

3.某男性患者近日来少尿、恶心、呕吐、血清内生肌酐清除率为 15 mL/min,应考虑诊断为

（　　）

　　A.肾功能正常轻度损害　　　　　B.肾衰竭

　　C.中度损害　　　　　　　　　　D.重度损害

　　E.极重度损害

4.患者内生肌酐清除率在下述哪种情况下应开始限制蛋白质摄入 （　　）

　　A.<80 ~ 120 mL/min　　　　　　B.<40 ~ 70 mL/min

　　C.<30 ~ 40 mL/min　　　　　　D.<60 ~ 100 mL/min

　　E.<50 ~ 80 mL/min

5.关于内生肌酐清除率标本采集的方法,下列哪项是错误 （　　）

　　A.患者连续 3 d 低蛋白饮食　　　B.收集 24 h 尿量,并加入甲苯 4 ~ 5 mL 以防腐

　　C.采同一天的空腹血,无须抗凝　　D.患者必须充分饮水

　　E.避免剧烈运动

二、简答题

1.简述内生肌酐清除率测定标本采集的方法及注意事项。

2.简述浓缩–稀释试验检查标本采集的方法及注意事项。

第六节　浆膜腔穿刺液检查

　　人体的胸腔、腹腔和心包腔统称为浆膜腔,生理情况下,腔内有少量液体起润滑作用,一般不易采集到。病理状态下,腔内液体量明显增多,称为浆膜腔积液。根据浆膜腔积液产生原因及性质的不同,将其分为漏出液和渗出液两大类。

(一)标本的采集

　　浆膜腔穿刺液由临床医生进行胸腔穿刺术、腹腔穿刺术、心包腔穿刺术分别采集。在相应的检查部位穿刺抽取积液 10 ~ 20 mL,注入 4 支干燥试管,分别进行一般性状检查、化学检查、显微镜检查和细菌学检查,化学检查和细菌学检查的留取液中应加抗凝剂。

(二)检查项目及临床意义

1.一般性状检查

(1)外观　漏出液为淡黄色、稀薄、透明状、无凝块现象。渗出液可呈不同颜色或混浊、可有凝块。一般化脓性细菌感染呈黄色脓性或脓血性,铜绿假单胞菌感染呈绿色,黄疸时可呈黄色或深黄色,结核性、出血性疾病及恶性肿瘤可呈红、暗红或棕褐色。

(2)相对密度　漏出液相对密度多<1.018;渗出液>1.018。

(3)凝块形成　漏出液不易凝固,渗出液可因含有大量纤维蛋白原而易凝固。

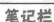

2. 化学检查

（1）黏蛋白定性试验　漏出液中黏蛋白含量很少，呈阴性反应；渗出液中含大量黏蛋白，呈阳性反应。

（2）蛋白定量　漏出液蛋白含量<25 g/L；渗出液蛋白含量≥30 g/L。

（3）葡萄糖测定　漏出液中葡萄糖含量与血糖水平相近；渗出液中葡萄糖常因细菌或细菌酶的分解而含量减少。

（4）乳酸脱氢酶测定　漏出液中乳酸脱氢酶活性正常；渗出液中乳酸脱氢酶活性升高。

3. 显微镜检查

（1）细胞计数及分类　漏出液中细胞数常<100×10⁶/L，分类主要为淋巴细胞和间皮细胞；渗出液中细胞数较多，常>500×10⁶/L，急性炎症以中性粒细胞为主，慢性炎症、肿瘤及结缔组织病引起的积液以淋巴细胞为主。

（2）脱落细胞检查　恶性肿瘤引起的积液中可找到癌细胞，是诊断恶性肿瘤的重要依据。

4. 细菌学检查　感染性渗出液经离心沉淀或进行细菌培养可查找到病原体，有助于病因诊断。渗出液和漏出液的鉴别要点见表8-7。

表8-7　渗出液和漏出液的鉴别要点

鉴别要点	漏出液	渗出液
原因	非炎症所致	炎症、肿瘤、化学
外观	淡黄	不定（血性、脓性）
透明度	透明	混浊
相对密度	<1.015	>1.018
凝固性	不凝固	易凝固
Rivaita 试验	多为阴性	阳性
蛋白定量	≤25 g/L	≥30 g/L
葡萄糖定量	与血糖水平相近	低于血糖水平
细胞计数	<100×10⁶/L	>500×10⁶/L
有核细胞分类	以淋巴细胞和间皮细胞为主	急性感染以中性粒细胞为主，慢性感染以淋巴细胞为主，肿瘤时可见肿瘤细胞
细菌学检查	无	常有
乳酸脱氢酶	降低	增高，常>200 U/L

同步练习

一、选择题

1. 浆膜腔积液为漏出液，可见于　　　　　　　　　　　　　　　　　　（　　）

A. 胸膜炎　　　　　　　　　　　　　　　B. 腹膜炎

C.心包炎   D.外伤

E.慢性心力衰竭

2.浆膜腔积液为渗出液,可见于   ( )

A.肝硬化   B.重度营养不良

C.低蛋白血症   D.恶性肿瘤

E.肾病综合征

3.符合渗出液特点的是   ( )

A.黏蛋白阴性   B.以淋巴细胞增多为主

C.外观透亮   D.细胞计数>$500×10^6$/L

E.相对密度<1.018

4.符合渗出液特点的是   ( )

A.由炎症引起   B.外观呈淡黄色

C.易凝固   D.相对密度>1.018

E.以中性粒细胞增多为主

二、填空题

1.浆膜腔包括 _____、_____、_____。

2.浆膜腔积液的检查项目包括 _____、_____、_____ 和 _____。

3.根据浆膜腔积液的性质分为 _____ 和 _____。

第七节   脑脊液检查

脑脊液(cerebrospinal fluid ,CSF)是血液流经脑室脉络丛等部位滤过生成的一种无色透明液体。检查脑脊液对神经系统疾病的诊断、疗效观察和预后判断均有重要意义。但由于脑脊液检查需进行腰椎穿刺采集标本,操作复杂且具有一定的创伤和危险性,加之 CT 和 MRI 已广泛应用,所以脑脊液检查的临床应用逐渐减少。

一、标本采集

腰椎为常用穿刺部位,必要时还可采用小脑延髓池穿刺或侧脑室穿刺。穿刺获取脑脊液,按顺序装入 3 支试管中,每管 1~2 mL,分别用做细菌学检查、化学和免疫学检查及一般性状和显微镜检查。采集标本后及时送检(不超过 1 h)。

二、检查项目及临床意义

(一)一般性状检查

1.颜色   正常脑脊液无色透明。病理情况下脑脊液可以出现颜色变化。①红色脑脊液:见于脑及蛛网膜下腔出血,此时 3 个试管脑脊液标本的颜色均为红色;②黄色脑脊液:见于脑及蛛网膜下腔陈旧性出血、蛛网膜下腔梗阻、重症黄疸;③乳白色脑脊液:见于化脓性脑膜炎时脑脊液;④绿色脑脊液:见于铜绿假单胞菌引起的脑膜炎;⑤褐色或黑色脑脊液:见于脑膜黑色素瘤。

2.透明度   正常脑脊液清晰透明且不发生凝固。化脓性脑膜炎时脑脊液呈脓性混浊、凝块;结核性脑膜炎时有膜状物或纤维凝块,可呈毛玻璃样混浊;病毒性脑膜炎时脑脊液大多无色透明。

3. 压力

【参考值】 正常成人卧位时脑脊液压力为 0.69 ~ 1.76 kPa;儿童脑脊液压力为 0.4 ~ 1.0 kPa。

【临床意义】

(1)压力增高 见于充血性心力衰竭、脑膜炎、脑水肿、蛛网膜下腔出血等。

(2)压力降低 见于蛛网膜下腔阻塞、脱水、循环衰竭及脑脊液漏等。

(三)化学检查

1. 蛋白质

【参考值】 阴性(Pandy 法);定量 200 ~ 400 mg/L。

【临床意义】 脑脊液蛋白质增高见于:①神经系统感染性疾病如化脓性脑膜炎、结核性脑膜炎、病毒性脑膜炎、流行性乙型脑炎等;②脑出血和蛛网膜下腔出血;③高血压合并动脉硬化、脑血管畸形、动脉瘤、脑肿瘤等;蛛网膜下腔梗阻;④颅内占位性病变如脑肿瘤、脑脓肿及颅内血肿等。

2. 葡萄糖测定

【参考值】 2.5 ~ 4.4 mmol/L。脑脊液葡萄糖含量约为血浆浓度的 60%。

【临床意义】 葡萄糖降低常见于低血糖、颅内肿瘤;神经系统感染性疾病如化脓性脑膜炎、结核性脑膜炎及新型隐球菌脑膜炎等。

3. 氯化物

【参考值】 120 ~ 130 mmol/L。

【临床意义】 氯化物降低见于结核性脑膜炎、化脓性脑膜炎和真菌性脑膜炎,以结核性脑膜炎最明显;还见于大量呕吐、腹泻、脱水等。

(四)显微镜检查

1. 细胞计数和白细胞分类计数 正常脑脊液中无红细胞,仅有少量白细胞。主要为淋巴细胞和单核细胞。脑脊液中细胞数量和种类的变化提示中枢神经系统病变的性质。

【参考值】 成人:(0 ~ 10)×10⁶/L

儿童:(0 ~ 15)×10⁶/L

【临床意义】

(1)中枢神经系统感染性疾病,如化脓性脑膜炎时中性粒细胞显著增加;结核性、真菌性脑膜炎的早期以中性粒细胞增加为主,以后淋巴细胞增加为主;病毒性脑膜炎时以淋巴细胞为主。

(2)脑寄生虫病时,嗜酸性粒细胞明显增加。

(3)神经系统肿瘤,以淋巴细胞为主。

(4)脑和蛛网膜下腔出血时出现大量红细胞,白细胞以中性粒细胞为主。

2. 细菌学检查 直接涂片镜检或染色后检查,革兰氏染色诊断化脓性脑膜炎;抗酸染色检查结核性脑膜炎;墨汁染色检查新型隐球菌脑膜炎(表8-8)。

表 8-8　常见脑及脑膜疾病的脑脊液检查特点

疾病	压力(kPa)	外观	蛋白质定性/定量(g/L)		葡萄糖(mmol/L)	氯化物(mmol/L)	细胞计数及分类(×10⁶/L)	细菌
正常人	卧位0.78~1.76	无色透明	-~±	0.2~0.4	2.5~4.4	120~130	(0~10)多为淋巴细胞	无
化脓性脑膜炎	显著增高	混浊、脓性、有凝块	++以上	显著增加	明显减少	稍低	显著增加、以中性粒细胞为主	可发现致病菌
结核性脑膜炎	增高	毛玻璃样微混有薄膜形成	+~++	增加	减少	明显减少	增加,早期以中性粒细胞为主,其后以淋巴细胞为主	找到抗酸杆菌或结核培养阳性
病毒性脑膜炎	稍增高	清晰或微混	+~++	增加	正常	正常	增加,以淋巴细胞为主	无
流行性乙型脑炎	稍增高	清晰或微混	+	轻度增加	正常	正常	增加,早期以中性粒细胞为主,其后以淋巴细胞为主	无
新型隐球菌脑膜炎	稍增高	清晰或微混	+	轻度增加	减少	减少	增加,以淋巴细胞为主	新型隐球菌
脑脊髓梅毒	稍增高	清晰	+	轻度增加	正常	正常	增加,以淋巴细胞为主	无
脑肿瘤	增高	清晰	+	轻度增加	正常	正常	增加,以淋巴细胞为主	无
脑室及蛛网膜下腔出血	增高	血性	+~++		增加	轻度增加	增加,以红细胞为主	无

第八节　临床常用的免疫学检查

　　临床免疫学检查常用于免疫缺陷病、变态反应性疾病、感染性疾病、自身免疫性疾病、肿瘤等疾病的诊断与治疗效果观察。本节主要介绍临床常用的一些免疫学检验项目。通常采集静脉血 3 mL,避免溶血,立即送检。

一、血清免疫球蛋白检查

　　免疫球蛋白(immunoglobulin,Ig)是一组具有抗体活性的球蛋白,由浆细胞合成与分泌,分布于血液、体液及部分细胞的表面。根据免疫电泳和超速离心分析可将 Ig 分为 IgG、IgA、IgM、IgD 和 IgE 5 类。

　　【参考值】　IgG:7.6~16.6 g/L
　　　　　　　　IgM:0.5~3.0 g/L

IgA:0.4～3.5 g/L

IgD:0.01～0.04 g/L

IgE:0.001～0.009 g/L

【临床意义】

(1)IgG、IgM、IgA 均增高见于各种慢性感染、慢性肝病、肝硬化、淋巴瘤和系统性红斑狼疮、类风湿关节炎等自身免疫性疾病。

(2)单一类型 Ig 增高见于多发性骨髓瘤、原发性巨球蛋白血症等免疫增殖性疾病。

(3)Ig 降低见于先天性免疫缺陷病、获得性免疫缺陷病、联合免疫缺陷病及长期使用免疫抑制剂的患者。

二、血清补体检查

补体(complement)是血清中具有酶活性的一种不耐热的球蛋白,补体 C3(complement 3,C3)是血清中含量最高的补体成分,在补体激活途径与旁路激活途径中均发挥重要作用。血清总补体活性(complement hemolysis 50%,CH50)或其单一补体成分的变化对某些疾病的诊断与疗效观察有着极其重要的作用。

【参考值】　总补体溶血活性 26～58 kU/L

　　　　　　C3 活性 0.85～1.70 g/L

【临床意义】

(1)CH50 活性增高　常见于急性炎症、急性组织损伤、恶性肿瘤及妊娠等;CH50 活性降低常见于急性肾小球肾炎、自身免疫性疾病、亚急性细菌性心内膜炎、慢性肝病、艾滋病、严重烧伤、冷球蛋白血症等。

(2)C3 增高　见于风湿热、皮肌炎、组织损伤等。降低见于慢性肝病、肝硬化、肝坏死、营养不良;系统性红斑狼疮活动期、急性链球菌大失血、大面积烧伤等。

三、病毒型肝炎血清标志物检查

病毒性肝炎的病原体是肝炎病毒,目前已明确的肝炎病毒有五种,即甲型肝炎病毒(HAV)、乙型肝炎病毒(HBV)、丙型肝炎病毒(HCV)、丁型肝炎病毒(HDV)、戊型肝炎病毒(HEV),它们分别引起不同类型的肝炎。病毒型肝炎血清标志物包括肝炎病毒本身、组成该病毒的成分以及抗病毒的抗体等。临床上通过对各种肝炎病毒的血清标志物检测,能准确地对病毒性肝炎进行分型。

(一)甲型肝炎病毒标志物检测

机体感染 HAV 后,产生 IgM、IgA 和 IgG 类抗体,检测抗 HAV-IgM 和抗 HAV-IgG 用于诊断甲型肝炎。

【参考值】　抗 HAV-IgM 阴性(ELISA 法)。

【临床意义】　抗 HAV-IgM 于发病后 1～2 周内出现,约 6 个月转为阴性。抗体阳性可诊断为急性甲型肝炎。抗 HAV-IgG 阳性提示既往感染,可用于甲型肝炎的流行病学调查指标。

(二)乙型肝炎病毒标志物检查

机体感染 HBV 后产生相应的 3 种不同的抗原抗体系统,即乙型肝炎病毒表面抗原(HBsAg)、乙型肝炎病毒表面抗体(抗 HBs)、乙型肝炎病毒 e 抗原(HBeAg)、乙型肝炎病毒 e 抗体(抗 HBe)、乙型肝炎病毒核心抗原(HBcAg)、乙型肝炎病毒核心抗体(抗 HBc)。我们常说的乙型肝炎两对半包括:HbsAg、抗-HBs、HbeAg、抗-HBe、抗-HBc 这五项。其中大三阳是指:HbsAg(+)、抗-HBs(-)、HbeAg(+)、抗-HBe(-)、抗-HBc(+)的检测结果;而小三阳是指:HbsAg(+)、抗-HBs(-)、HbeAg(-)、抗-HBe(+)、抗-HBc(+)的检测结果。乙型肝炎病毒 DNA(HBV-DNA)是 HBV 的基因物质。而 HBcAg 与乙型肝炎病毒 DNA 这两项指标,传统方法不易检出;但随着检测方法的不断改进,这两项指标已逐渐被列入乙型肝炎病毒标志物检测范围。

【参考值】 正常人上述五种标志物均为阴性。

【临床意义】

(1)HBsAg 阳性 见于乙型肝炎潜伏期和急性期肝炎、慢性迁延性和慢性活动性肝炎、肝硬化、肝癌及慢性 HBsAg 携带者。

(2)抗 HBs 阳性 见于既往感染过 HBV,现有一定的免疫力和接受免疫球蛋白或输血治疗的患者;接种乙型肝炎疫苗后,一般只出现抗 HBs 阳性。

(3)HBeAg 阳性 是病毒复制、传染性强的指标,见于 HBsAg 阳性的血清患者,HBeAg 持续阳性,可发展为慢性乙型肝炎或肝硬化。

(4)抗 HBe 阳性 见于 HBeAg 转阴的患者,提示传染性降低,见于部分慢性乙型肝炎、肝硬化、肝癌患者。

(5)抗 HBc 是抗 HBcAg 的对应抗体,但不是中和抗原,是反映肝细胞受到 HBV 侵害的一种指标,包括 IgM、IgG 和 IgA 等。抗 HBc-IgM 见于急性或慢性活动性肝炎。抗 HBc-IgG 强阳性表明患者正在感染;弱阳性表示既往感染,HBV 在体内长时间存在,具有流行病学的意义。HBV-DNA 阳性是急性乙型肝炎病毒感染可靠的诊断指标。

乙型肝炎病毒标志物检查结果及临床意义见表 8-9。

表 8-9 乙型肝炎病毒标志物检查结果及临床意义

HBsAg	抗-HBs	HBeAg	抗-HBe	抗-HBc	HBV-DNA	临床意义
-	-	-	-	-	-	未感染 HBV
+	-	-	-	-	-	急性乙型肝炎潜伏后期;慢性 HBV 感染;HBV 携带者
-	+	-	-	-	-	乙型肝炎恢复期;注射乙肝疫苗或抗-HBs 免疫球蛋白
-	-	-	-	+	-	急性乙型肝炎早期;既往感染 HBV
+	-	+	-	-	+	急性乙型肝炎早期,病毒复制,传染性强
+	-	+	-	+	+	急性或慢性乙型肝炎,病毒复制,传染性强

续表 8-9

HBsAg	抗-HBs	HBeAg	抗-HBe	抗-HBc	HBV-DNA	临床意义
+	−	−	−	+	+	急性或慢性乙型肝炎,传染性中等
−	+	−	+	+	+	急性乙型肝炎恢复中,正在产生免疫力
+	−	+	+	+	−	急性或慢性乙型肝炎,传染性中等
−	+	−	−	−	−	急性乙型肝炎恢复期或既往感染乙肝,已产生免疫
−	−	−	+	+	+	乙肝恢复期,传染性低
−	−	−	−	+	+	急性乙型肝炎趋向恢复;慢性携带者;传染性低

（三）丙型肝炎病毒标志物检查

抗 HCV-IgM、抗 HCV-IgG 和 HCV-RNA 测定是诊断 HCV 感染的主要依据。

1. 丙型肝炎病毒抗体

【参考值】 阴性。

【临床意义】 抗 HCV 阳性提示 HCV 感染;抗 HCV-IgM 阳性见于急性 HCV 感染、病变活动期和传染期;抗 HCV-IgG 阳性提示体内有 HCV 感染,但不能作为早期诊断指标。

2. 丙型肝炎病毒 RNA 定性和定量

【参考值】 阴性。

【临床意义】 HCV-RNA 阳性提示 HCV 复制活跃,传染性强。HCV-RNA 和抗 HCV 同时阳性,提示活动性感染;HCV-RNA 阴性而抗 HCV-IgG 阳性提示既往感染过。HCV-RNA 定量可观察 HCV-RNA 的动态变化。

四、感染免疫检测

细菌、病毒、立克次体、支原体、衣原体及寄生虫等病原体及其代谢产物刺激人体的免疫系统所产生的相应抗体,可通过凝集试验、补体结合试验、沉淀试验、免疫荧光试验、酶联免疫吸附试验和放射免疫试验等手段进行检测,对疾病的诊断、鉴别诊断及疗效分析有着极其重要的作用。

（一）抗链球菌溶血素"O"测定

链球菌溶血素"O"（anti-streptolysin"O"，ASO 或抗"O"）是 A 族溶血性链球菌的重要代谢产物之一,它是一种具有溶血性的蛋白质,能溶解人及一些动物的红细胞。同时链球菌溶血素"O"具有抗原性,能刺激机体产生相应的抗体,称为抗链球菌溶血素"O"。

【参考值】 定性:阴性
定量:<500 U（乳胶凝集法）

【临床意义】 增高见于感染性心内膜炎、扁桃体炎、风湿热等。

(二)C 反应蛋白测定

C 反应蛋白(C-reactive protein,CRP)测定是一种能与肺炎双球菌 C 多糖发生反应的急性时相反应蛋白,具有激活补体,促进吞噬和免疫调理作用。CRP 由肝脏产生,其含量的变化对炎症、组织损伤、恶性肿瘤等疾病的诊断及疗效观察有重要作用。

【参考值】 新生儿 <0.6 mg/L

婴儿<1.6 mg/L

成人<8.2 mg/L

【临床意义】 CRP 升高见于组织损伤,如大手术、烧伤、心肌梗死等;各种细菌性感染;风湿热活动期;恶性肿瘤、移植后排斥反应等。

(三)人获得性免疫缺陷病毒抗体及 RNA 测定

人类免疫缺陷性病毒(human immunodeficiency virus,HIV)是艾滋病的病原体。HIV 感染数周至半年后体内可出现抗-HIV 抗体。

【参考值】 阴性

【临床意义】 常用 ELISA 法进行筛检试验,首次阳性时必须做第 2 次试验,以免出现假阳性。确诊试验应重复试验 2 次以上,为阳性者需做蛋白印迹法(Western blotting,WB),结果阳性确诊为 HIV 感染。

(四)肥达反应

肥达反应(Widal reaction)又称伤寒杆菌凝集试验,是用已知伤寒菌的 H(鞭毛)和 O(菌体)以及甲型(A)与乙型(B)副伤寒沙门氏菌的标准液与病人血清做凝集试验,用于伤寒副伤寒的辅助诊断或用于流行病学调查的免疫凝集实验。

【参考值】 伤寒杆菌凝集价 H<1∶160,O<1∶80;

副伤寒凝集价 A<1∶80,B<1∶80,C<1∶80

【想一想】
什么情况下会出现 HIV 假阳性?

【临床意义】 本试验对伤寒副伤寒有辅助诊断意义。分析结果时,应注意以下几点:

(1)伤寒流行区的健康人血中可能有低效价凝集抗体存在,当"TO"的效价 >1∶80、"TH">1∶160 时有诊断意义。

(2)接种过伤寒疫苗者体内"TH"抗体可明显升高,因此单独出现"TH"效价增高无诊断意义。

(3)无论伤寒或副伤寒甲或乙病人,血清中"TO"抗体效价均升高,故"TO"抗体效价增高时,只能拟诊为伤寒类感染,而不能区别伤寒或副伤寒。

(4)伤寒杆菌与副伤寒杆菌甲、乙、丙 4 种的"H"抗原各不相同,所产生的"H"抗体各异,因此,当某种"H"抗体增高超过参考范围时,结合"TO"效价升高,则可诊断为伤寒或副伤寒中的某一种感染。

(5)肥达反应必须动态观察,每周检查 1 次,如效价显著递升,诊断意义更大。

(6)约有 10% 的伤寒病人始终不出现肥达反应阳性反应,其中一部分是由于在发病早期已大量应用过氯霉素,有的是由于应用了免疫抑制剂(如肾上腺皮质激素),有的可能是轻型感染,个别人可能由于先天性体液免疫功能缺陷或老弱、婴儿免疫功能低下所致。

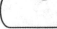

机体感染伤寒、副伤寒杆菌后会产生相应抗体,正常人因隐性感染或预防接种,血清中可含有一定量的抗体。一般当 H≥1∶160,O≥1∶80,副伤寒凝集价≥1∶80 时,才有诊断意义。病程中应每周复查 1 次,如病人 H 与 O 的凝集价均高于参考值或较原凝集价升高 4 倍以上,则患伤寒的可能性很大。若 H 凝集价高而 O 低于正常值,则可能是以往预防接种疫苗的结果或非特异性回忆反应所致。

(五)梅毒血清学检查

当机体感染梅毒螺旋体后,即产生梅毒螺旋体抗体,包括特异性抗体和非特异性抗体(反应素)。反应素检测为定性试验,特异性抗体检测(梅毒螺旋体血凝试验)有助于梅毒的确诊。

【参考值】 正常人为阴性

【临床意义】

(1)定性试验用于梅毒的初筛,因上述试验的抗原为非特异性,所以一些非梅毒疾病如系统性红斑狼疮、类风湿关节炎、硬皮病、麻风等可出现假阳性。孕妇亦可呈阳性。

(2)在定性试验阳性的前提下,特异性抗体试验阳性即可确诊为梅毒。

五、肿瘤标志物检测

肿瘤标志物(tumor marker,TM)是由肿瘤细胞产生的存在于血液、体液、组织或细胞中的一类物质。TM 检测对肿瘤普查、辅助诊断、疗效和预后判断具有重要意义。

(一)血清甲胎蛋白测定

甲胎蛋白(alpha-fetoprotein,AFP)是在胎儿早期由肝脏和卵黄囊合成的一种糖蛋白,正常人出生后 AFP 合成功能消失,AFP 呈阴性。血清中 AFP 是临床上诊断肝癌的重要指标。

【参考值】 <25 μg/L（ELISA 法）

【临床意义】 妇女在妊娠 3 个月后,AFP 开始升高,7～8 个月达高峰,分娩后 3 周恢复正常。血清 AFP 增高见于原发性肝细胞癌(AFP>300 μg/L),生殖腺胚胎癌(睾丸癌、卵巢癌、畸胎瘤等);病毒性肝炎、肝硬化。

(二)血清癌胚抗原

癌胚抗原(carcinoembryonic antigen,CEA)主要存在于胎儿胃肠管、胰腺和肝脏,出生后组织内含量很低。但在部分恶性肿瘤患者血清中 CEA 含量可异常增高。

【参考值】 <5 μg/L

【临床意义】 CEA 增高见于结肠癌、直肠癌等;直肠息肉、结肠炎、肝硬化、肝炎等。

六、自身免疫性疾病的检测

自身免疫性疾病是指机体免疫功能紊乱时,机体针对自身抗原产生自身抗体或致敏淋巴细胞,并导致组织损伤而引起的疾病,如系统性红斑狼疮、类风湿关节炎、混合性结缔组织病等。临床上通过对自身抗体的检测,可协助自身免疫性疾病的诊断和鉴别诊断。

(一)类风湿因子检测

类风湿因子(rheumatoid factor,RF)是一种自身抗体,由变性 IgG 刺激产生,包括有 IgG、IgA、IgM、IgD 和 IgE 5 种类型。

【参考值】 阴性

【临床意义】 阳性见于类风湿关节炎、冷球蛋白血症、系统性红斑狼疮以及肝病、慢性感染等;IgA-RF 与骨质破坏有关,早期 IgA-RF 增高常提示病情严重,预后不良。

(二)血清抗核抗体

抗核抗体(antinuclear antibody,ANA)是以细胞核成分为靶抗原产生的自身抗体。

【参考值】 阴性。

【临床意义】 阳性见于系统性红斑狼疮活动期,阳性率达 70%~90%;中枢神经系统、肾病、肺纤维化及心内膜炎。

同步练习

一、选择题

1. 系统性红斑狼疮血清标志性抗体 （　　）
   A. 抗 Sm 抗体 　　　　　　　　　B. ANA
   C. ANCA 　　　　　　　　　　　　D. 抗 SS-A 抗体
   E. 抗 DNA 抗体

2. 分子量最大的免疫球蛋白 （　　）
   A. IgG 　　　　　　　　　　　　　B. IgM
   C. IgE 　　　　　　　　　　　　　D. 分泌型 IgA
   E. IgD

3. 能通过胎盘的免疫球蛋白 （　　）
   A. IgG 　　　　　　　　　　　　　B. IgM
   C. IgE 　　　　　　　　　　　　　D. 分泌型 IgA
   E. IgD

4. 接种乙肝疫苗后被动获得的抗体是 （　　）
   A. HBsAg(+) 　　　　　　　　　　B. 抗-HBs(+)
   C. 抗-HBC(+) 　　　　　　　　　　D. 抗-Hbe(+)
   E. HBeAg

二、名词解释

1. 补体　2. 类风湿因子

三、简答题

简述乙型肝炎两对半包括哪些项目?何为大三阳?

（许昌学院　李蕾芳）

第九章

影像学检查

学习目标

- 说出影像检查前的护理、临床应用。
- 熟悉临床常用影像检查方法。
- 能够根据不同疾病恰当进行影像检查并指导患者做好检查前的准备。

影像学检查是借助于不同的成像手段使人体内部器官和结构显示出影像,从而了解人体的解剖结构与功能状况及病理变化的检查方法。影像学检查内容宽泛,除包括常规 X 射线检查、CT 检查、超声检查、核素检查和磁共振检查外,还包括一些新的成像技术如心脏和脑的磁源成像(magnetic source imaging,MSI)及分子影像学等。

第一节 X 射线检查

一、X 射线临床应用的基本原理

(一)X 射线的特性

X 射线是 1895 年德国物理学家伦琴发现的,是真空管内高速运行的电子群撞击钨靶时产生的,其本质是电磁波。医学上用于成像的 X 射线波长极短,仅为 $8 \times 10^{-10} \sim 3.1 \times 10^{-9}$ cm,肉眼不可见,其特性如下:

1. 穿透性 X 射线波长短,能量高,具有很强的贯穿物质的本领,且物质对其吸收较弱,这是 X 射线成像的基础。X 射线波长越短,穿透能力越强;物质密度越大,厚度越大,被吸收和衰减的 X 射线越多。穿透性是 X 射线应用的基础。

2. 荧光效应 某些荧光物质(钨酸钙、铂氢化钡等),在受到 X 射线照射时,能发出肉眼可见的荧光,从而将肉眼不可见的 X 射线转变为可见的荧光,是 X 射线透视的基础。

3. 感光效应 X 射线照射到涂有溴化银的胶片,发生光化学反应,再经显影、定影处理后,产生金属银的沉淀,在胶片上形成不同灰度的影像,即 X 射线的感光效应,是 X 射线摄影的基础。

4.电离与生物效应 X射线能使某些物质发生电离,产生正、负离子,这一特性与X射线成像并无直接关系。利用X射线对空气电离程度的检测,可以测量X射线的量,它是X射线损伤和X射线放射治疗的基础。

（二）X射线成像原理

X射线穿透人体不同组织时,不同密度和厚度的组织和器官吸收X射线的程度就会出现差异,即X射线吸收率不同,从而使到荧光屏或X射线胶片上的X射线量存在差异。最终将人体内部组织的信息以由黑到白不同灰度影像的形式显示出来。人体组织具有不同的密度,依次分为骨组织、软组织（如肌肉、实质器官、体液等）、脂肪组织和含气组织四大类,见表9-1。

【说一说】
X射线放射治疗的作用是什么？

表9-1 人体组织按密度分类

分类	相应组织或器官
高密度	骨骼和钙化灶
中等密度	软骨、肌肉、神经、各种实质器官,结缔组织,各种液体如血液、尿液、淋巴液等
较低密度	脂肪组织
低密度	含气的器官如呼吸道、胃肠道、鼻窦的气体等

当强度均匀一致的X射线穿过厚度相同而密度不同的组织结构时,由于吸收X射线程度不同而在荧光屏或X射线胶片上显示成明暗或黑白对比层次分明的X射线影像。如果组织结构的密度一致而厚度不同时,对穿透的X射线也可产生吸收差异,组织越厚吸收得就越多,这种差异同样将在X射线胶片上或荧光屏上产生有对比的影像。密度不同组织在荧光屏或胶片上的不同颜色,见表9-2。

表9-2 不同密度组织在荧光屏、胶片上的影像

分类	荧光屏	照片
高密度	暗	白
中等密度	较暗	灰白
较低密度	较亮	深灰
低密度	最亮	黑

在人体结构中,胸部是自然对比较好的部位,既有高密度的骨骼(肋骨、锁骨、胸骨、脊柱、肩胛骨等),又有低密度的含气的肺组织,还有中等密度的软组织(如心脏、大血管和心腔及大血管内的血液等)。虽然心脏、大血管、肌肉的密度一致,但它们的厚度存在着明显差别。所以,当X射线穿过胸部时可以在胶片上显现出黑白对比明显的影像。通过显影、定影和烘干程序,将获得一张胸部X射线片。胸片上骨骼显示为白色影像,含气肺组织则显示为黑色影像,肌肉、心脏、大血管显示为不同程度的灰白色影像。

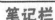

对于缺乏自然对比的组织或器官,可以用人为的方法引入一定量的在密度上高于或低于它的物质产生对比,称为人工对比。这种方法为对比造影检查,用作造影的物质称为对比剂。

二、X射线检查的方法及检查前准备

(一)X射线检查的方法

X射线检查的方法通常分为普通检查、特殊检查和造影检查这3种。

1.普通检查 包括透视和摄片两种。

(1)透视 透视是利用荧光屏显影进行直接观察的X射线检查方法。主要用于具有良好自然对比的胸部、四肢骨骼等,亦可作为介入穿刺插管的影像导向。其优点是简便、经济、灵活、快速。而且可以动态观察器官,如心脏的跳动、大血管的搏动、膈肌的呼吸运动;转动体位多方位连续观察,并立即得到检查结果。其缺点是X射线辐射量大;影像细节显示不够清晰;不能留下永久记录。

【说一说】
透视和摄片各自的优缺点有哪些?

(2)摄片 是利用透过人体的X射线使胶片感光摄取影像的检查方法。摄片可以分为普通X射线摄影和数字X射线摄影(CR、DR、DSA)。优点:一是应用范围较广,可用于胸部、腹部、四肢、头颅、骨盆及脊柱的检查;二是照片影像对比度、清晰度均较好;三是可长期保存记录,便于复查对比。缺点是检查范围受胶片大小的限制,且为某一方位一瞬间静态影像,观察路径上组织结构重叠,不利于病灶的定位,不能进行器官功能方面的观察。

2.特殊检查

(1)体层摄影 又称为断层摄影,是采用有特殊装置的X射线机,使人体内某结构在X射线片上清晰显影,而同时使其他各层组织的显影模糊不清,以提高诊断准确度的X射线检查方法。体层摄影常用于肺、支气管、脊柱及肾脏等部位的检查。

(2)软线摄影 亦称为钼靶X射线摄影。软线是指40KV以下低能量的X射线。软线摄影利用各种组织对不同质的软X射线的吸收量有显著差别的原理,使密度相差不大的脂肪、肌肉和腺体等软组织在感光胶片上形成对比良好的影像。它是目前软组织摄影中最常用的一种,主要用于软组织特别是乳房的形态变化以及癌肿等疾病的检查。

其他特殊检查方法:包括荧光摄影、放大摄影和记波摄影。

X射线造影检查

3.造影检查 对于缺乏自然对比的组织,通过将某一高密度或低密度的物质引入器官或周围间隙,人为的增大密度差而形成对比,从而清晰的显示其形态和功能的方法,称为X射线造影检查。

(1)对比剂 旧称为造影剂,是指造影检查时,被引入的物质。对比剂通常分为两大类,即高密度对比剂和低密度对比剂。前者主要有用于消化道造影的钡剂,用于心血管、泌尿系统及神经系统等造影的碘剂;后者主要有空气、氧气、二氧化碳等,临床应用于蛛网膜下腔、关节囊、胸腔及软组织间隙的造影检查。

(2)造影方法 常用的有直接引入法和生理排泄法两种。

1)直接引入法:把造影剂通过人体自然腔道、瘘道和体表穿刺等方法注入体内的造影方法,如胃肠道钡餐检查、支气管造影、关节造影和心血管造影等。

2)生理排泄法:造影剂经口服或静脉注射等方式进入人体后,选择性地经某一器官的生理排泄、积聚和浓缩作用,暂时停留在其通道内,从而使器官显影的方法。例如口服胆囊造影、静脉胆道造影等。

(二)X射线检查前准备

1. 透视检查前准备　主要有以下两个方面:①向患者说明检查的目的和需要配合的姿势,以消除患者进入暗室的恐惧心理。②尽量除去透视部位的厚层衣物及影响X射线穿透的物品,如发夹、金属饰物等,以免受干扰。

2. 摄影检查前准备　检查前准备:①向患者说明检查的目的、方法、注意事项,如充分暴露投照部位、摄片时需屏气等,以使患者在摄片时合作。②除急腹症外,腹部摄片应先清理肠道,以免气体或粪便影响摄片质量。③创伤患者摄片时,应尽量少搬动。④危重患者摄片,必须有临床医护人员监护。

3. 造影检查前准备　为使造影检查能顺利进行并取得预期目的,检查必须注意以下几点:

(1)了解患者有无药物过敏史和造影检查的禁忌证,特别是应用含碘造影剂时,一定要询问既往有无过敏反应,有无慢性病,心、肝、肾功能情况以及精神状况。

(2)向患者及家属解释造影过程,以取得充分合作。

(3)造影检查前应进行碘过敏试验,只有过敏试验阴性才能进行造影检查。过敏试验的方法:①口服试验:检查前2 d服用一定量造影剂,观察受试者反应,如出现结膜红肿、恶心、呕吐、手脚麻木及皮疹等,视为阳性。②皮内试验:用3%碘剂0.1 mL进行皮内试验,观察20 min,若皮肤局部出现红肿、硬结,直径达1 cm以上者,视为阳性。③静脉注射试验:检查前1 d用同剂型碘造影剂1 mL进行静脉注射,观察15 min,若出现胸闷、心慌、气急、咳嗽、恶心、呕吐、头晕、头痛、荨麻疹等不适,应视为阳性。

(4)要备齐各种急救药品,做好抢救准备。在过敏试验或造影过程中出现过敏反应时,根据反应轻重,进行处理。一般来说,轻度反应者,患者出现全身灼热感、头晕、面部潮红、胸闷、气急、恶心、呕吐、皮疹等轻度碘过敏反应时无须特殊处理,一般经吸氧或短时休息可好转,必要时可给予肾上腺素1 mg皮下注射。严重过敏反应如出现喉头水肿、支气管痉挛、呼吸困难、心律失常,甚至心搏骤停等严重碘过敏反应时,应立即停止检查,给予吸氧、抗休克、抗过敏和对症治疗等抢救措施。

(5)临床常用造影检查的准备:由于造影检查部位、用于检查的造影剂种类及造影方法不同,所需要的准备及注意事项也不完全相同。护士应熟悉各种造影的具体要求,协助患者做好各项准备,随时处理检查中可能出现的问题。

1)支气管造影术:①造影前6 h及造影后2 h禁食。②术前1 d做好碘过敏试验。③精神过于紧张的病人,可酌情给予少量镇静剂。④痰多者,于术前1日行体位排痰。为了减少支气管分泌物,可于造影前15 min遵医嘱肌内注射654-2 5~10 mg。

2)心血管造影术:①心血管造影有一定痛苦和危险,检查前务必做好病人的解释工作争取合作。②术前1 d备皮、行碘过敏试验。③禁食6 h以上。④训练深吸气、憋气和强有力的咳嗽动作以配合检查。

3)食管钡餐检查:该检查一般吞服2~3口钡剂,无须做特殊准备。

4)上消化道双重对比造影:①检查前3 d禁服不透X射线(如钙、铁、铋剂等)的药物。②上消化道出血者一般在出血停止和病情稳定数天后方可检查。③检查前12 h禁食、禁饮。④如需显示黏膜面的细微结构及微小病变,肌内注射抗胆碱药如654-2等以降低胃肠张力(青光眼、前列腺增生病人禁用)。⑤如需在较短时间内观察小肠,可肌内注射新斯的明或口服胃复安以增加胃肠道张力,促进蠕动。⑥疑有胃肠穿孔、肠梗阻等患者禁做此项检查。

5)结肠双重对比造影:检查前连续2 d无渣饮食,口服缓泻剂(番泻叶)等将肠内容物排空,忌用清洁剂洗肠。

6)泌尿系统普通检查:除急诊患者外,一般应做好以下检查前的准备工作:①检查前2~3 d禁服不透X射线(如钙、铁、铋剂等)的药物。②检查前不进食产气和多渣食物。③检查前1 d晚服缓泻剂如番泻叶或清洁灌肠。④检查当日早晨禁饮、禁食。⑤检查前排尿或导尿。

7)静脉性(排泄性)尿路造影:①造影前必须了解病人的心、肝、肾功能情况,全身情况极度衰竭、肝肾功能严重不良者不进行该项检查;尿路感染者禁做该项检查。②检查前1 d除按腹平片所要求外,检查前6~12 h限制饮水。③做好碘过敏试验。

8)子宫输卵管造影:①选择月经后5~7 d进行造影,造影前3 d不宜有性生活。②检查前1 d内做碘过敏试验。③检查前1 d晚服缓泻剂导泻,必要时进行清洁灌肠。④造影前备皮,冲洗阴道。⑤有生殖器急性感染、近期发生过宫内大出血者暂不能行此项造影检查。

9)脑血管造影:①造影前查出血和凝血时间。②造影前1 d分别进行碘过敏试验和普鲁卡因过敏试验。③造影前4~6 h禁食。④确定穿刺部位,并常规进行备皮。

三、X射线检查的防护

X射线穿透人体会产生一定的生物效应,对人体造成一定程度的放射损害。而且,X射线检查在临床应用广泛,接触X射线的人也越来越多。所以,重视X射线在检查中的防护具有重要意义。

1.X射线防护措施　X射线防护措施主要有以下3种:

(1)时间防护　尽量缩短与X射线接触的时间,X射线在人体内的积累量与受照时间成正比。

(2)距离防护　尽可能地增加与X射线源的距离,X射线在周围空间中产生的剂量率与距离的平方成反比。

(3)屏蔽防护　利用各种防护设备隔断X射线与人体的接触,利用了X射线无法通过高密度物质(铅)的原理,临床常见的此类防护设备有铅屏风、铅衣、铅手套等。

2.具体防护内容　若接触的X射线量过多,超过容许曝射量,就可能产生放射反应,甚至产生放射损害。因此,无论是进行X射线检查的评估对象,还是从事放射工作的评估者都要注意加强防护。

(1)评估者防护　①严格遵守操作规程,认真执行保健条例。放射工作者应遵照国家有关放射防护卫生标准的规定,制定必要的防护措施,加强自我保护意识,正确进行X射线检查操作。②增加X射线源与评估者之间的距离,可采用远距离隔离室操作或应用医用X射线电视系统等。③使用铅或含铅物质作为屏障,如穿戴含铅防护衣,采用屏障设备等。④认真执行保健条例,定期监测所受X射线剂量和做体格检查,保证身体健康。

（2）评估对象的防护　①设计正确的检查方法和检查程序,控制检查的次数和范围。②屏蔽与检查目的无关的部位。③尽可能远的与X射线球管保持距离,运用距离防护。④禁止滥用X射线,避免不必要的X射线检查。

如果X射线的曝射量是容许范围内,一般很少有影响,不构成人体危害。因此,不应对X射线检查产生疑虑或恐惧,而应客观、正确地对待这项检查。

四、常见基本病变的X射线评估

（一）呼吸系统

X射线检查可以清楚地显示病灶部位、形状、大小及密度情况,对于胸部疾病的早期评估、随访观察及群体普查等必不可少。

1. 检查方法　呼吸系统X射线检查方法有普通检查、特殊检查、支气管造影检查等,以普通检查中的透视最为常用。

2. 正常胸部X射线表现　胸部X射线影像是胸部各种组织和器官的重叠投影,见图9-1,熟悉胸片正常X射线表现,是胸部疾病评估的基础。

（1）胸廓　由软组织和骨骼构成,胸片上能看到的软组织有胸锁乳突肌、锁骨上皮肤皱褶、胸大肌、女性乳房与乳头。能看到的骨性结构有肋骨、锁骨、肩胛骨、胸骨与胸椎。

（2）纵隔　位于胸骨之后、胸椎之前,上至胸廓入口,下达横隔,两侧为纵隔胸膜和肺门。其中主要结构有心脏、大血管、气管、主支气管、食管、胸腺、淋

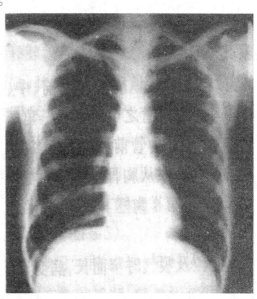

图9-1　正常胸部X射线平片

巴组织、神经及脂肪等。在侧位胸片上,常将纵隔划分为上、下和前、中、后共五个区。

（3）横隔　位于胸腹腔之间的薄层肌腱组织,呈凸入胸腔的圆顶状。正常后前位胸片上,右膈一般位于第6前肋间隙(相当于第9～10后肋水平),比左膈高1～2 cm。外侧及前、后方与胸壁相交形成肋膈角,后肋膈角位置最低;内侧与心相交形成心膈角。平静呼吸时,膈肌运动幅度为1～3 cm,深呼吸时,运动幅度可达3～6 cm。

（4）胸膜　分为壁层胸膜和脏层胸膜,两层之间的间隙称胸膜腔。胸膜菲薄,正常不显影,在胸膜反折处或叶间胸膜(斜裂和横裂)走形与X射线平行时可显影,呈细线状或薄层状致密影。

（5）气管和支气管　在X射线片上表现为低密度影。正常后前位胸片上,气管应居中,否则考虑为投照体位不正或病变推压所致。气管起于环状软骨下缘,长为10～13 cm,宽为1.5～2 cm,在第5～6胸椎平面分为左、右主支气管,分叉处称气管隆突。两侧主支气管向下延伸,逐级分出肺叶支气管、肺段支气管、末梢细支气管、呼吸

细支气管、肺泡管、肺泡囊,最后与肺泡相连。

(6)肺 ①肺野:含气的肺在胸片上表现为均匀一致的透明区域,称为肺野。透明度的高低与肺内含气量成正比。为了便于病灶的定位,在第2、4肋骨前端下缘画一水平线,将两侧肺野分别划分为上、中、下三野,再将每一侧肺野纵行分为三等份,即内、中、外三带。②肺门:肺门影是由肺动、静脉、支气管及淋巴组织在 X 射线片上的总和投影,尤以肺动脉为主。后前位胸片上,肺门影位于两肺中野内带第 2~4 前肋间隙内,左侧比右侧略高 1~2 cm。③肺纹理:自肺门向外呈放射分布的树状阴影,称为肺纹理。由肺血管、支气管和淋巴管等组成,其中主要为肺动脉分支。肺纹理自肺门向外分支逐渐变细,一般肺野外带几乎不可见。

3. 基本病变的 X 射线表现

(1)支气管改变 支气管改变主要是阻塞,可由肿瘤、异物、炎症、肿大淋巴结压迫、先天性狭窄等原因而引起。支气管部分阻塞可引起肺气肿,完全阻塞可导致肺不张。

1)阻塞性肺气肿:可分为局限性和弥漫性两种。①局限性阻塞性肺气肿:较大的支气管发生部分性阻塞,表现为肺局部透明度增加,肺纹理稀疏,可见肺大疱,其范围取决于支气管阻塞的部位。②弥漫性阻塞性肺气肿:因终末细支气管慢性炎症及狭窄所致,表现为两肺野透亮度增加、肺纹理稀疏,胸廓呈桶状、肋间隙增宽,膈肌下降、平直、活动度减弱,心影狭长呈垂位型。

2)阻塞性肺不张:系支气管完全阻塞后引起肺内气体减少,密度增高,体积缩小的状态。按阻塞的范围和部位分为肺小叶肺不张、肺段不张、肺叶不张和一侧性肺不张。①肺小叶肺不张:系终末细支气管被黏液阻塞所致,表现为多发小斑片状高密度影。②肺段不张:少见,表现为肺段体积缩小,呈基底朝外、尖端指向肺门的三角形或片状致密影。③肺叶不张:肺叶支气管完全阻塞所致,表现为不张的肺叶体积缩小,密度均匀增高,叶间裂、肺门及纵隔可向患部移位,邻近肺叶代偿性肺气肿。④一侧性肺不张:主支气管发生完全阻塞,表现为患侧肺野均匀致密,纵隔向患侧移位,肋间隙变窄,膈肌上抬,健侧肺多有代偿性肺气肿。

(2)肺部病变

1)渗出与实变:渗出是机体对急性炎症的反应,使肺泡腔内的气体被血管渗出的液体、细胞所代替,形成渗出性实变。渗出液可以沿肺泡孔向邻近肺泡蔓延,所以病变多表现为边缘模糊不清的斑片状或云絮状密度增高影;如扩展至叶间胸膜处,则相应部位边缘清楚锐利;如扩展至肺门附近,在实变的高密度影中可见含气的低密度支气管影,称为空气支气管征。

2)增殖:系肺的慢性炎症在肺内形成肉芽组织,常见于各种慢性肺炎、肺结核和硅沉着病。X 射线检查表现为肺内多发、小结节状高密度影,边缘清楚,无融合趋势。

3)纤维化:系肺部病变在愈合过程中,产生的纤维组织逐渐代替正常肺组织而形成的瘢痕,可分局限性纤维化和弥漫性纤维化两种。局限性纤维化 X 射线检查均可见索条、线样僵直高密度影,粗细不均,分布及走形与正常肺纹理不同;弥漫性纤维化则表现为弥漫性分布的网状、蜂窝状、索条状阴影,有时在网格状的背景中可见弥散分布的小结节状影。

4)钙化:多出现于退行性变、坏死组织内,也见于某些肿瘤(如错构瘤、转移瘤)。

X射线检查表现为高密度影,边缘锐利,形状不一,可为斑点状、片状、爆米花样、蛋壳样等。

5)肿块:肺内肿瘤以肿块为特征,可单发,亦可多发,有良性和恶性之分。良性肿块多有包膜,呈膨胀性生长,X射线表现为肺内球形占位,边缘光滑;恶性肿块呈浸润性生长,X射线表现为肺内不规则形占位,边缘可呈分叶状或脐样切迹,并可有细短毛刺伸出,肿块较大者,中心可发生坏死、液化。

6)空洞:空洞是肺内病变组织发生坏死、液化,坏死物经引流支气管排出而形成的含气残腔,多见于肺结核、肺脓肿与肺癌。①虫蚀样空洞:又称无壁空洞。X射线检查表现为大片致密实变影中多发的、小的不规则形透亮区,呈虫蚀样,多见于干酪性肺炎。②薄壁空洞:洞壁厚度≤3 mm。X射线检查表现为内壁光整的圆形透亮区,边界清晰,常见于肺结核。③厚壁空洞:洞壁厚度超过3 mm。X射线检查表现为高密度实变影中圆形、椭圆形或不规则形的透亮区,内壁光滑或凹凸不平,多见于肺结核、肺脓肿及肺癌。肺癌空洞内壁多厚薄不一,有时可见壁结节。肺脓肿空洞常有气-液平面。

7)空腔:空腔是肺内生理腔隙的病理性扩大,如肺大疱、含气肺囊肿及肺气囊等。X射线检查表现为无结构的透亮区,壁菲薄,腔内无液体,周围无实变影。

(3)胸膜病变

1)胸腔积液:由疾病累及胸膜所产生。X射线检查只能确定有无积液及积液的多少及部位,难以确定其性质。液体首先聚积于后肋膈角,站立后前位X射线片难以发现,当积液量在300 mL以上时,立位X射线片表现为患侧肋膈角变浅、变钝;中量积液时,表现为液体上缘呈外高内低的弧线影,下肺野均匀致密,肋膈角消失,心缘被遮盖;大量积液时,患侧肺野呈均匀致密影,肋间隙增宽,肋膈角消失,纵隔向健侧移位。

2)气胸:脏层或壁层胸膜破裂,空气进入胸膜腔内称气胸。多见于外伤、胸部穿刺等,也可由于突然用力咳嗽导致自发性气胸,常发生于严重的肺气肿、胸膜下肺大疱等。X射线检查表现为被压缩的肺与胸壁间出现透明含气区,无肺纹理。

3)液气胸:胸腔内液体和气体并存称为液气胸,X射线特征性表现为立位检查时可见横贯胸腔的气-液平面,内侧是被压的肺组织。

4)胸膜肥厚、粘连和钙化:胸膜肥厚表现沿胸廓内缘出现带状致密影,肋间隙变窄,膈肌升高,甚至引起纵隔向患侧移位;胸膜粘连表现为膈肌上缘的幕状突起;胸膜钙化表现为片状、不规则点状或条状高密度影,有时包绕于肺表面呈壳状。

(二)循环系统

1. 检查方法　循环系统X射线检查方法常用的有普通检查和造影检查,以普通检查中的透视为首选。

2. 正常心脏、大血管的X射线表现　心脏、大血管位于两肺之间,其大部分组织与肺相邻,具有良好的自然对比,因而适合于X射线检查。由于心脏各房室在平片上的投影相互重叠,必须通过多种位置的观察,才能了解各个房室及大血管的形态,常用摄影体位有后前位(正位)、左侧位、右前斜位和左前斜位。

(1)后前位　正位投影,形成左、右两个心缘。

1)左心缘分3段:①上段呈半球形,由主动脉弓与降主动脉起始部构成,称主动脉结。②中段由肺动脉构成,称肺动脉段。③下段最长,呈明显隆凸的弧形,由左心室

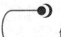

构成。

2)右心缘分上、下 2 段:①上段呈略平直,为上腔静脉与升主动脉复合阴影。②下段弧度较大,由右心房组成,两者之间有一较浅的切迹。

(2)右前斜位 第一斜位,心影位于胸骨与脊柱之间,分成前、后两缘。前缘自上而下为升主动脉、肺动脉、右室前壁和左心室。后缘上段为左心房,下段为右心房。心前缘与胸骨之间的透亮间隙,称为心前间隙。心后缘与脊柱之间的透亮间隙,称为心后间隙。

(3)左前斜位 第二斜位,心脏大血管位于脊柱的右侧,心影呈对称分开,右前方是右心,左后方是左心。

(4)左侧位 心影呈椭圆形,分为前、后两缘。主要是观察左心房、左心室,其次是右心室漏斗部。

3.基本病变的 X 射线表现

(1)心脏增大 心腔扩大和心肌肥厚或两者并存,统称为心脏增大,是心血管疾病的重要征象。心腔扩大指各房室的扩大,如左心房、左心室、右心房和右心室中一个或多个房室的扩大。心肌肥厚指心肌纤维增粗增长,甚至数量的增加,但可不伴有心横径的明显增加。

判断心脏有无增大的最简单的方法是测量心胸比率。心胸比率为心脏最大横径(T1+T2)与胸廓最大横径(T)之比。正常成人心胸比率=0.50。

1)左心房增大 X 射线表现:①后前位,左心房向右增大,与右心房重叠或超过右心缘,形成“双房影”或“双弧影”;左心房耳部增大膨出,形成左心缘第三弓;②右前斜位,左房食管压迹加深,甚至局限性向后移位;③左前斜位,心后缘左房段饱满、隆起,左主支气管受压抬高。

2)右心房增大 X 射线表现:①后前位,心右缘下段膨隆,上腔静脉影增宽;②右前斜位,心后缘下段向后突出;③左前斜位:心前缘上段向上和(或)向下膨隆、延长。

3)左心室增大 X 射线表现:①后前位,左心室段延长,心尖向左下延伸,心腰部凹陷;②左前斜位,心后缘下段向后下突出,与脊柱影重叠;③左侧位,心后食管前间隙变窄或消失。

4)右心室增大 X 射线表现:①后前位,心尖圆隆、上翘,肺动脉段平直或凸出;②左前斜位,心前缘下段向前膨凸,心膈面延长,心前间隙变窄;③左侧位,心前缘下段前凸,与前胸壁接触面增大。

(2)肺循环的异常 主要包括肺淤血、肺充血、肺血减少、肺水肿及肺动脉高压等。

1)肺淤血:为肺静脉回流受阻,血液淤滞于肺内所致。常见于二尖瓣狭窄、左心衰竭等。X 射线表现为肺野透亮度下降,肺纹理增粗,边缘模糊,肺门影增大,但结构不清。严重时表现为肺水肿。

2)肺充血:为肺动脉血流量增加,也称肺血增多。多见于左向右分流的先天性心脏病(如房间隔或室间隔缺损、动脉导管未闭等)和心排血量增加(如甲状腺功能亢进和严重贫血)。X 射线表现为:①肺动脉段凸出,右下肺动脉扩张。②肺纹理增多、增粗。③肺野透亮度正常,两侧肺门影增大,边缘锐利。④扩张的血管边缘清楚,肺动脉和肺门血管搏动增强,即“肺门舞蹈”。

3)肺血减少:为肺动脉血流量减少,也称肺缺血。常见于肺动脉狭窄、三尖瓣狭窄、法洛四联症等。X射线表现为肺野透亮度增加,肺纹理变细、稀疏,肺门影缩小,肺动脉段可呈平直、凹陷或凸出(狭窄后的扩张所致)。

4)肺水肿:为毛细血管内液体大量渗入肺间质和肺泡所致。分为间质性肺水肿和肺泡性肺水肿。常见于左心衰竭或其他原因引起的肺静脉高压性心脏病。①间质性肺水肿:肺淤血的进一步发展,X射线表现为肺野透亮度减低,肺门影增大模糊,肺纹理模糊,中、下肺野出现网格状阴影,可见间隔线(Kerley线)。②肺泡性肺水肿:渗出液集聚于肺泡内。X射线典型表现为两肺门周围蝶翼状影,也可表现为散在分布的斑片状模糊影,以内、中带多见,可融合成片。

5)肺动脉高压:为肺血流量增加或肺循环阻力增大所致。常见于肺动脉狭窄、房间隔或室间隔缺损等疾病。X射线表现为肺动脉段凸出,肺门部肺动脉扩张、搏动增强,而外围肺动脉分支纤细,称为肺门截断现象或"残根"征,右下肺动脉横径超过15 mm,右心室增大。

(三)消化系统

1.检查方法 消化系统X射线检查方法有普通检查、造影检查两种,以造影检查的价值较大。普通检查主要适用于急腹症和不透X射线的异物检查,对胃肠道病变的诊断价值有限。

(1)食管 上与咽相连,下与贲门相接,分为颈、胸、腹三段。吞钡正位观察,食管位于中线偏左,轮廓光滑整齐,充盈时宽度可达2~3 cm,黏膜皱襞表现为自上而下2~6条纵行且平行的条状透亮影。右前斜位自上而下显示食管三个生理压迹,分别为主动脉弓、左主支气管和左心房压迹。食管蠕动将钡剂自上而下推进,通行顺畅,管壁柔软。

(2)胃 以贲门与食管相连,以幽门与十二指肠相通。以贲门为中心,半径2.5 cm大小的圆形区域为贲门区;贲门水平线以上为胃底,立位时含气可见胃泡;贲门到幽门的胃右缘为胃小弯,其左缘为胃大弯;胃小弯的转角处称胃角切迹;胃大弯最低点称胃下极;贲门至胃角切迹之间为胃体;角切迹至幽门之间为胃窦。胃的形态与体型、胃张力和神经功能状态有关,一般分为钩型、牛角型、无力型和瀑布型四种。

胃的轮廓一般光滑整齐,胃底和胃体大弯侧多呈锯齿状边缘。胃黏膜皱襞为条状透亮影,皱襞间沟因充填钡剂呈条状致密影。胃底部黏膜皱襞呈网状不规则形,胃小弯侧黏膜皱襞较细,走形与小弯平行,大弯侧黏膜皱襞较粗,呈横向或斜向走形,胃窦部黏膜皱襞主要与小弯平行,也可斜形。

胃蠕动自胃体上部开始,有节律向幽门推进,一般可同时见2~3个蠕动波。胃窦部无蠕动波,呈向心性收缩,将钡剂排入十二指肠,一般需2~4 h胃排空。

(3)十二指肠 上起幽门下接空肠,呈"C"字形包绕胰头,可分为球部、降部、水平部和升部。球部轮廓光滑,呈三角形或圆锥形,尖向右后上方;黏膜皱襞为纵行纤细条纹;球部为整体性收缩,将钡剂一次性排空。降部以下黏膜皱襞呈羽毛状,蠕动为波浪状向前,可出现逆蠕动。

(4)空肠与回肠 两者之间无明确的分界。空肠大部分位于左上、中腹,蠕动活跃,环状黏膜皱襞密集,呈羽毛或雪花片状。回肠位于右中、下腹及盆腔,蠕动不活跃,黏膜皱襞浅而少,常显示为充盈像,轮廓光滑整齐。吞钡后2~6 h钡剂可达回盲部,

7~9 h 小肠钡剂完全排空。

(5)结肠 分为盲肠、升结肠、横结肠、降结肠、乙状结肠和直肠。X 射线特征性表现为充钡时可见大致对称的袋状突出,为结肠袋。横结肠以上结肠袋较明显,降结肠以下逐渐变浅以至消失。盲肠与升、横结肠的黏膜皱襞较密,以斜形和横形为主,降结肠以下皱襞渐稀且以纵形为主。结肠蠕动主要是总蠕动,排空时间差异大,一般 24~48 h 排空。

2.基本病变的 X 射线表现

(1)形态的改变

1)龛影:胃肠道壁溃烂达一定深度,钡剂造影时钡剂填充其内,切线位呈突出腔外钡斑。

【想一想】
　　消化性溃疡都可以发现龛影吗?

2)憩室:胃肠道局部管壁薄弱,因内腔压力增高或外在牵拉造成的薄弱区膨出,呈囊袋状影,其内及附近的黏膜皱襞形态正常。

3)充盈缺损:来自胃肠道壁的隆起性病变,向腔内突出,不能被对比剂所充盈形成的影像。

4)黏膜皱襞改变:①黏膜皱襞破坏,表现为正常黏膜皱襞影消失,代之以杂乱不规则的钡影。多由恶性肿瘤侵蚀所致。②黏膜皱襞平坦,表现为黏膜皱襞条纹状影变平坦而不明显,多见于黏膜或黏膜下层的炎性水肿或恶性肿瘤浸润。③黏膜皱襞增宽和迂曲,表现为黏膜皱襞影增宽,伴有走形迂曲和结构紊乱。多见于慢性胃炎、食管静脉曲张。④黏膜皱襞纠集,表现为黏膜皱襞从四周向病变区集中,呈放射状或车轴状。多由慢性溃疡性病变纤维结缔组织增生所致。

5)管腔狭窄与扩张:管腔狭窄指胃肠道管腔持久性的缩小,可见于炎症、肿瘤、纤维瘢痕收缩、粘连、痉挛、腔外压迫和发育不全等,病变性质不同,狭窄的形态和范围亦不相同;管腔扩张指胃肠道管腔持久性的增大,以狭窄或梗阻近侧的扩张多见,或因神经功能障碍引起的普遍性扩张。

6)位置和可动性改变:先天性发育异常和后天性病变的压迫、推移及粘连均可改变胃肠的位置。如先天性肠道旋转不良可导致胃肠位置发生改变,但可动性存在;肠管粘连、瘢痕收缩不仅改变胃肠位置,还使胃肠可动性受限。

(2)功能性改变

1)张力:是指胃肠道平滑肌收缩与舒张程度。张力降低表现为管腔扩大、管壁变薄,排空减慢;相反,张力增高表现为管腔普遍性缩小,管壁增厚,排空增快。

2)蠕动:是胃肠道肌肉节律性收缩,使内容物向前推进的动力。胃肠道具有规律性蠕动,完成其运输、消化和转运功能。病理情况下可出现蠕动规律异常和异常蠕动。①蠕动增强见于局部炎症或远端梗阻,表现为蠕动波增多、加深、频率加快。②蠕动减弱或消失见于肿瘤浸润或梗阻晚期张力低下,表现为蠕动波减少、变浅、频率减慢或无蠕动波。③逆行蠕动,也称反向蠕动,见于胃肠道梗阻,表现为与正常运行方向相反的蠕动,见于梗阻部位上方。

3)分泌:正常空腹时,胃肠道内应无液体积存。分泌功能亢进或远端有梗阻时,胃肠道内液体量增加,使钡剂附着不良,黏膜皱襞显示模糊,多见于胃、十二指肠溃疡。

(四)泌尿系统

1.检查方法 泌尿系统 X 射线检查方法有普通检查、造影检查,多需造影才能使相应器官显示。

（1）肾 位于脊柱两侧，T$_{12}$~L$_3$水平之间，似蚕豆状，长12~13 cm，宽5~6 cm，右肾略低于左肾。肾盂上接肾盏，下连输尿管，多呈三角形或喇叭状，上缘凸下缘凹，边缘光滑。肾盏包括肾大盏和肾小盏，形态、大小和数个人差异较大，肾大盏多呈长管状，顶端与肾小盏相连。肾小盏多呈短管状，顶端呈杯口状凹陷。

（2）膀胱 尿路造影显示膀胱内腔。其大小、形状和位置取决于年龄、充盈程度及周围器官关系。膀胱充盈时，呈卵圆形，位于耻骨联合上方，密度均匀，边缘光滑整齐。充盈不全时，膀胱顶部可下凹，呈锥形。

（3）输尿管 尿路造影输尿管为细长条状影，沿脊柱旁向前下行，入盆腔后，多在骶髂关节内侧走行，过骶骨后先弯向外下，再斜行进入膀胱。输尿管走形自然，可有曲折，管壁光滑，可因蠕动呈中断不连续影像。

2. 基本病变的X射线表现

（1）泌尿系结石 尿路结石是泌尿系统常见病之一，90%为阳性结石，可在X射线平片上显示，10%为阴性结石，X射线平片不显示。

1）肾结石：X射线平片示肾窦区或其邻近部位的高密度影，单个或多个，单侧或双侧。具有肾盂或肾盏形态是肾结石的特征性表现，呈鹿角状或珊瑚状，称为铸型结石。侧位观，肾结石与脊柱重叠。

【想一想】
为什么输尿管结石为梭形或长椭圆形？且长轴与输尿管走向一致？

2）输尿管结石：X射线平片示输尿管走形区米粒大小的致密影，梭形或长椭圆形长轴与输尿管走向一致。尿路造影可确定结石是否在输尿管内，其上方输尿管及肾盂肾盏可有不同程度扩张积水。

3）膀胱结石：X射线平片示膀胱区圆形或椭圆形致密影，结石可随体位而改变位置。

（2）泌尿系核 多为继发性，原发病灶在肺内，经血行播散而来，可累及肾、输尿管和膀胱，以肾结核尤为重要。

1）肾结核：X射线平片可见肾区云絮状、斑点状或环状钙化，严重时发生全肾钙化且功能丧失，称为肾自截。尿路造影示肾小盏杯口边缘不规则，呈虫蚀状；空洞形成时可见肾实质内团块状对比剂，且与受累肾盏相连；肾盂肾盏广泛积脓时，IVP检查病肾常不显影。

2）输尿管结核：X射线平片检查多无价值，偶可发现输尿管钙化。尿路造影示管腔出现多发不规则狭窄与扩张，呈串珠状表现；严重者输尿管壁硬化、短缩和管腔狭窄，形似笔杆。

3）膀胱结核：尿路造影可见膀胱壁局部不规则及变形，容量减少，晚期膀胱挛缩，边缘不规整呈锯齿状改变。CT检查示膀胱壁内缘不规则，壁增厚，膀胱腔变小。

（3）泌尿系肿瘤

1）肾癌：X射线平片示肾影增大，呈分叶状，或有局限性隆突，10%~15%的肿瘤可出现不同形状的钙化影。尿路造影示肾盏伸长、狭窄、受压变形，系肿瘤的压迫、包绕所致；如肿瘤范围较大而波及多个肾盏，可使各肾盏互相分离与移位呈"蜘蛛足"样改变；侵蚀和压迫肾盂，可使肾盂边缘不整齐或出现充盈缺损。

2）膀胱癌：尿路造影示自膀胱壁向腔内突出的充盈缺损，呈结节状或菜花样，侵犯肌层时，局部膀胱壁僵硬。

(五)骨与关节系统

1. 检查方法 骨与关节系统 X 射线检查方法有普通检查、造影检查,一般首选 X 射线平片检查,造影主要用于关节病变的诊断。

2. 正常骨、关节的 X 射线表现

(1)骨 骨与软骨均属于结缔组织。成人软骨只限于关节软骨。骨 X 射线片上呈高密度影,软骨除非其中有钙化,X 射线上是透明的。骨质按其结构分为密质骨和松质骨两种。其中,长骨的骨皮质和扁骨的内外板为密质骨,X 射线片显影密度高而均匀;松质骨由多数骨小梁组成,松质骨 X 射线显影密度低于密质骨。

1)小儿长骨:是软骨雏型骨化形成的,一般有 3 个以上的骨化中心,一个在骨干,其余 2 个在骨端。前者为原始骨化中心,后者为继发骨化中心。①骨膜:为软组织,位于骨干表面,X 射线平片不显影。②骨皮质:含钙多,为密质骨,X 射线表现为均匀致密影,外缘光滑锐利,骨干中央部位最厚,向两端逐渐变薄。③骨髓腔:位于骨干中央的管状结构,X 射线表现为由骨皮质包绕的半透明区。④骨骺:为长骨未完成发育的一端。在胎儿及儿童时期多为软骨,即骺软骨。骺软骨不断增大,其中的骺核也不断由于骨化而增大,形成松质骨,边缘由不规则变为光整。⑤骨骺板:当骨骺与干骺部不断骨化,两者间的软骨逐渐变薄而呈板状时,则称为骺板。X 射线片上呈横行透明线。骨骺板不断变薄,最后消失,即骨骺与骨干结合,完成骨的发育,见图 9-2(A)。

2)成人长骨:成人长骨的外形与小儿长骨相似,但骨发育完全。只有骨干和由松质骨构成的骨端。骨端有一薄层壳状骨板为骨性关节面,表面光滑,上面覆盖一层软骨,即关节软骨,X 射线不能显示,见图 9-2(B)。

(2)四肢关节 由骨端、关节软骨、关节腔和关节囊构成。X 射线平片仅可显示骨端关节面和关节间隙,前者表现为边缘整齐的线状致密影,后者为两个骨性关节面之间的透亮区。

(3)脊柱 由脊椎和椎间盘组成。除寰椎外,每个脊椎都有椎体和椎弓组成,椎弓又包括椎弓根、椎弓板、棘突、横突和关节突。X 射线正位片上,椎体呈长方形,由上至下逐渐增大,周围由致密的骨皮质环绕,边缘光滑锐利。椎体两侧为横突影,其内侧椭圆形致密影为椎弓根投影。椎弓根的上下方为上下关节突投影。椎体中央偏下方的类三角形线状致密影为棘突的投影。X 射线侧位片上椎体依然呈长方形,椎弓位于椎体后方,上下关节突呈叠瓦状构成椎小关节,椎体与椎体之间带状半透明影称为椎间隙,是椎间盘所在的位置。椎间孔居相邻椎弓、椎体、关节突及椎间盘之间,呈类圆形半透明影,颈椎斜位、胸腰椎侧位显示清楚。

3. 基本病变的 X 射线表现

(1)骨骼的基本病变

1)骨质疏松:指一定单位体积内正常骨组织减少,即有机成分与无机成分成比例减少,称为骨质疏松。X 射线表现为骨密度减低,骨小梁变细减少、间隙增宽,骨皮质变薄但清晰。椎体骨皮质变薄,其内见纵行条纹,上下缘内凹或外形变扁,椎间隙增宽。疏松的骨骼易发生骨折或椎体呈楔形变。广泛性骨质疏松多见于老年、妇女绝经后、营养不良、内分泌或代谢障碍;局限性骨质疏松见于骨折后、感染、肿瘤等。

2)骨质软化:单位体积内骨组织有机成分正常,而含钙量减少,骨质变软,称为骨质软化。X 射线表现为骨质密度减低,骨皮质与骨小梁显示模糊,承重骨发生变形或

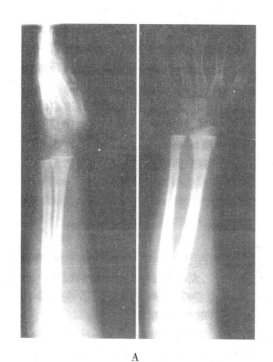

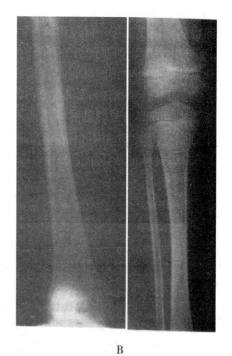

A
B

图9-2 正常成人四肢骨X射线平片

A.小儿长骨;B.成人长骨

假性骨折。常见原因有小儿佝偻病、骨软化症、甲状旁腺功能亢进、代谢性骨病等。

3)骨质破坏:局部骨质被病理组织所代替而造成的骨组织消失,称为骨质破坏。X射线表现为局限性骨密度减低,骨小梁稀疏或骨质缺损,骨结构完全消失。常见原因包括炎症、肿瘤及肿瘤性病变等。

4)骨质坏死:骨组织由于血液供应中断致局部代谢的停止,称为骨质坏死。坏死的骨质称为死骨。X射线表现为骨质局限性密度增高。常见原因有慢性化脓性骨髓炎、骨缺血性坏死等。

5)骨膜增生:又称骨膜反应,因骨膜受刺激,骨膜内层成骨细胞活动增加所引起的骨膜新生骨。X射线表现为线状、层状、葱皮样、三角形等多种形态。常见原因有急性炎症、外伤、恶性肿瘤等。

6)骨质增生硬化:单位体积内骨量的增多,称为骨质增生硬化。X射线可表现为骨质密度增高,骨小梁增粗、增多,骨皮质增厚,骨干增粗,骨髓腔变窄甚至消失。局限性骨质增生硬化多见于慢性炎症、骨肉瘤、外伤后修复等;全身性多见于氟中毒、石骨症等。

7)软骨钙化:软骨基质发生钙化,称为软骨钙化。可见于生理性,如骨岛形成;或病理性,如软骨类肿瘤内钙化。X射线表现为环形、半环形、颗粒状无结构高密度影。

8)骨骼变形:骨骼形状、大小的改变,称为骨骼变形。发育畸形使一侧骨骼增大;骨肿瘤使骨骼局部增大;骨软化症、佝偻病、成骨不全等使全身骨骼变形。

9)软组织改变:许多骨骼疾病可引起或伴有周围软组织的改变。外伤或感染时,X射线表现为局部软组织肿胀、密度增高,皮下脂肪层和肌间隙模糊、消失;开放性损

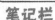

伤和产气菌感染时,软组织内可见气体影。肿瘤侵及软组织时,表现为软组织肿块影。此外,软组织内还可见钙化、骨化影。

(2)关节的基本病变

1)关节脱位:是指构成关节的骨端失去正常的对应关系。可由外伤、炎症、肿瘤等引起。有完全脱位和半脱位两种。

2)关节肿胀:包括关节积液和关节周围软组织肿胀,多见于炎症、外伤和出血等。X 表现为关节间隙增宽,关节周围软组织增厚和密度增高。

3)关节强直:指关节破坏在愈合过程中,关节活动丧失。可分为骨性强直和纤维性强直。骨性强直 X 射线表现为关节间隙变窄或消失,两侧骨端可见骨小梁贯穿连接,多见于化脓性关节炎愈合后。纤维性强直 X 射线表现为关节间隙变窄,但无骨小梁贯穿,常见于关节结核等。

4)关节破坏:关节软骨及骨性关节面被病理组织代替,称为关节破坏。X 射线表现为骨性关节面局部骨质破坏和缺损,关节间隙变窄,严重时关节半脱位和变形。

5)关节退行性变:早期病变起始于关节软骨,为缓慢发生的软骨变性、坏死和溶解。继而造成骨性关节面骨质增生硬化,并于边缘形成骨赘。关节退行性的早期 X 射线表现主要为骨性关节面模糊、中断、消失。中、晚期表现为关节间隙狭窄、软骨下骨质囊变和骨性关节面边缘骨赘形成,不发生明显骨质破坏,一般无骨质疏松。这种变化多见于老年人,是机体老化的表现。

第二节　超声检查

超声是指振动频率在 20 000 Hz 以上,超过人耳听觉阈值上限的声波。超声检查是利用超声波的物理特性和人体不同组织器官对超声反射不同的原理形成图像,用以诊断人体组织的形态结构和功能状态以及病理状态的一种非创伤性检查方法。

一、超声检查的方法及临床应用

(一)超声检查的方法

由于超声成像的方法不同,表现的形式也各不相同,主要的显示方式有四种:

1. A 型(振幅调制型)　单晶片探头、单方向检查、回声信号强弱以振幅大小来表示,显示一维波形信号。可用于肝、胆、脾、脑等部位检查、是超声探测的早期方式,现已被淘汰。

2. B 型(辉度调制型)　回声信号以光点的形式显示,回声信号的强弱以光点亮度表示。其原理是沿某一方向发射的单束超声在传播途径遇到各个界面产生一系列散射和反射,探头接收这些回声信号,以光点的形式在显示器上表示出来。

3. M 型　用单声束垂直取样获得界面回声并以辉度调节的方式显示回声的强弱,纵坐标代表距离,横坐标代表时间,M 超具有"距离-时间"的图像特性,使得技术被应用于心脏及胎儿检查。可与 B 型和多普勒超声探测组合使用。

4. D 型　此法是利用多普勒效应的原理,把发射的超声和遇到与之发生相对运动的界面返回的超声产生的频率差(频移),以频谱的形式或用扬声器将其以一定声调的信号显示出来的诊断方法,D型超声诊断法可分为两大类型:

(1)频谱多普勒 分为脉冲多普勒(pulse Doppler,PD)和连续多普勒(continuous-wave Doppler,CW),前者具有定位测量血流速度的功能,但不能测量高速血流,后者具有测量高速血流的功能,但不能定位测量。频谱多普勒主要用于判断血流方向、血流性质、血流速度和血流时相,同时可以测量血容量、压力差和瓣口的面积。

(2)彩色多普勒血流显像(color doppler flow imaging,CDFI) 在二维显像基础上,迅速地把获得的心脏内或血管内的全部频移回声信号,用伪彩色编码的方式显示出来,对向探头流动的血流显示为红色,背离探头流动的血流显示为蓝色,从而达到形象地显示心血管血液流动的方向、速度和状态的目的。

D型超声诊断法主要用于了解心腔内血流动力学的变化,判断血管是否畅通,了解颅脑和内脏(如肝、肾)血流的情况等,对诊断各种先天性心脏病、心脏瓣膜病、血管是否有狭窄或闭塞等均有重要的价值。

5.超声诊断新型技术

(1)三维超声 是近年来超声医学领域中的一项新技术,它利用表面重建成像对于不同灰阶进行分割,提取出感兴趣结构的表面轮廓,适用于膀胱、胆囊、子宫、胎儿等含液性的空腔和被液体环绕的结构,重建的三维B超图像清晰直观,立体感强。

(2)四维超声 4D超声技术就是在3D超声图像加上时间维度参数。该革命性技术能够实时获取三维图像,超越了传统超声的限制。在医学上,它提供了包括腹部、血管、小器官、产科、妇科、泌尿科、新生儿和儿科等多领域的多方面的应用,在疾病的诊断、治疗以及对胎儿的观察方面具有广阔的发展前景。

(3)介入性超声 超声介入诊断是超声诊断的一种方法,指在实时超声监测和引导下,完成各种穿刺活检以及抽吸等操作,将抽出液体或组织进行实验室、细胞学和组织学检查,以达到诊断目的。具有操作简便、引导准确、无放射线损伤、无须造影剂等优点。广义还包括术中超声和腔内超声。

(二)超声检查的主要用途

超声图像有直观、形象、方便、重复性强、可供前后对比等优点,并且能够显示脏器的解剖结构和某些功能状态,现已广泛地用于妇产科、泌尿科、消化内科、心血管内科和神经内科等相关疾病的诊断,是临床上最常用的诊断方法之一。①检查实质性脏器的大小(径线值)、形态特征及物理特性。②检测某些囊性器官(如胆囊、膀胱等)的大小、形态、走向及功能状态。③检查心脏、大血管和外周血管的结构、功能及血流动力学状态,包括对先天性和后天性心脏病,血管畸形及血管闭塞性等疾病的诊断。④检测脏器内各种局灶性病变的物理特性。鉴别局灶病变是实性、囊性或混合性,部分还可鉴别良、恶性。⑤检测积液的存在与否,以及对积液量的多少做出估计,如胸腔、腹腔、心包、胆囊、肾盂积液或脓肿等。⑥对各种病变的治疗进行动态随访观察,如急性胰腺炎、甲状腺肿块等。⑦介入性超声的应用:如引导穿刺、活检、导管插入等(肝、肾穿刺活检)。⑧妇产科检查用于先天性生殖道发育异常、子宫肌瘤、卵巢实质性肿瘤、正常与异常妊娠的诊断等。

(三)超声检查的临床应用

1.肝脏声像图

(1)正常肝脏声像图 正常肝脏呈楔形,右叶厚而大,左叶小而薄,主要位于右上腹。肝脏切面轮廓规则,被膜呈线状,光滑完整。肝右叶最大斜径 12~14 cm,前后径 8~12 cm,左叶前后径<7 cm,长<9 cm。正常肝实质内部回声细密、均匀,门静脉(portal vein,PV)管壁较厚,回声较强,其主干内径小于 1.4 cm,肝总管(common bile duct,CBD)内径小于 0.6 cm,肝静脉管壁不显示(图9-3)。

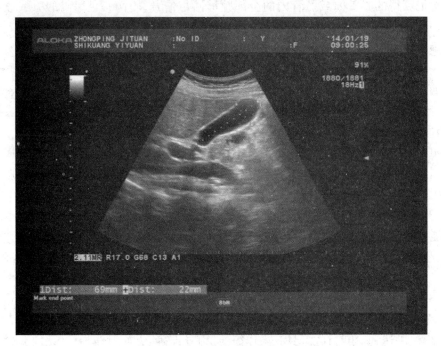

图9-3 正常肝脏声像

(2)门脉性肝硬化声像图 典型肝硬化的声像图的特点包括:①肝脏体积正常或缩小,形态异常。②表面不光整或凹凸不平,表面外围可见腹水。③门静脉内径扩张,分支变细、扭曲,并有门静脉海绵样变性。④脾大,脾静脉增宽。⑤腹水(图9-4)。

(3)脂肪肝声像图 脂肪肝是指肝内脂肪在组织细胞内贮积超过肝重量的5%,有弥漫性脂肪肝和局限性脂肪肝之分。①弥漫性脂肪肝,肝内弥漫性密集、细小光点,呈"明亮肝";肝内血管明显减少,纹理不清,前方增强,后方衰减。②局限性脂肪肝,脂肪堆积局限于肝的一叶或数叶,呈不规则分布。表现为相对高回声,或相对低回声光团,边界较清楚,不定形,后方无衰减。

(4)原发性肝癌声像图 原发性肝癌按大体形态可分为:巨块型(最常见,肿瘤直径可达 10 cm 以上)、结节型(单个或多个结节,肿瘤结节直径<5 cm)和弥漫型(肝内弥散分布细小的癌结节,直径常<1 cm)3 种。依肿瘤的部位、多少、大小及病程等可呈现不同的声像图。

1)肝脏形态:肝脏大小正常或增大,外形规整或局限性隆起。

2)内部回声:低回声、强回声、等回声及混合回声型,常不均质,伴液化坏死时,肿

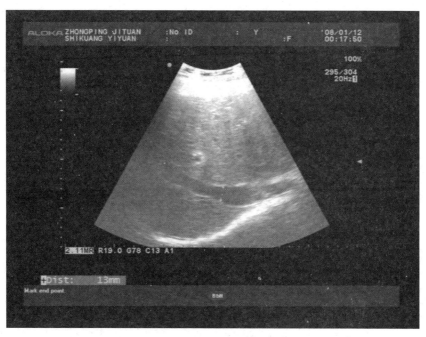

图 9-4　门脉性肝硬化声像

瘤内可见无回声区,并可见门静脉癌栓。

3)边界:肝内巨大的实性肿块,呈圆形、椭圆形或分叶状,边缘有弱回声带,一般与肝实质分界清楚。

4)小肝癌声像图特征:肝癌结节最大径线在 3 cm 以下者。

5)彩色多普勒:可显示肝癌内部或周边有点状、线状、分枝状或簇状彩色血流信号。

6)频谱多普勒测及动脉频谱,RI>0.60。

2.胆道系统声像图

(1)正常胆囊与胆道声像图

1)胆囊声像图:正常充盈的胆囊呈长梨形的囊状,位于肝脏脏面的胆囊窝内。其大小可随储存胆汁的多少而改变,一般长为 7~9 cm,前后径为 2.5~3.5 cm,容量为 40~60 mL。胆囊分为底、体、颈三部分。

2)胆管声像图:胆管分为肝内和肝外两部分。肝内胆管分肝左管和肝右管,由肝内毛细胆管及小叶间胆管汇合而成;肝外胆管由肝左、右管汇合成的肝总管和胆总管组成,其中肝总管长约 3 cm,直径为 0.4~0.6 cm,胆总管长 4~8 cm,直径 0.6~0.8 cm。根据胆总管的行程,可将胆总管分为十二指肠上段、十二指肠后段、胰腺段、肠壁内段四部分。

(2)胆囊结石声像图

1)典型表现:①胆囊腔内出现强回声团或点状中强回声及光斑;②后方伴有声影;③改变体位结石沿重力方向移动,见图 9-5。

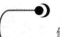

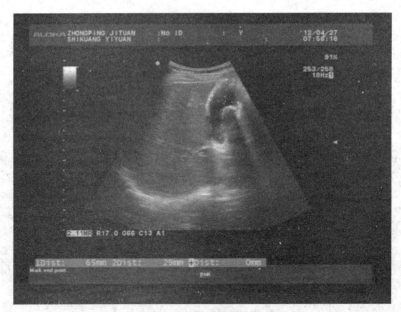

图9-5　典型胆囊结石声像

2）非典型表现：①胆囊充满结石，胆囊窝正常胆囊的无回声区消失，出现一条增强宽回声带，其后伴声影。②胆囊颈部结石，当结石嵌顿于胆囊颈，其强回声不明显，仅显示胆囊增大。③泥沙样结石，颗粒细小，声影不明显，沉积层薄，胆囊后壁回声增强变粗。④胆囊壁内结石，胆囊壁可见强回声彗星尾征或伴声影，体位改变结石不移动。

（3）胆囊炎　分为急性胆囊炎和慢性胆囊炎2种。急性胆囊炎是由胆囊管梗阻，引起胆汁淤滞或胆总管梗阻及细菌感染所致。多由急性胆囊炎反复发作转化而来，也可由原发的慢性炎症所致。常与结石并存，并可互为因果。

1）急性胆囊炎典型声像图表现：①胆囊增大，以短径增大为著，轮廓线模糊；②胆囊壁增厚及水肿，呈"双边征"；③胆囊触痛，即超声检查"墨菲征"阳性；④胆囊腔内常见结石或絮状物沉积；⑤胆囊周围伴低或无回声带。

2）慢性胆囊炎声像图表现：①早期表现不太明显；后期可见胆囊缩小变形，萎缩成高回声带；②胆囊壁增厚，囊内呈云雾状；③高脂肪餐试验可见胆囊收缩功能减退或消失。

（4）胆囊息肉　声像图表现为胆囊内壁可见圆形或椭圆形高回声小结节向腔内突起，大小多在1 cm以内，边界清晰光整，常带蒂或呈窄基底状，后方无声影，不随体位改变而移动。需和较小且声影不明显的结石鉴别。

3.泌尿系统

（1）正常泌尿系统声像图

1）正常肾脏声像图及测量：①纵切面，肾脏呈椭圆或扁圆形，肾被膜呈光滑、清晰的强回声带，肾实质呈低回声，中央部分为强回声，包括集合系统、血管和脂肪组织等。②横切面，于肾门水平呈马蹄形，肾血管为肾门的标志，肾门上下部分肾脏横切面亦为椭圆形。肾脏测量的正常值：成人长径10～12 cm，宽径5～6 cm，厚径3～5 cm。

2）正常膀胱声像图：正常充盈的膀胱内尿液呈均匀无回声，膀胱壁呈光滑带状回声。

3）正常前列腺声像图：横切面呈栗子状，内部为分布均匀低回声，宽、长、厚分布为4 cm、3 cm、2 cm。

（2）肾结石 典型声像图表现集合系统内出现点状或团状强回声团，后伴声影；继发肾积水时可见肾盂、肾盏扩张（图9-6）。

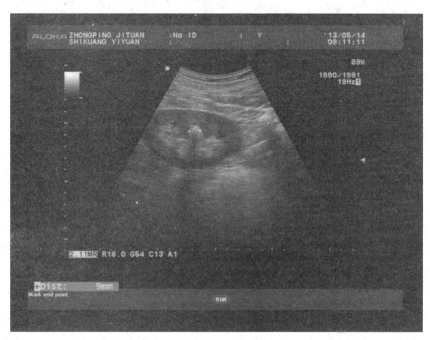

图9-6　肾结石声像

（3）膀胱结石 声像图表现为膀胱内强回声团，后方伴声影，结石能随着体位改变沿重力方向移动，形态不发生改变。

（4）前列腺增生 常发生于内腺，其声像图特征为前列腺各径线超过正常值，以前后径（>3 cm）增大更显著；形态饱满，横切面呈圆形，整个前列腺呈圆球形或椭圆球形向膀胱内突出；内腺瘤样增大，回声减弱，少数呈等回声或高回声结节改变，外腺萎缩，两者分界清晰。

4.妇产科超声检查 对妇产科疾病的诊断有较高的应用价值。可了解子宫和卵巢的大小、位置、形态以及是否有发育异常；诊断子宫及卵巢的占位性病变；确定节育环的存在与位置；判断盆腔肿块的物理特性及其来源，并可引导穿刺进行诊断与治疗；还可用于评价胎儿发育情况，检测胎儿是否有畸形等。因对人体无创无辐射，因此超声检查是妇产科疾病诊断的不可缺少的手段之一。经阴道超声不需要充盈膀胱，且不受肥胖的限制，可清晰地显示盆腔脏器的声像图，尤其是对于子宫内膜、卵巢疾病和早期妊娠的诊断有重要的临床价值。

（1）正常子宫、卵巢声像图 子宫位于充盈的膀胱之后，纵切面呈倒置的梨形，横切面呈椭圆形，轮廓清晰，被膜光滑，子宫肌层呈均匀的弱回声，宫腔呈一线状强回声。

成年人的子宫重约 50 g,长 5.5 ~ 7.5 cm,宽 4.5 ~ 5.5 cm,厚 3 ~ 4 cm。子宫的大小个体差异很大,经产妇可略有增加,绝经期子宫萎缩变小。卵巢在子宫横切面上位于子宫两侧,大小约 4 cm×3 cm×1 cm,呈圆形或卵圆形,内部呈均匀的低回声,见图 9-7。

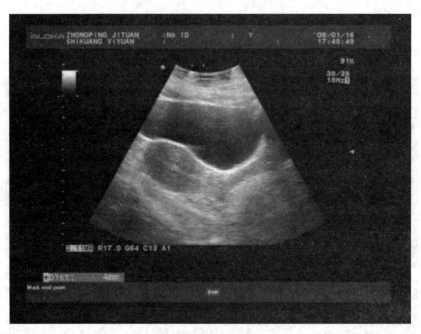

图 9-7　正常子宫声像

(2)子宫肌瘤　子宫肌瘤系妇科最常见的良性肿瘤,绝大多数(95%)发生在子宫体部。发病年龄多在 30 ~ 50 岁,30 岁以下较少见。根据肿瘤所在位置分为肌壁间肌瘤、浆膜下肌瘤、黏膜下肌瘤,其中肌壁间肌瘤最常见。

1)肌壁间肌瘤声像图表现:①子宫增大;②单发肌瘤多表现为结节状低回声,多发肌瘤常表现为宫体形态失常,宫壁表面凸凹不平,宫区出现多结节状或旋涡状杂乱回声和竖条状暗影,伴后壁回声衰减;③如肌瘤压迫宫腔,可见宫腔线状反射偏移或消失。

2)浆膜下肌瘤声像图表现:子宫形体不规则,表面有球状或结节状突起,呈弱或低回声。加压进行超声扫查时,瘤体与子宫无分离现象。

3)黏膜下肌瘤声像图表现:位于子宫腔内的肌瘤,超声图像可显示"宫腔分离征",其间见有低或弱回声团块,即杯内球状。如肌瘤脱入宫颈管及阴道,可见宫颈管增大,其间有肿瘤团块,回声强弱不等,同时可见到宫腔线多扭曲不规则。

(3)正常妊娠子宫的诊断

1)早期妊娠:①一般把妊娠 12 周内的妊娠称为早期妊娠,宫腔内发现妊娠囊可确诊为早孕。②经阴道超声第 5 周、经腹部超声第 6 周即可观察妊娠囊,直径大约 1.5 cm,声像图上妊娠囊呈圆形或椭圆形环状结构,其内为无回声液性暗区。③第 7 周妊娠囊内可见点状强回声。④第 8 周可见原始心管搏动。胎心率 120 ~ 160 次/min。⑤第 9 周可出现胎体轮廓。⑥第 12 周可显示成形的胎儿,并观察到胎头的圆环状回声,见图 9-8。

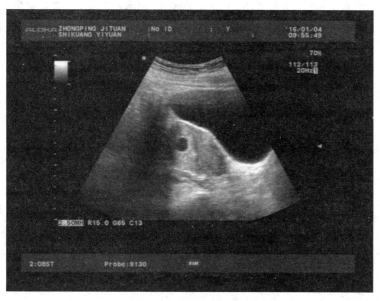

图 9-8　正常宫内早孕声像

2)中晚期妊娠:一般把妊娠 12 周以后的妊娠称为中晚期妊娠。主要观察胎头(双顶径)、胎儿颈部、胸部(心脏)、腹部、脊柱、四肢(股骨)、胎盘(成熟度)、羊水(深度)、脐带。

5. 甲状腺

(1)正常甲状腺声像图　甲状腺横切时呈蝶形或马蹄形,境界清晰,边缘规则,包膜完整,两侧叶基本上对称,由位于中央的峡部相连。甲状腺一般均呈中等回声(略低于正常肝脏回声),分布均匀,细弱密集的光点。纵切时,甲状腺呈前(头端)尖后(尾端)钝的实性均质的甲状腺侧叶。

(2)甲状腺常见疾病超声诊断

1)甲状腺功能亢进:声像图表现为整个甲状腺普遍肿大,内部回声为密集细小光点,低至中等强度,彩色多普勒显示弥漫的点状、分枝状血流信号,呈"火海征"或"海岛征"。

2)单纯性甲状腺肿:声像图表现为甲状腺呈不同程度对称性均匀性肿大,常较甲状腺功能亢进增大更明显,甚至 3 ~ 5 倍甚至 10 倍以上,可压迫气管和颈部血管。甲状腺腺体内部回声早期可类似正常,光点增粗,少数含有一至多个散在性边界模糊的低回声细小结节。病变继续可使滤泡内充满胶质而高度扩张,形成多个薄壁的液性暗区,囊肿或胶性变,取代了甲状腺正常组织。此外,组织中常发生液化、血块机化以及钙化等。

彩色血流显像示腺体内可见散在的点状和少许分枝状血流信号,较正常甲状腺血流信号无明显增多。

3)甲状腺腺瘤:①甲状腺不大或局限性增大,瘤体呈圆形、椭圆形或扁圆形实质性肿块。②边界清楚,包膜光带纤细、较完整,腺瘤的钙化通常为块状或弧状(蛋壳样)的粗大钙化。③其边缘大多可见晕征,等回声。④内部呈低回声,增强回声、等回声、囊变或出血时呈混合性无回声,部分可伴有钙化腺瘤可通过晕征发现。⑤彩色血流显像示腺瘤周边的声晕处可见较丰富的动静脉血流信号,呈环状分布,最窄处可见花色高速血流,内部乳头上可见血流分布。

4)甲状腺癌:①甲状腺可肿大或正常,实质回声均匀;②癌结节以单发为主,形态、边界不规则,呈"蟹足样"向周围浸润;③病灶内有砂砾样钙化灶,可诊断为甲状腺乳头状癌;④有包膜外延伸则可能是滤泡状癌;⑤结节内血流分布混乱。

6.其他

(1)眼 眼球位置较浅,结构精细,应使用高频探头。超声检查可作为以视网膜、晶状体、视神经、眶内占位性病变及眼外伤等多种疾病的辅助诊断手段。

(2)胃肠疾病的超声检测 由于受肠道气体的干扰,胃肠道的占位性病变从体表探测常常得不到满意的图像。超声检查可以判断有无肠梗阻,还可以动态观察肠管的扩张和功能状态;可早期诊断肠套叠,并可在超声监视下水压灌肠治疗;超声检查对于阑尾炎及其并发症的诊断有重要的临床价值。

二、超声检查前准备

1.常规准备检查前向患者解释和说明检查的必要性、安全性、检查步骤和配合的方法,以缓解其紧张心理,顺利完成检查。

2.常规肝脏、胆囊、胆道及胰腺检查一般空腹进行,必要时饮水 400～500 mL,使胃充盈作为透声窗,以使胃后方的胰腺及腹部血管等结构充分显示。

3.胃检查前需饮水及服胃造影剂,以显示胃黏膜及胃腔。

4.早孕、妇科、膀胱及前列腺的检查患者于检查前 2 h 饮水 400～500 mL 以充盈膀胱。

5.婴幼儿及检查不合作者可予水合氯醛灌肠,待患者安静入睡后再进行检查。

6.超声引导下穿刺包括:①向受检者说明与检查的目的和有关的并发症,征得受检者或其亲属同意且签字后方可进行检查。②禁食 8～12 h。③疑有出血者,术前检测血小板计数、凝血酶原时间及活动度。

7.心脏、大血管、外周血管、浅表器官、组织和颅脑检查一般无须做特殊准备。

【议一议】
为什么妇科 B 超检查要饮水呢?

第三节 其他影像学检查

(一)计算机断层成像检查

计算机断层成像(computer tomog-raphy),简称 CT,是英国工程师豪斯菲尔德(G. N Hounsfield)在 20 世纪 70 年代研制成功的。它利用 X 射线束对人体特定层面扫描,获取信息,经计算机处理重建图像。获得的图像为特定的断面图像,消除了组织结构间的重叠,密度分辨力明显优于 X 射线图像,在扩大检查范围的同时,也明显提高了病变的检出率和诊断准确率。

CT 设备发展迅速,1989 年螺旋 CT(spiral CT)扫描方式问世,采用滑环技术,X 射线球管和探测器可以单方向连续围绕人体旋转,检查床匀速运动,采集人体容积数据进行各个扫描层面图像重建。目前,4层、8层、16层和64层的多层螺旋CT较为多见,具有扫描速度更快、扫描范围更长、扫描层厚更薄等优势。

2005年,双源CT被推出,通过两套X射线源和探测器来采集数据,进一步提高了时间分辨率,使心脏扫描不再受心率的影响。采用双能量扫描(80 kV和140 kV),同时探测高能和低能X射线,进行能量减影,获得血管与骨骼分离图像。

能谱CT是继多层螺旋CT之后的又一崭新技术,将传统的X射线混合能量分解成连续不断的单能量,从而获得不同物质的能谱曲线。其优势在于提高了检查的敏感性、克服了硬化伪影(如金属性伪影)、可以对物质进行定性分析和定量评估,更利于病灶的早期发现和诊断。

CT设备的优缺点

1. CT成像基本原理 CT成像基础是不同组织对X射线具有不同的线性吸收系数。利用X射线束对人体某一层面进行扫描,由探测器接收透过该层面组织后的剩余X射线,经历可见光、电信号的转换,再由模拟/数字转换器转为数字,输入计算机,从不同的角度多次扫描和收集数据,从而求解出该层面内各个体素的吸收系数值,根据需要进行计算机处理和重建,获得该层面上组织密度值(CT值)分布,即数字矩阵形成,经数字/模拟转换器再将各像素的CT值转换为灰度,获得的由黑到白不同灰度分布即为CT图像。

2. CT成像的检查方法 CT主要为横断面扫描,被检者摆好体位后,先进行定位像扫描,确定扫描范围,然后按照扫描程序开始扫描,通常层厚、层距为10 mm或5 mm,特殊需要可选用2 mm或1 mm薄层扫描。

(1)平扫 最常用,又称普通扫描,指不用对比剂增强或造影的CT扫描。

(2)造影增强扫描 经静脉注射水溶性有机碘对比剂后的CT扫描。利用组织器官与病灶的血供不同,从而含碘量不同,产生密度差,使平扫显示不清或未显示的病变更清楚的显示出来,并且病灶有无强化及强化程度,也有助于定性诊断。

(3)造影扫描 指对某一器官或组织直接或间接注入含碘对比剂后,再进行扫描的方法。常用的有脑池造影CT、脊髓造影CT、胆囊造影CT等。

另外,CT检查技术还包括一些特殊扫描技术,如薄层扫描、动态扫描、高分辨率扫描、CT灌注成像等。螺旋CT获得的数据还可进行多种图像后处理,如多平面重组、最大密度投影、容积再现、表面阴影显示等。在临床工作中,结合临床诊断需求,选择合适的检查方法和后处理技术,是提高诊断准确率的良好途径。

3. CT检查前准备

(1)平扫检查前准备

1)检查前嘱患者去除检查部位的金属饰物。

2)嘱患者扫描时,请勿乱动。胸腹扫描要屏住呼吸。眼球扫描时眼睛直视。喉部扫描则不能做吞咽动作。

3)腹部检查前还需要做如下准备:①嘱患者禁食4~8 h。②上腹部检查前30 min口服2%泛影葡胺300~600 mL,检查前10 min追加200 mL。③中腹部检查时,提前60 min口服2%泛影葡胺300 mL,其余同上腹部。④盆腔检查前1 h需要清洁灌肠,口服造影剂方法同中腹部检查,检查时再用2%泛影葡胺600~1 000 mL保留灌肠,已婚女性患者同时放置阴道塞。⑤检查膀胱时需要提前憋尿。

4)特殊人群的准备:①生命垂危的急诊病人须在医护人员监护下进行检查。

②不能配合的儿童,采取镇静措施如水合氯醛灌肠后方可进行检查。③妊娠妇女、情绪不稳定或急性持续痉挛者不宜做此项检查。

(2)增强扫描前准备　①检查前须本人和家属签知情同意书;②检查前须禁饮、禁食4 h;③检查前询问患者有无过敏史并做好碘过敏试验,阳性反应者检查时不能注射造影剂;④经CT预约登记后,请患者不要服用含金属和含碘的药物,不要做胃肠钡餐检查。

4.CT诊断的临床应用　CT检查由于它的特殊诊断价值,已广泛应用于临床,其在各个系统疾病诊断中发挥着重要作用。但CT设备比较昂贵,检查费用偏高,某些部位的检查诊断价值,尤其是定性诊断还有一定限度。所以,不宜将CT检查视为常规诊断手段,应在了解其优势的基础上,合理地选择应用。

(1)中枢神经系统　诊断价值较高,应用较多。对脑先天性畸形、颅脑损伤、脑梗死、脑出血、颅内肿瘤、脓肿、肉芽肿、椎管内肿瘤和椎间盘突出等疾病的诊断较可靠。脑的X射线造影除脑血管造影仍用以诊断颅内动脉瘤、血管发育异常和脑血管闭塞及了解脑瘤的供血动脉以外,其他如气脑、脑室造影等均已少用。螺旋CT三维血管重建,即CTA(CT angiography)可以获得比较清晰和精细的血管图像,有望取代常规脑血管造影。

(2)头颈部疾病　对耳的先天发育异常、中耳胆脂瘤、听小骨病变、内耳迷路的破坏、眶内占位性病变、鼻窦炎症及肿瘤性疾病、鼻咽癌的早期发现等都有一定的诊断价值。

(3)胸部疾病　包括肺、胸壁、纵隔和心脏大血管病变,随着高分辨率CT和螺旋CT三维后处理技术的应用,日益显示出其在胸部疾病诊断中的优势。避免影像前后重叠,显示X射线平片较难显示的病变;行CT心血管造影,对于冠心病、大血管病变的确诊均有很大的帮助。

(4)腹部及盆腔疾病　应用广泛,主要用于肝胆系统、胰腺、脾脏、泌尿系统、生殖系统、腹膜腔及腹膜后间隙疾病的诊断,包括先天性变异、炎症、良恶性肿瘤及外伤性病变等。

(5)骨骼肌肉系统　较少应用,一般选择X射线检查。但随着CT三维及多平面重建技术的应用,可以清楚的显示骨形态结构、骨质破坏、骨质增生等细节,较X射线为优。

(二)磁共振成像

磁共振成像(magnetic resonance imaging,MRI)以核磁共振理论为基础,利用生物体内磁性核(多为氢核)在磁场中发生共振产生信号,经图像重建获得影像信息的一种成像技术。

1.磁共振成像基本原理　人体内氢质子带正电荷,核的自旋就会形成电流环路,感应出磁场,形成一定大小和方向的磁化矢量。在平时状态磁矩取向是任意的和无规律的,因而磁矩相互抵消,外观不表现出磁性。

如果将氢质子置于均匀强度的主磁场中,磁矩取向不再是任意和无规律的了,而是按主磁场的磁力线方向取向。其中大部分氢质子的磁矩是顺主磁场排列的,它们位能低,呈稳定态,但数量多;较少一部分逆主磁场排列,它们位能高,但数量少。磁矩叠加后形成宏观磁化向量或净磁化矢量,这时,人体被磁化,这种磁化沿主磁场方向即纵轴方向,称纵向磁化。

此时,向人体发射一个短的无线电波或射频能量,称为射频脉冲。当射频脉冲与氢质子进动频率相同时,就能将其能量传递给氢质子,发生共振现象。纵向磁化逐渐减小,同时出现了一个与纵轴方向垂直的横向磁矢量,即横向磁化。

当射频脉冲停止作用后,被激发的氢质子由激发态逐渐向平衡态恢复,这一过程称为弛豫,所用的时间称为弛豫时间。射频脉冲停止后纵向磁化矢量逐渐恢复至平衡态的过程,称为纵向弛豫,达到平衡态的 63% 所需要的时间,即纵向弛豫时间 T_1;横向磁化逐渐衰减至零的过程,称为横向弛豫,衰减至最大值的 37% 所需要的时间,即横向弛豫时间 T_2。

人体不同组织的 T_1、T_2 值是相对恒定并存在差别的,发生病理性改变时,T_1、T_2 值也会发生改变,因此,可以利用组织弛豫时间上的差别和变化,作为 MRI 成像中显示不同的正常组织和病理组织的基础。突出某一选定层面中各种组织的 T_1、T_2 或质子密度的差别,就获得 T_1 加权像(T_1WI)、T_2 加权像(T_2WI)或质子密度加权像(PDWI),显示该层面中各种组织影像。

2. 图像特点　MRI 成像的特点是无放射性损伤,软组织密度分辨率高,多方位多序列成像,在一定程度上反映了组织的病理及生化改变,甚至是功能的改变。MRI 图像虽然也是以不同的灰度显示,但反映的是组织弛豫时间的差别,即 T_1、T_2 的长短,而不是不同密度组织透过 X 射线的多少。MRI 可获得人体横断面、冠状面、矢状面、和任何方向断面的图像,有利于病变的三维定位。

3. 检查前准备

(1)确定患者是否可以进行此项检查,不易进行此项检查的患者包括:①装有心脏起搏器的患者,为绝对禁忌证。②早孕患者。③病情特别危重,需要监护的患者。④体内检查部位有铁磁性金属植入物的患者。

(2)患者需带 X 射线、CT 或 B 超结果及相关病史资料,按预约时间赴检。

(3)患者不可携带金属物品以及磁性物体,以防干扰检查结果和损坏物品。

(4)检查前应告诉患者全身放松,平静呼吸,不可随便改变体位,以免影响图像质量。

(5)做眼部检查勿化妆,行盆腔检查的患者需保留尿液,充盈膀胱。

(6)小儿及不能合作者须镇静后方能检查,病情较重者需医务人员陪同。

4. MRI 的临床应用　在完成 MR 成像的磁场强度范围内,对人体健康不致带来不良影响,所以是一种非损伤性检查。在临床上,其用途主要包括:

(1)MRI 在神经系统的应用较为成熟。三维成像和流空效应使病变定位诊断更为准确,并可观察病变与血管的关系。对脑干、幕下区、枕骨大孔区、脊髓与椎间盘的显示明显优于 CT。对脑脱髓鞘疾病、多发性硬化、脑梗死、脑与脊髓肿瘤、血肿、脊髓先天性异常与脊髓空洞症的诊断有较高价值。

(2)心脏、大血管在 MRI 上因可显示其内腔,用于心脏、大血管的形态学与动力学的研究可在无创伤的检查中完成。

(3)纵隔在 MRI 上,脂肪与血管形成良好对比,易于观察纵隔肿瘤及其与血管间的解剖关系。对肺门淋巴结与中央型肺癌的诊断帮助也较大。

(4)对腹部与盆部器官,如肝、肾、膀胱、前列腺和子宫,颈部和乳腺,MRI 检查也有相当价值。在恶性肿瘤的早期显示、对血管的侵犯以及肿瘤的分期方面优于CT。

（5）骨髓在MRI上表现为高信号区，侵及骨髓的病变，如肿瘤、感染及代谢疾病，MRI上可清楚显示。在显示关节内病变及软组织方面也有其优势。

（6）MRI在显示骨骼和胃肠道方面受到限制。

（7）MRI有望于对血流量、生物化学和代谢功能方面进行研究，对恶性肿瘤的早期诊断也带来希望。

虽然MRI检查的用途广，优越性不小，但是检查所需时间较长。而且，MRI设备昂贵，检查费用较高，对某些器官和疾病的检查还有限度，因此需要严格掌握其适应证。

（三）核医学检查

核医学诊断是利用放射性核素和核医学仪器诊断疾病的检查方法。按照是否将放射性核素引入人体，可分为体内检查法和体外检查法两大类。体内法是将开放型放射性核素引入体内，实现脏器、组织、病变的显像和功能检查的方法，又分为放射性核素显像和非显像检查法即功能测定（包括甲状腺摄^{131}I率测定、肾功能测定等）。体外检查法是在实验室试管内完成生物样品测量的一种超微量检测技术，即放射免疫分析。

1. 核医学检查的原理

（1）体内检查法的原理　引入体内的放射性核素标记药物在体内表现为一定的生物学行为或被某一脏器的某种细胞摄取、浓聚；或经由某一脏器迅速清除、排出；或参与某一代谢过程；或仅简单地在某一生物区积存等。由于它发射能穿透组织的核射线，用放射性探测器可在体表定量探测到放射性药物在体内的吸收、分布和排出等代谢过程，通过计算机、显示器等仪表，可将人体的生理、生化或病理生理、病理变化过程定量和（或）定位显示出来，从而对病变脏器的功能状态和（或）形态变化做出诊断。

（2）体外检查法的原理　体外检查法是利用放射性标记的配体作为示踪剂，以竞争结合反应为基础，在试管内完成的微量生物活性物质检测技术。当前，最具代表性的是放射免疫分析法。其原理为利用放射性核素标记的抗原和血液，或其他体液内的抗原共同与限量的相应的抗体竞争结合，用放射性探测器测得标记抗原与抗体结合的量，然后根据结合量与已知被探测物抗原量的函数关系，即可计算出样品内被探测抗原的量。本法具有很高的灵敏度和特异性。

2. 核医学仪器　γ闪烁探头是绝大多数核医学仪器最基本的部位，闪烁探头组成的常用仪器有：①γ照相机；②单光子发射计算机断层显像仪（SPECT简称ECT）；③正电子发射断层成像（positron emis-sion tomography，PET）；④核多功能仪，包括用于功能测定的甲状腺功能仪和肾图仪。

3. 核医学检查前的准备

（1）常规准备　向患者及家属说明检查的目的、意义、检查的必要性和安全性，消除其对该项检查的恐惧心理，取得患者和家属的理解和配合。

（2）心肌灌注显像　①检查前2 d停服β受体阻滞剂及抗心绞痛药物。②检查当日空腹4 h以上。③^{99m}Tc-MIBI显像时，携带脂餐备用。

（3）心肌灌注负荷试验　①运动试验前1 d，停用氨茶碱及普萘洛尔等β受体阻滞剂。②药物负荷试验前1 d停用双嘧达莫及氨茶碱类药物。③检查当日饮食应清淡,忌咖啡类饮料。

(4)心肌代谢显像　①检查当日空腹至少 12 h。②显像前监测病人血糖水平,血糖高于正常者或糖尿病病人应调节血糖水平至正常范围。

(5)胃肠道出血显像　注射显像剂前 1 h 口服 $KCLO_4$,减少胃黏膜摄取和分泌 $^{99m}TcO_4$,以免进入肠道造成干扰。

(6)肝胆动态显像　检查前禁食 4～12 h。

(7)甲状腺吸碘率测定　①停用影响甲状腺摄碘的食物(主要包括海带、紫菜、海蛰、海鱼、海虾等)和药物(药物主要包括复方碘溶液、碘化钾、碘酊等)。②检查当日空腹,保证 ^{131}I 的充分吸收。

(8)肾动态显像和肾图检查　①尽可能在检查前 3 d 停服任何利尿药物,前 2 d 不进行静脉肾盂造影。②检查前 30 min 饮水 300 mL,检查前排尿,以减少因肾血流量减少及憋尿对结果的判断。

(9)脑血流灌注显像　①器官封闭:注射显像剂前 1 h 口服过氯酸钾 400 mg,抑制脉络丛分泌,减少对脑灌注图像的干扰。服用显像剂后饮水 200 mL 加以稀释,减少药物腐蚀性等不良反应。②视听封闭:令受检者安静、戴眼罩和耳塞 5 min 后,注射显像剂,并继续封闭 5 min,保持周围环境安静,以减少声、光等对脑血流灌注和功能的影响。③保持体位不变和安静:对于检查时不能保持体位不变或保持安静的病人或患儿,需应用镇静剂。④相对禁忌证:脑压升高性疾病是介入试验的相对禁忌证。

(10)脑葡萄糖代谢显像　①检查前禁食 4～8 h。②视听封闭:同脑血流灌注显像。注射显像剂后继续保持安静 45 min 后进行 PET 显像。

(11)全身骨显像　①注射骨显像剂后要求病人多饮水,促进显像剂的排出,避免放射性膀胱炎的发生。②显像前去除受检者戴有的金属物品,以防止影响检查结果的判断。③显像前排空尿液,注意不要污染衣裤及皮肤,以免造成假阳性结果;若发现污染,及时更换衣裤和擦洗皮肤。④输尿管肠道吻合术后病人的尿袋需尽量排空。

4.常用的核医学检查方法

(1)心肌血流灌注显像　是心肌显像的一种,是指有功能的心肌细胞对放射性药物选择性摄取并浓聚,从而使正常心肌显影而病损区不显影。心肌摄取示踪剂的量与局部心肌血流灌注量成正比,故称心肌灌注显像。另一类是放射性标记化合物只被坏死心肌所浓聚,正常心肌不吸收,用于诊断急性心肌梗死,故称为心肌梗死灶显像。

1)原理:正常或有功能的心肌细胞选择性摄取 ^{99m}Tc 甲氧基异丁基异腈($^{99m}Tc-$MIBI),且心肌各部位摄取量的多少与该部位冠状动脉血流量、心肌细胞活性有关,应用照相机或 SPECT 进行心肌平面或断层显像,可使正常或有功能的心肌显影,而坏死的心肌则不显影(缺损)或影像变淡(稀疏),从而达到诊断心肌疾病和了解心肌供血情况的目的。

2)方法:由于冠状动脉储备能力和侧支循环的调节作用,即使冠状动脉狭 70%～80%,在静息状态下心肌血流灌注显像可无异常表现。因此,为了提高冠心病的检出率,需要先进行负荷显像,以达到早期诊断冠心病的目的。若负荷显像发现异常,再结合静息显像分析。①静脉注射显像剂后,应用 SPECT 进行断层采集,经图像处理系统,获得左心室心肌短轴、水平长轴和垂直长轴断层图像。并应用专用软件将心肌短轴断面图像展开成平面图像,构成一幅二维的彩色靶心图,以不同颜色定量显示心室各壁的分布状态,或以变黑图方式直观地显示出病变的部位及范围。②负荷试验显像:患者行运动试验,终止前 1 min 静脉注射^{99m}Tc-MIBI,嘱患者在运动试验后 15 ~ 30 min,喝 250 ~ 500 mL 牛奶,在注射^{99m}Tc-MIBI 后 30 ~ 60 min,行心肌平面或 SPECT 显像。负荷试验后 1 ~ 2 d 行静态显像。如负荷试验心肌显像正常,可以不做静态显像。

3)临床应用:心肌血流灌注显像在临床上主要用于冠心病的诊断、治疗及疗效的判断。①心肌缺血的诊断:为本检查主要适应证。缺血区表现为在负荷影像上可见室壁局灶性放射性分布缺损,静息影像可见原缺损区有放射性填充,即"可逆性放射性缺损区",本法能直观缺血的部位、范围及严重程度,也能提示冠状动脉病变的部位。②心肌梗死的诊断:在负荷影像上表现为室壁局灶性放射性分布缺损,静息影像原缺损区无明显变化,即"不可逆性放射性缺损区"。根据这一现象可诊断心肌梗死,并可显示梗死的部位及体积,提示冠状动脉狭窄的部位。③急性心肌梗死溶栓或 PTCA 疗效的判断及冠状动脉血运重建手术适应证的筛选及疗效观察。

(2)甲状腺摄^{131}I 率测定

1)原理:碘是合成甲状腺激素的主要原料,甲状腺具有选择性摄取和浓聚^{131}I 的功能,甲状腺的功能与摄碘的速度和数量有关,^{131}I 能放射出 γ 射线,用闪烁探测仪在体外距甲状腺一定距离处,分别于不同时间测量甲状腺摄取^{131}I 的比例,根据甲状腺摄取^{131}I 率,可判断甲状腺的功能状况。

2)方法:受试者试验前半月禁用含碘食物和药物,并于试验当日空腹口服 Na^{131}I 溶液或胶囊 74kBq(2μCi)之后,分别在 2 h、4 h、24 h 应用甲状腺功能仪分别测定甲状腺摄^{131}I 率,并绘出摄^{131}I 动态曲线。

3)正常参考值:2 h 8% ~ 25%;4 h 13% ~ 37%;24 h 25% ~ 60%。

4)临床应用:①甲状腺功能亢进症诊断,各次摄^{131}I 率高于正常值上限;摄取^{131}I 率高峰前移;或者 2 h/24 h>80% 或 4 h/24 h>85%。但摄^{131}I 的增高程度不能作为判断甲状腺功能亢进病情严重程度的依据。②甲状腺功能减退的诊断,各时间点摄^{131}I 率均低于正常参考值的下限。③亚急性甲状腺炎诊断,摄^{131}I 率明显降低,而 T$_3$、T$_4$ 增高。即"分离"现象(注:早期)。④地方性甲状腺肿诊断,由于机体需求量增加或处于碘饥饿状态,各患者摄^{131}I 率可高于正常参考值上限。以无摄^{131}I 高峰前移,甲状腺激素抑制试验正常与甲状腺功能亢进相鉴别。

(3)肾动态显像

1)原理:静脉注射能被肾实质摄取且迅速随尿流排出的显像剂,用 γ 照相机快速动态采集双肾的放射性影像,可以依次观察到肾动脉灌注影像和肾实质影像,之后显像剂随尿液流经肾盏、肾盂和输尿管而到达膀胱,这些部位依序显影。

2)方法:①受试者饮食如常,显像前 30 min 饮水 300 mL,排尿后取坐位,背靠 γ 照相机探头采集肾后位影像,视野包括双肾和部分膀胱。"弹丸"式注射显像剂后立即以每帧 1 ~ 2 s 的速度动态采集 30 ~ 60 s,得到肾动脉灌注显像;紧接着以每帧 1 min 的速度采集 20 ~ 30 min,得到肾动态显像。②常用的显像剂分为两类:一类是肾小球滤过型,常用的是^{99m}Tc-DTPA;另一类为肾小管分泌型,常用的是^{131}I-OIH(^{131}I-邻碘马尿酸盐)。前者显像剂主要经肾小球滤过进入肾内,不被肾小管重吸收,然后很快随尿液排出,后者显像剂随血流经肾脏时,大部分被肾小管近端上皮细胞吸收,然后分泌到管腔,小部分由肾小球滤过,两者在小管腔内汇集后随尿液排出体外。

3)正常图像:①肾血流灌注相,腹主动脉上段显影后 2 s 左右,双肾影隐约可见,随之出现明显肾影,双肾影形态完整,放射性分布基本均匀。②肾功能动态相:肾脏血流灌注显影后,肾影逐渐增浓,经 2 ~ 4 min 肾影最浓,双肾形态完整,放射性分布均匀,显像剂尚未随尿液经肾盏、肾盂、输尿管排入膀胱,此时肾影为肾实质影像。此后肾影周围组织的放射性逐渐消退、减低,肾盏、肾盂处显像剂逐渐增浓,输尿管可隐约显影或不显影,膀胱于注射显像剂后 3 min 开始逐渐显影、增浓、增大。在 20 ~ 40 min 显影结束时,肾影基本消退,大部分显像剂集聚于膀胱内。

4)临床应用:①上尿路梗阻诊断,患侧肾盏和(或)肾盂显影明显、扩张,显像剂浓聚,消退延缓;有时可见梗阻上方输尿管显影、扩张。完全梗阻时间长,可致该侧肾功能完全丧失。②肾实质功能的评价,应用不同的显像剂,可用于判断不同的肾脏功能。③移植肾的监测,移植成功肾的动态显像显示,肾血流灌注影清楚,功能相肾形态完整,显像剂分布均匀,显像剂从肾皮质清除迅速,功能参数正常。排斥反应表现为肾血流灌注减低,肾实质放射性分布减淡,显影时间延迟,显像剂清除延缓。

(4)全身骨显像

1)原理:骨骼的主要无机盐成分是羟基磷灰石晶体,其结构类似离子交换柱,具有很大表面积,通过化学吸附和离子交换从血液中获取磷酸盐和其他元素来完成代谢更新。趋骨性的放射性药物如^{99m}Tc-磷酸盐(^{99m}Tc-MDP)静脉注射后迅速被晶体表面吸附沉积在骨骼内,特异地显示骨骼的代谢影像。

当局部骨骼有病损时,如炎症、肿瘤、骨折等引起局部血流量或骨骼无机盐代谢改变,均会在相应部位显示放射性异常增高,这些异常通常在疾病早期就有明显表现,因此可以对各种骨骼疾病做出早期诊断及明确定位。

2)方法:常用显像剂是^{99m}Tc-亚甲基二磷酸盐(^{99m}Tc-MDP),剂量为 555 ~ 740 MBq(15 ~ 20 mCi)。静脉注射该显像剂,嘱患者多饮水,以利于血中及组织中未被骨组织聚集的显像剂尽快排出体外,2 h 后嘱患者排空膀胱,取仰卧位进行全身平面显像、局部平面显像或断层显像,必要时进行骨动态显像。

3)正常图像:全身骨骼显影清晰,显像剂分布左右对称,扁平骨由于代谢活跃、血供丰富较长管状骨显影清晰,发育期儿童及青少年骨骺及干骺端浓集放射性的程度高于成年人。显像剂经泌尿系排泄,故双肾和膀胱显影。

4)临床应用:①诊断原发性骨肿瘤,原发性骨肿瘤摄取骨显像剂比正常组织或良性骨肿瘤高,动脉相亦有早期充盈,血池相呈局部充血,延迟相表现为局部放射性异常浓聚。②早期诊断恶性转移性骨肿瘤,骨显像对于转移性骨肿瘤的诊断灵敏度很高。在肿瘤转移的早期就伴有局部骨组织代谢异常,因此骨显像发现恶性肿瘤骨转移灶可较 X 射线摄片早 3 ~ 6 个月。由于成人骨转移多见于乳腺癌、肺癌等,因此骨显像应为上述患者的常规检查项目之一。若恶性肿瘤患者主诉有固定的骨骼疼痛,但实验室各项检查及 X 射线摄片等显示正常结果时,应做骨显像以早期发现转移病灶。③骨折,通常情况下骨折的诊断依靠 X 射线摄片,但对于脊椎、趾骨、腕骨、跗骨、胸骨和肩胛骨等处的细小骨折,X 射线有时难以发现,此时做骨显像有诊断价值。④无菌性坏死,骨折和错位能损伤骨的血供,引起无菌性坏死。临床上最常见的类型是股骨头缺血性无菌性坏死。检查时表现为股骨头中心放射性减低而髋臼处放射性异常浓集影,即"炸面圈"征。该征象在断层图像上显示更为清晰。⑤移植骨监测,骨显像对判断移植骨是否存活有独特价值。骨移植后,待软组织损伤反应减退,局部骨显像若见移植骨处放射性近似或高于正常骨组织,表明血运良好,植骨成活。

同步练习

一、选择题

1. 关于 X 射线透视、摄片的说法不正确的是　　　　　　　　　　　　　　　（　　）
   A. 透视可动态、多角度观察组织器官　　　B. 摄片仅是瞬间的固定影像
   C. 透视和摄片均可保留永久的记录　　　　D. 透视对患者的辐射剂量大于摄影
   E. 透视的图像清晰度低于摄片

2. 在 X 射线片上表现为低密度影的是　　　　　　　　　　　　　　　　　　（　　）
   A. 空洞与空腔　　　　　　　　　　　　　B. 不张的肺组织
   C. 钙化灶　　　　　　　　　　　　　　　D. 渗出性病灶
   E. 增殖性病灶

3. 关于大量气胸 X 射线表现错误的是　　　　　　　　　　　　　　　　　　（　　）
   A. 肺组织被压缩　　　　　　　　　　　　B. 大范围的无肺纹理区
   C. 患侧膈肌下降　　　　　　　　　　　　D. 患侧肋间隙变窄
   E. 纵隔向健侧移位

4. X 射线摄片的基础　　　　　　　　　　　　　　　　　　　　　　　　　（　　）
   A. 穿透性　　　　　　　　　　　　　　　B. 荧光效应
   C. 感光效应　　　　　　　　　　　　　　D. 电离效应
   E. 生物效应

5. 胸部疾病最常用的检查方法是　　　　　　　　　　　　　　　　　　　　（　　）
   A. 透视　　　　　　　　　　　　　　　　B. X 射线摄影
   C. CT　　　　　　　　　　　　　　　　　D. MRI
   E. 超声

6. 正常胸片上不能显示的结构是　　　　　　　　　　　　　　　　　　　　（　　）
   A. 肺脏　　　　　　　　　　　　　　　　B. 心脏
   C. 膈肌　　　　　　　　　　　　　　　　D. 肋骨
   E. 髂骨

7. 正常成人心胸比率一般不超过　　　　　　　　　　　　　　　　　　　　（　　）
   A. 0.40　　　　　　　　　　　　　　　　B. 0.45
   C. 0.50　　　　　　　　　　　　　　　　D. 0.55
   E. 0.60

8. 二尖瓣狭窄,心腔主要改变是　　　　　　　　　　　　　　　　　　　　（　　）
   A. 右心房扩大　　　　　　　　　　　　　B. 右心室扩大
   C. 左心房、右心室扩大　　　　　　　　　D. 左心室扩大
   E. 左心房、左心室扩大

9. 高血压心脏病患者,心影特点　　　　　　　　　　　　　　　　　　　　（　　）
   A. 横位心　　　　　　　　　　　　　　　B. 梨形心
   C. 普大心　　　　　　　　　　　　　　　D. 靴形心
   E. 烧瓶心

10. 胃肠道疾病首选影像学检查方法为 （　　）
　　A. 透视　　　　　　　　　　　B. 摄片
　　C. X 射线造影检查　　　　　　D. CT
　　E. MRI

11. 胃肠道穿孔，可见的典型征象为 （　　）
　　A. 膈下游离气体　　　　　　　B. 扩张积气、积液肠管
　　C. 腔外龛影　　　　　　　　　D. 腔内龛影
　　E. 激惹征

12. 既可以显示泌尿系统的解剖形态，又可以了解其排泄功能的检查方法是 （　　）
　　A. X 射线平片　　　　　　　　B. 静脉肾盂造影
　　C. CT 平扫　　　　　　　　　　D. MRI
　　E. USG

13. 发现尿路阳性结石首选 （　　）
　　A. 腹部平片　　　　　　　　　B. 腹部 CT 检查
　　C. 腹部 MRI 检查　　　　　　　D. 静脉肾盂造影
　　E. 逆行性尿路造影

14. 关于输尿管结石的说法，错误的是 （　　）
　　A. 阳性结石平片即可显示　　　B. 梭形或长椭圆形
　　C. 长轴与输尿管走向一致　　　D. 结石上方扩张积水
　　E. 有排尿困难或突然排尿停止

15. 对于不孕症患者首选检查是 （　　）
　　A. 透视　　　　　　　　　　　B. X 射线平片
　　C. 子宫输卵管造影　　　　　　D. CT
　　E. MRI

16. 骨关节系统检查的首选方法是 （　　）
　　A. 透视　　　　　　　　　　　B. X 射线平片
　　C. CT　　　　　　　　　　　　D. MRI
　　E. 超声

17. 正常成人长骨 X 射线平片不能显示的结构是 （　　）
　　A. 骨皮质　　　　　　　　　　B. 骨膜
　　C. 骨髓腔　　　　　　　　　　D. 骨端
　　E. 骨干

18. 脊柱 X 射线平片上不能显示的结构是 （　　）
　　A. 椎体　　　　　　　　　　　B. 椎间隙
　　C. 椎间盘　　　　　　　　　　D. 椎弓根
　　E. 横突

19. 骨折的直接 X 射线征象是 （　　）
　　A. 骨密度增高　　　　　　　　B. 骨密度减低
　　C. 骨小梁稀疏　　　　　　　　D. 骨骼变形
　　E. 骨皮质连续性中断

20. 目前，脑血管病变检查时应首选 （　　）
　　A. X 射线平片　　　　　　　　B. CT 平扫
　　C. CT 增强　　　　　　　　　　D. CTA
　　E. MRI

笔记栏

21. CT 平扫表现为高密度的是 （　）
　　A. 颅骨　　　　　　　　　　B. 脑实质
　　C. 脑室　　　　　　　　　　D. 脑池
　　E. 脑沟

22. 超声波是指机械波的频率超过 （　）
　　A. 10 000 Hz　　　　　　　　B. 2 000 Hz
　　C. 20 000 Hz　　　　　　　　D. 4 000 Hz
　　E. 2 kHz

23. 现在临床使用的超声诊断主要利用超声的物理原理是 （　）
　　A. 散射　　　　　　　　　　B. 折射
　　C. 绕射　　　　　　　　　　D. 反射
　　E. 投射

二、简答题

1. X 射线的特性有哪些?

2. 碘过敏实验的方法有哪些? 碘过敏的表现有哪些?

3. 进行妇科 B 超检查时,要做哪些准备?

（平顶山学院　黄建新）

第十章

护理病历书写

学习目标

● 知道书写护理病历的基本要求。

● 掌握书写护理病历的方法。

● 熟悉护理病历书写的目的与意义。

● 结合护理内容正确完成入院护理评估的书写。

护理病历(nursing ease)是有关病人的健康资料、护理诊断、计划及实施、效果评价和健康教育等护理活动的总结与记录。护理病历书写是指护士将通过健康史评估、护理体验、实验室及其他辅助检查获得的资料进行归纳、分析和整理,进而形成书面记录或电子记录的行为。

护理病历作为护理文件的重要组成部分,是护士为病人提供护理的客观依据,也为教学、科研和管理提供了原始素材和参考资料。为切实减轻临床护士书写护理病历的负担,使护士有更多时间和精力为患者提供直接护理服务,提高护理工作效率、保证护理质量、维护病人安全和规范护理管理,护理电子病历作为医院信息化发展的必然趋势,现在国内已有不少大型医院以医院信息系统(hospital information system,HIS)为平台,开发和研制符合本院需要的护理电子病历系统。

第一节　书写护理病历的基本要求

护理病历书写既是临床实践中的一项重要工作,又是培养护士临床思维能力的基本方法,以及提高临床护士业务水平的重要途径。护理病历书写涉及护士的专业知识、临床实践经验、书面表达能力、法律意识和责任心。因此,护理专业的学生,尤其是初学者,应该重视护理病历书写的学习。

一、书写护理病历的意义

1.指导临床护理实践　实时、准确、连续的护理记录能够反映病人病情的动态变化,是护士制订或修订护理计划、评价护理效果的重要依据。通过查看护理病历,医疗护理团队成员都可以了解病人的重要信息,从而增强彼此间的沟通与协作,维持护理工作的连续性、完整性,对顺利完成抢救、治疗、护理及促进病人早日康复具有重要意义。

2. 评价临床护理质量　护理病历书写是一项严谨而重要的工作,其质量的好坏不仅体现了护士的业务水平、工作能力和责任心,而且在很大程度上反映了临床护理活动的数量、质量和医疗护理管理水平。因此,通过对护理病历的检查,可评价医院护理管理控制标准及政策的可行件、实用性等,并最终提高护理水平,优化护理质量。

3. 提供护理教学与科研资料　护理病历全面、及时、准确地记录了某一疾病的发生、发展和转归过程中的临床护理活动,充分体现了理论在实践中的具体应用,是最为真实的教学素材,可用于各种形式的临床护理教学,尤其适合于个案讨论教学或以问题为基础的教学。护理病历也是护理科研的重要材料,对回顾性研究有很大的参考价值。通过一定数量护理病历的归纳与分析,可总结某一伤病的护理客观规律和成熟经验,进而促进循证护理的发展。

4. 提供法律依据　在医疗纠纷、医疗事故、伤害案件、保险理赔等问题上,护理病历是维护护患双方合法权益,进行举证的客观依据。2002 年国务院颁布施行的《医疗事故处理条例》及 2010 年国家卫生部下发的《病历书写基本规范》,进一步明确了护理病历的法律效力。因此,护理病历书写应准确无误,记录者须签全名,并对记录的内容负法律责任。

二、书写护理病历的基本要求

1. 护理病历是病历资料的组成部分,护理病历均可以采用表格式,每种表格的眉栏内容应包括科室、书写内容应当与其他病历资料有机结合,相互统一,避免重复和矛盾。

2. 护理病历的书写应当客观、真实、准确、及时、规范。

3. 护理病历的书写应当使用蓝黑墨水、碳素墨水,需复写的护理病历可以使用蓝或黑色油水的圆珠笔。计算机打印的护理病历应当符合病历保存的要求。

【说一说】
　　书写护理病历的基本要求。

4. 护理病历的书写应当使用中文或通用的外文缩写,无正式中文译名的症状、体征、疾病名称等可以使用外文。

5. 护理病历的书写应规范使用医学术语,文字工整,字迹清晰,表述准确,语句通顺,标点正确。

6. 护理病历书写过程中出现错字时,应当用双横线划在错字上,保留原记录清楚、可辨,并注明修改时间,修改人签名。不得采用刮、粘、涂等方法掩盖或去除原来的字迹。上级护理人员有审查修改下级护理人员书写的护理病历的责任。

7. 护理病历应当按照规定的内容书写,由注册护士签全名。实习护士、试用期护士、未取得护士资格证书或未注册护士书写的护理病历内容,应经本医疗机构具有合法执业资格的护士审阅、修改并签全名,如:老师/学生;进修护士由接受进修的医疗机构认定其工作能力后方可书写护理病历。

8. 护理病历书写一律使用阿拉伯数字书写日期和时间,采用 24 h 制记录。如:年—月—日　时:分。书写使用的计量单位一律采用中华人民共和国法定计量单位。

9. 为保持医疗护理记录的一致性,护士记录时应与医生多沟通和交流,避免引起不必要的误会和纠纷。护理病历纸张规格与医疗记录纸张规格相一致,页码用阿拉伯数字表示。

10.因抢救急危重病人,未能及时书写护理病历的,护士应当在抢救结束后 6 h 内及时据实补记。

11.归档护理文书的名称及排列先后顺序:手术患者护理交接单、长期(临时)医嘱记录单、体温单、入院护理评估单、护理措施知情同意书、危重护理计划单、一般护理记录单、危重症护理记录单(一般、危重护理记录单,按日期先后顺序分类排列)、其他专科护理记录单(如脑外科观察记录单)、住院健康教育评价单,上述各单随病案长期保存。医嘱本、交班报告本,由科室自行保存 3 年。

12.住院、归档病历排序及页码标注符合要求。

13.护理文书页面清洁整齐,打印清晰。电子版打印的护理记录单,护士必须手工签全名。

第二节　护理病历的内容

【想一想】
　入院评估单包括哪些内容?需多长时间完成?

为减轻临床护士书写护理病历的负担,使护士有更多的时间和精力为病人提供直接护理服务,密切护患关系,提高护理质量,护理病历书写的内容逐步简化,书写格式基本采取表格式,主要包括入院病人护理评估表、护理计划单、护理记录单和健康教育计划单等,其中,护理记录属于医疗机构中病人要求可以复印或者复制的病历资料,具有法律效力,是护理文书(病历)中不可或缺的部分;护理病历的其他部分,如入院病人护理评估、护理计划和健康教育计划等根据实际情况自行决定。

一、护理病历首页(入院评估单)

入院评估单是护理病历的首页,为患者入院后责任护士或值班护士书写的首次护理评估记录。其内容包括新入院病人在生理、心理、社会等方面的基本情况。

国内外有关入院病人护理评估表的格式和内容暂无统一的规定。目前国内应用较多的是按人的生理-心理-社会模式,多采用表格记录的格式。无论是哪一种记录格式和内容,只要既能够体现整体护理的理念和需要,又简洁省时,还能起到标准化护理评估表的作用,都是可以被接受的。

1.记录对象　所有新入院病人。

2.记录内容

(1)一般资料　包括姓名、性别、年龄、民族、婚姻状况、文化程度、入院方式、自理能力、入院诊断等。

(2)病史　包括入院原因(主诉和现病史)、既往史、婚育史、月经史(女性)、日常生活状况、家族史、系列回顾和心理社会史。

(3)身体评估　包括生命体征和各系统生理功能的评估。重点检查与护理工作有关的、有助于发现护理问题的项目,比如皮肤、营养、视力等。吸氧、气管插管、气管切开、留置导尿、造瘘、引流、牵引等的评估,也应包含在此栏目,可统称为"专科评估/情况"。

不同医疗机构常以上述内容为基础,结合专科特色对评估项目进行调整和增减。

例如,不少医院的入院护理评估单还包含"住院病人跌倒/坠床危险因素评估""褥疮危险因素评估"和"导管滑脱危险因素评估"等内容。

3. 书写要求

(1)入院病人护理评估由责任护士或值班护士在病人入院后 24 h 内完成。完成后经护士长或上级护士审核修改并签名。对有高危因素的病人要采取相应的措施,并记录。入院时和住院期间要及时进行健康教育,特殊事项要附加写上,如使用床档、留陪护、告知绝对卧床休息、不可随意调节滴速等。

(2)入院评估单必须有护士通过交谈、观察、身体评估、查阅记录及诊断报告等方式取得病人各项健康资料,经评估而逐项填写。

(3)病人的年龄为实足年龄。

(4)入院病人护理评估填写要求无漏项,凡栏目前面有"□",应当根据评估结果,在相应"□"内打"√";有横线的地方,根据评估结果填写具体的内容,使病历参阅者对病人的健康状况有明确的认识。

(5)按照时间由近及远、病情由急到缓、病史资料从重点到一般的原则进行询问和记录,即主诉—现病史—日常生活状况—既往史—婚姻史—生育史—家族史—心理评估—社会评估。

4. 格式　见表10-1。

表 10-1　入院护理评估单

科室　　　姓名　　　床号　　　　住院号

性　　别:□男　　□女　年龄:　职业:　民族:　　　籍贯:

文化程度:□文盲　　□小学　□初中　□高中　□中专　□大专　□大学及以上

婚姻状况:□未婚　　□已婚　□离婚

医疗费用:□职工医疗 □居民医疗　□合疗　□自费　□其他

联 系 人:　　　与患者关系:　　　联系电话:

入院方式:□步行　　□扶助　□轮椅　□平车　□背送　□抱送　□其他

入院陪送:□家人　　□朋友　□其他:

入院诊断:　　　　入院时间　　年 月 日　　时　　分

入院介绍:□未做　　□已做　□责任护士　　□主管医生　　□护士长

□同室病友　　　　□床旁用具　　　□床单位规范　　□厕所

□洗漱间　　　　　□陪人制度　　　□饮食　　　　□探视制度

□作息时间　　　　□贵重物品保管制度

过 敏 史　□有　□无　　过敏药物:　　过敏食物:　　　其他:

既 往 史:□有　□无　　　　　　输血史:□有　□无　　血型　　型

生活习惯:吸烟:□是　　　□否　　　饮 酒:□是　　□否

饮　　食:一日 □餐　　　　食 欲:□好　□一般 □差　喜食:

睡　　眠:□正常 □入睡困难 □易醒 □多梦 □失眠 □药物辅助

大　　便:□正常 □便秘　　□失禁 □腹泻 □造口 □其他

小　　便:□正常 □尿失禁　□尿频 □尿急 □尿潴留 □留置导尿管 □其他

自理能力:□自理 □部分依赖 □完全依赖

四肢活动:□自如 □障碍　　□瘫痪 □单瘫 □截瘫 □交叉瘫

意识障碍:□清醒 □嗜睡　　□意识模糊 □昏睡 □浅昏迷　　□深昏迷

视　　力:左眼:□正常　　　□障碍　　右眼:□正常　□障碍

皮肤黏膜:□正常 □黄染　　□皮疹 □水肿 □出血点 □破损　　□溃疡

褥　　疮:□无　□有　分期:□Ⅰ度 □Ⅱ度 □Ⅲ度　面积:　×c ㎡部位:

带管情况:□无　□有

沟通能力:□正常 □含糊不清　□体语　□不能表达

资料来源:□病人 □家属 □其他

护士签名_____　护士长(上级护师)_____

二、护理计划单

护理计划是根据护理问题或护理诊断而设计的使病人尽快、更好地恢复健康的计划,是临床进行护理活动的依据。护理计划单则是对上述护理活动全面且系统的书面记录。通过护理计划单可了解病人在整个住院期间存在的护理问题,实施的措施及效果,提示已解决的护理问题。

在护理计划单的使用过程中,护士常重复书写大量常规的护理措施。为了减轻护士书写负担,非危重患者不再书写护理计划单和护理记录单,只有对急危重病人最常见的护理问题及相应的护理措施、预期目标等综合形成的"危重患者标准护理计划"。近年来,护理计划单在我国各医院临床应用的范围正在逐缩小。

【议一议】
　为什么危重病人要指定护理计划单?有什么要求?

1.记录对象　目前临床主要用于危重症患者。

2.记录内容　包括急危重患者常见的护理问题及相应的护理措施、预期目标等执行时间、停止时间和护士签名。

3.书写要求

(1)责任护士根据医嘱,评估危重患者病情,根据制订的危重患者标准护理计划,采取护理措施,记录开始时间并签名。

(2)根据护理问题轻重缓急的顺序制订。

(3)根据病情变化护理计划可停止或增加。

(4)护理计划要与护理记录保持一致。

(5)一项护理计划只针对一个护理问题(包含一个措施)。

4.格式　见表10-2。

表 10-2 危重患者护理计划单

科别：_____ 床号：___ 姓名：_____ 性别：___ 年龄：__ 住院号：_____

诊断：_____

护理计划	执行时间	签名	停止时间	签名
1.密切观察病情变化:定时监测心率、心律、血压、呼吸、体温,及时给予疼痛评估,观察意识、瞳孔、肢体活动、末梢循环。				
2.根据医嘱正确实施治疗、给药措施。				
3.保持呼吸道通畅:及时清除呼吸道分泌道分泌物,观察气道压的变化,减少气道阻力,加强肺部理疗,促进痰液排除,观察痰液的量、性质、黏稠度。				
4.饮食护理:_____、___、_____(禁食、流质饮食、管饲饮食、糖尿病饮食、其他),加强营养,增强抗病能力。				
5.口腔护理:保持口腔清洁。				
6.皮肤护理:按时翻身,保持床铺干燥整洁,必要时使用气垫床,软垫等,预防褥疮的发生。				
7.会阴护理:促进患者舒适,预防泌尿系统感染。				
8.深静脉置管护理:严格无菌操作,预防导管相关性感染,测量导管插入的深度,妥善固定,预防导管脱出。				
9.保持患者舒适和功能体位。				
10.保持各种输液管道通畅,每日更换输液器,遵医嘱记录 24 h 液体出入量。				
11.肠内外营养管道护理:定时冲洗管道,避免堵塞管道,肠内营养者抬高床头,预防反流。				
12.胃肠减压:观察胃液的性质、颜色和量,鼓励患者床上活动,促进肠蠕动恢复。				
13.引流管护理:保持各种引流管的通畅,观察引流液的颜色、性质、量。				
14.监测血糖变化。				
15.监测血气分析变化。				
16.中心静脉压检测。				
17.检测有创血压变化,保持动脉测压管通畅,保持压力波形。				

续表 10-2

护理计划	执行时间	签名	停止时间	签名
18.呼吸机辅助呼吸,根据病情遵医嘱调整相关参数,及时添加湿化水,倾倒冷凝水,按要求更换呼吸机管路。				
19.气管切开护理:保持切口敷料清洁干燥,每天换药一次。				
20.根据病情进行相关安全知识的宣教和指导规范,防止坠床、跌倒等不良事件发生。				

三、护理病程记录

护理病程记录(nursing course records)是指护士遵照医嘱和病情对病人住院期间护理过程的客观记录。临床上,对病重、病危病人及病情发生变化、需要监护的病人都应有完整的护理病程记录。

护理病程记录应当根据相应专科的护理特点设计并书写,遵循责任、安全、简化、实用的原则,能保证病人安全和履行护士职责。各医疗机构应当根据专科特点、病情和护理工作的实际需要,适当增加或减少记录项目,合理编制或选择护理记录单格式,确保护理记录客观、及时、完整,并与医疗记录互为补充,突出描述生命体征、出入量、体位、管道护理、病情变化及护理措施等内容。

(一)一般病人护理病程记录

一般病人护理病程记录是指护士根据医嘱和病情,对一般病人住院期间护理过程的客观记录。护理记录应当根据相应专科的护理特点设计并书写,以简化、实用为原则。

1.记录对象　病情发生变化,需要监护的病人,需要观察某项症状、体征或其他特殊情况的病人,如术后病人、一级护理病人病情不稳定者、特殊病人(如新生儿、老年人等)、接受特殊检查或治疗者。

2.记录内容　根据相应专科的护理特点书写,包括病人姓名、科别、住院病历号(或病案号)、床号、页码、记录日期和时间、病情观察情况、护理措施和效果、护士签名等。

3.书写要求

(1)记录体现专科护理特点如伤口情况、引流情况等。

(2)日期记录为"年—月—日",时间可具体到分钟。

(3)记录应及时,以日期顺序记录,体现病情的动态变化,记录的连续性和完整性。

(4)心电监护时,首次连接监护及每班接班时要记录心率、节律,无节律改变应每2 h记录心率数值,有变化时及时记录,停止时也要有记录。

(5)特殊处置及侵入性操作记录应记录处置时间、方式、效果评价,如胸腹腔穿刺、导尿、置胃管等。深浅静脉留置针、导尿、插管等需要签订操作告知书。

(6)输血治疗时要建立输血护理记录单,书写输血前用药、与谁核对无误、开始输入的时间和速度(缓慢滴入 10 min 内)无异常时调至所需滴速、结束时间、有无不良反应等。

(二) 危重病人护理记录

危重病人护理记录是指护士根据医嘱和病情,对危重病人住院期间护理过程的客观记录。

1. 记录对象　生命体征不稳定,随时可能发生生命危险,医嘱告"病危"或"病重"的病人。

2. 记录内容　根据相应专科的护理特点,内容包括病人科别、姓名、年龄、性别、床号、住院病历号(或病案号)、入院日期、诊断、记录日期和时间,根据专科特点需要观察、监测的项目体温、脉搏、呼吸、血压、出入液量、病情观察以及采取的治疗、护理措施和效果、护士签名、页码等。危重病人护理记录应当根据相应专科的护理特点设计,其内容较一般病人护理记录单更为详细。

3. 书写要求

(1)记录应当体现专科护理特点,如 ICU 病重(病危)病人护理记录单。

(2)记录时间应当具体到分钟。

(3)首页记录:新入院医嘱下"病危(重)"、抢救、手术、分娩后病人首页开始时,要详细书写首次记录(入院方式、生命体征、主要病情、级别护理、饮食、主要治疗原则、处置情况、存在护理问题等),住院过程中出现病情变化医嘱下"病危(重)"时要记录入院时简要病情及处理,以及下病危时病情、处理措施及效果,当班病情变化必须当班完成记录。

(4)体温(℃)、脉搏(次/min)、呼吸(次/min)血压(mmHg)和血氧饱和度(%),直接填写实测值;发热病人若量体温次数小于 6 次,可直接划在体温单上,若测量体温次数大于 6 次,使用特殊用药或处理,需书写护理记录单,发热的病人记录体温的同时要记录脉搏和呼吸;意识记录应根据患者实际意识状态,选择填写清醒、嗜睡、意识模糊、昏睡、浅昏迷、深昏迷或谵妄状态。

(5)吸氧。单位为升/分(L/min),可根据实际情况在相应栏内填入数值,不需要填写数据单位,并记录吸氧方式,如鼻导管、面罩等。

(6)出入量记录

1)入量(mL):包括输液、输血、鼻饲、口服饮食含水量及饮水量等。如为输液应注明液体加入药物后的总量。

2)出量(mL):包括尿、便、呕吐物、引流物等,需要时,还应记录颜色、性状。

3)小结 12 h(7:00—19:00)和 24 h(7:00 至次晨 7:00)出入量,不足 12 h 或 24 h 按实际时间记录。24 h 总出入量记录与体温单的相应栏内。

(7)皮肤情况:根据患者皮肤出现的异常情况选择填写,如褥疮、出血点、破损、水肿等或根据褥疮护理评估记录单要求,记录褥疮的部位、范围、深度并在相应的护理措施栏内记录局部处理及效果,评估护士签全名。

(8)管路护理:根据患者置管情况填写,如静脉置管、导尿管、引流管等。

(9)记录瞳孔大小和对光反射(灵敏、迟钝、消失)、中心静脉压(cmH_2O)、血糖(mmol/L)、肢体循环状况等专科观察内容,体现专科护理特点。

(10)病情观察、措施及效果:包括病人的病情变化、药物反应、皮肤、饮食、睡眠、排泄、呕吐、咯血、异常化验结果(危急值)等方面的异常情况,针对异常情况采取的措施以及处理后病人的效果。

（11）抢救时医师可下达口头医嘱，要准确、及时记录于口头医嘱执行本上，抢救结束后医护核对签名，分别据此记录于医嘱单、护理记录单上，护士应当在抢救结束后6 h内据实补记，并注明补记时间，补记时间具体到分钟，执行时间与医嘱时间保持一致。

（三）特殊护理记录

随着医学专科分工的细化和诊疗新业务、新技术的开展，在临床护理工作中经常需观察某项症状、体征或特殊情况，因而选用一些专科的护理记录单，如"褥疮护理评估记录单""跌倒坠床风险评估单""疼痛观察记录单""新生儿护理记录单""导管滑脱风险评估单""出入量观察记录单""输血护理记录单"等表格式护理文书，统称为特殊护理记录单。

四、健康教育计划

健康教育是通过信息传播和行为干预，帮助个人和群体掌握卫生保健知识，树立健康观念，自愿采取有利于健康的行为和生活方式的教育活动与过程。其目的是消除与减轻影响健康的危险因素，预防疾病，促进健康和提高生活质量。

医院健康教育又称临床或病人健康教育，是以病人为中心，针对到医院接受医疗保健服务的病人及其家属所实施的有目的、有计划、有系统的健康教育活动，其教育目标是针对病人个人的健康状况和疾病特点，通过健康教育实现疾病控制，促进身心康复，提高生活质量。

医院健康教育依实施场所不同分为门诊教育、住院教育和家庭随访教育三类。其对象是病人及家属，由于病人病情的轻重程度不一，因而健康教育方式可包括正式的、有计划的教育活动以及非正式的教育活动。非正式健康教育活动以语言教育方法为主，能对病人当时的心理需要做出应答，可使病人得到心理支持，并可促进积极的护患关系，保证实施高质量的护理。正式健康教育活动是护理人员有目的、有计划地安排时间，必要时是应用适当的工具对病人及其家属进行专题的健康教育，其基本步骤按护理程序实施。

住院期间护理健康教育的效果，提高病人自我住院教育是指在住院治疗期间对病人进行的健康教育。它包括入院教育、住院教育、手术前教育、手术后教育、出院教育。出院教育应针对病人恢复的情况有的放矢地实施，教育的目的不仅是巩固住院治疗及自我保健意识，提高其自我护理能力，还能有效发挥家庭等支持系统的作用，共同促进病人早日康复。而且，健康教育有利于增加护患沟通、理解和合作，是密切护患关系，减少护患纠纷的重要纽带。

1.记录对象　所有住院病人和（或）家属。

2.记录内容

（1）入院教育　指病人入院时由医生或护士对病人及其家属进行教育，旨在使病人和陪护人员尽快熟悉住院环境，稳定情绪，遵守住院制度，积极配合治疗。入院教育主要包括科室环境和设施介绍，住院期间安全教育，科室主任、护士长、主管医生、责任护士介绍，标本留取方法等。

（2）住院期间教育　是病人住院期间对其进行的经常性的健康教育工作，是住院教育的重点。住院期间教育主要包括疾病指导、药物指导、检查(操作)指导、术前指导、术后康复指导等。

(3)出院教育 是在病人出院前对病人及其家属进行的健康教育,旨在使病人在出院后巩固住院治疗效果,防止疾病复发和意外情况的发生。出院教育主要包括营养和饮食指导、药物指导、功能锻炼方法指导、预防疾病复发和复诊指导等。

3.书写要求

(1)入院教育由在班护士在本班内完成。

(2)眉栏填写清楚,就对病人或其家属所做健康教育,在相对应的项目栏内打"√",并让病人或其家属签名,当班护士签全名。

(3)标准健康教育计划单中未涉及但需要对病人及其家属进行健康教育的项目,应在其他项目内填写清楚。如:使用床档、保护性约束、留陪护、告知绝对卧床休息、不可随意调节滴速等。

(4)由于某种原因导致健康教育中止、重复进行的健康教育内容,应在其他栏目内注明。

(5)每位住院患者在入院时、住院期间、出院、手术病人及特殊检查(或操作)前、后都应进行健康教育。

(6)根据住院期间病人的健康需求,有的放矢地确定健康教育的内容,健康教育的内容应该是基本、简单、重要、有用,并多次重复,以加深病人印象或熟知某些知识或技能。

4.格式 在实际工作中,为简化程序、便于操作、保证健康教育效果,可根据疾病特点,病人的文化程度、认知能力、对有关知识和技能的了解程度及现有条件等具体情况而定。可采用讲解、示范、模拟、提供书面或试听材料以及病人之间的经验交流等方式,将病人及其家属需要了解和掌握的有关知识或技能编制成标准健康教育计划,护士可参照标准健康教育计划为病人提供健康教育。一次或多次进行教育,切记照本宣科(表10-3)。

五、出院评估单

1.出院评估 是指在患者从入院到出院全过程所给予的指导和训练。是住院护理计划的继续,有助于病人从医院环境过渡到家庭环境,使病人获得自理能力,巩固疗效,提高健康水平。

2.出院评估的原则 根据病人的疾病特点、个性特征、文化程度、社会地位、经济条件做到重点突出,通俗易懂,因人施导,达到个体化要求。

3.出院评估的内容 责任护士应将对病人出院的健康指导记录在护理小结之后,另写一份交给病人。针对患者不同疾病、心理、治疗护理情况,生活习惯,指导包括饮食、休息、用药、复查及有关疾病的预防保健知识和有关注意事项。尽量具体化,不要只写原则性的文字,要因人而异,不能千篇一律或模式化。

表 10-3　患者健康教育计划执行单

科别_____床号_____住院号 _____

姓名_____性别_____年龄____诊断_____

日期	教育内容	备注	患者及家属签字	护士签名
	介绍科主任、护士长、主管医生、责任护士,住院须知,床及呼叫器等的使用。			
	作息时间、探视陪护制度、贵重物品妥善保管,住院期间不私自外出。禁止吸烟、喝酒。注意安全,防坠床,防跌倒等。			
	保持室内空气新鲜,每天开窗至少 2 次,每次半小时,防止受凉。			
	有关疾病的知识,饮食、主要药物名称、作用、副作用及注意事项,如有不适及时通知医务人员。			
	保持情绪稳定,树立战胜疾病的信心。			
	保持大便通畅,多食粗纤维食物,必要时给予药物。			
	检验项目、留取化验标本、特殊检查的方法及注意事项。			
	静脉输液时勿随意调节滴速。			
	所用器械、设施的安全使用。			
	氧疗时,勿自行调节开关,避免吸氧管受压、打折,防震、防火、放热、防油,以免出现意外情况。			
	心电监护导线不可打折、牵拉,发射盒不可碰撞、损毁。			
	引流管路的注意事项,固定稳妥、保持通畅、防止脱落等。观察各种引流液的性质、颜色、量的重要性。			
	褥疮预防及护理相关知识。			
	胰岛素注射方法及注意事项,每次更换针头,防感染、折针。			
	术前宣教,并训练有效咳嗽、床上大、小便等。预防感冒。			
	术后指导,如卧位、早期功能锻炼等。			
	指导活动及功能锻炼的注意事项。			
	出院指导:出院后的饮食,出院带药使用方法,预防疾病的知识,告知患者复查时间和地点,病区咨询电话。			

第三节　电子病历

一、电子病历的概念与功能

1.电子病历的概念　电子病历是指计算机化的病历,它的内容包括纸张病历的所有信息。电子病历不仅指静态病历信息,还包括提供的相关服务。电子病历系统是支持电子病历的一套软硬件系统,它能实现病人信息的采集、加工、存储、传输、服务。

2.电子病历的功能　电子病历系统的使用,将极大地提高工作效率,为医务人员书写病历节省大量的宝贵时间,使医务人员从繁重的各种记录书写中解脱出来,这样医务人员就有更多的时间观察病情变化,更好地与患者进行接触、沟通,使患者得到更多的关怀和更完善的治疗,有利于建立良好的医患关系;同时有更多的时间进行科研活动,进而提高医疗技术水平。电子病历系统的使用,也极大地提高医院的病历质量,从而使书写的病历更加规范、更加具有研究和利用价值。管理部门能监控和考核各科室的工作,为医院的管理和考核增加一种管理手段。电子病历的使用,可加速病人信息的流通,使病人信息随时随处可以得到,可以提供纸张病历无法提供的服务。电子病历系统的使用,使病历实现无纸化,节省医院的开支,降低经营成本,提高经济效益。

二、电子病历的书写与管理

(一)电子病历的书写

1.医嘱　是指医师在医疗活动中下达的医学指令。

医嘱内容应当由医师录入,起始、停止时间由电子病历系统生成。

医嘱内容应当准确、清楚,每项医嘱应当只包含一个内容,并注明下达时间。下达时间应当具体到分钟。

一般情况下,医师不得下达口头医嘱。因抢救急危患者需要下达口头医嘱时,护士应当复诵一遍。抢救结束后,医师应当即刻据实补录医嘱。

医嘱分为长期医嘱和临时医嘱。

长期医嘱内容包括患者姓名、科别、住院病历号(或病案号)、页码、起始日期和时间、长期医嘱内容、停止日期和时间、医师数字认证签名、执行时间、执行护士数字认证签名。临时医嘱单内容包括医嘱时间、临时医嘱内容、医师数字认证签名、执行时间、执行护士数字认证签名等。

2.辅助检查报告单　是指患者住院期间所做各项检验、检查结果的记录。内容包括患者姓名、性别、年龄、住院病历号(或病案号)、检查项目、检查结果、报告日期、报告人员数字认证签名等。

3.体温单　为表格式,以护士录入为主。内容包括患者姓名、科室、床号、入院日期、住院病历号(或病案号)、日期、手术后天数、体温、脉搏、呼吸、血压、大便次数、出入液量、体重、住院周数等。

4.护理记录　分为一般患者护理记录和危重患者护理记录。

（1）一般患者护理记录　是指护士根据医嘱和病情对一般患者住院期间护理过程的客观记录。内容包括患者姓名、科别、住院病历号（或病案号）、床位号、页码、记录日期和时间、病情观察情况、护理措施和效果、护士数字认证签名等。

（2）危重患者护理记录　是指护士根据医嘱和病情对危重患者住院期间护理过程的客观记录。危重患者护理记录应当根据相应专科的护理特点书写。内容包括患者姓名、科别、住院病历号（或病案号）、床位号、页码、记录日期和时间、出入液量、体温、脉搏、呼吸、血压等病情观察、护理措施和效果、护士数字认证签名等。记录时间应当具体到分钟。

（二）电子病历的管理

1. 医疗机构应当成立电子病历管理部门并配备专职人员，具体负责本机构门（急）诊电子病历和住院电子病历的收集、保存、调阅、复制等管理工作。

2. 医疗机构电子病历系统应当保证医务人员查阅病历的需要，能及时提供并完整呈现该患者的电子病历资料。

患者诊疗活动过程中产生的非文字资料（CT、磁共振、超声等医学影像信息，心电图，录音，录像等）应纳入电子病历保存，确保随时调阅、内容完整。

3. 门诊电子病历中的门（急）诊病历记录以接诊医师录入确认即为归档，归档后不得修改。

4. 住院电子病历随患者出院经主治医师于患者出院 48 h 内审核确认后归档，归档后不得修改。

5. 对目前还不能电子化或必须留存纸质病历的医疗信息资料（如植入材料条形码，手术同意书、麻醉同意书等需要患者或家属签署意见的医疗资料等）应当采取措施（如扫描、照像）使之信息数据化后纳入电子病历保存。

6. 医疗机构应当统一电子病历版面规格（如 A4 大小）、字体、格式等，保持纸质与电子文档格式和内容的一致性。

7. 归档后的电子病历采用电子数据方式保存，必要时可打印纸质版本，纸质版本中应显示修改痕迹并标注修改信息。

8. 电子病历数据应保存备份，并定期对备份数据进行恢复试验，确保电子病历数据能及时恢复。当电子病历系统更新、升级时，应确保原有数据的继承与使用。

9. 医疗机构应当建立电子病历信息安全保密制度，设定医务人员和有关医院管理人员调阅、复制、打印电子病历的相应权限，建立电子病历使用日志，记录使用人员、操作时间和内容。未经授权，任何单位和个人不得擅自调阅、复制电子病历。

10. 医疗机构应当受理下列人员或机构复印或者复制电子病历资料的申请：①患者本人或其代理人；②死亡患者近亲属或其代理人；③保险机构。

11. 医疗机构应当指定专门机构和人员负责受理复印或者复制电子病历资料的申请。

12. 公安、司法机关因办理案件，需要调阅、复印或者复制电子病历资料的，医疗机构应当在公安、司法机关出具采集证据的法定证明及执行公务人员的有效身份证明后予以协助。

13. 医疗机构可以为申请人复印或者复制电子病历资料的范围按《医疗机构病历管理规定》要求执行，包括门（急）诊电子病历和住院电子病历中的住院志（即入院记录)、体温单、医嘱单、化验单(检验报告)、医学影像检查资料、特殊检查(治疗)同意书、手术同意书、手术及麻醉记录单、病理报告、护理记录、出院记录等。

14.医疗机构受理复印或者复制电子病历资料申请后,应当在医务人员按规定时限完成病历后方予提供。

15.复印或者复制的病历资料经申请人核对无误后,医疗机构应当在电子病历纸质版本上加盖证明印记,或提供已锁定不可更改的病历电子版。

16.发生医疗事故争议时,应当在医患双方在场的情况下锁定电子病历并制作完全相同的纸质版本供封存,封存的病历资料由医疗机构保管。必要时医疗机构提供病历电子版,并如实呈现修改痕迹。

 问题分析与能力提升

慢性支气管炎伴肺部感染合并呼吸衰竭的护理病历

【病人资料】

李玉龙,男性,65岁,农民。

主诉:咳嗽,咳痰20年,因"加重2周,发热1周,神志恍惚1天"入院。

详细资料:自20年前有咳嗽,咳白色泡沫样痰。每逢劳累,气候变化或受凉后,咳嗽咳痰加重。冬季病情复发,持续2~3个月。6年前开始有气喘,起初在提重物和快步行走时气促。以后逐渐加重,平地行走稍快即感气喘,易疲劳,基本不再下地干活。平时服用氨茶碱等药后症状可减轻。2周前因受凉后咳嗽,咳痰加重。痰呈黏液黄脓状,不易咳出,每日量约30 mL,有胸闷,动则气促。1周来发热,体温38 ℃左右,伴头痛。入院前一天家人发现神志模糊,嗜睡。

既往无肺炎,肺结核和过敏史,无高血压,无心脏病史。

生活习惯与自理程度:吸烟史40余年,每天1包,已戒3年。6年来因疾病逐渐加重,不能从事农活,但生活自理,病情加重时需要家人照顾。

心理社会评估:平时外出减少,与周围邻居间交往减少,故心情较抑郁,讲话少。家人对病人照顾较好,经济上得到子女帮助。

身体评估:T 38.7 ℃,P 100次/min,R 26次/min,BP 135/90mmHg。神志恍惚,营养一般,皮肤弹性稍差,呼吸急促,口唇紫绀,胸廓呈桶状,呼吸运动减弱,呼气延长,两肺可听到散在的哮鸣音和干啰音。右下肺部可听到细湿啰音。剑突下心搏,心音遥远,心律齐,心率100次/min,腹软,肝脾未触及,肝-颈静脉回流征阴性,两下肢无水肿。

实验室检查:血常规,白细胞15.0×10^9/L,中性粒细胞90%,淋巴细胞10%。

X射线胸片:肋间隙水平增宽,膈肌低平,两肺透亮度增加,肺血管纹理增多、增粗和紊乱。右下肺小的淡片状阴影,心脏呈垂直,心影狭长。动脉血气分析:pH值7.31,PaO_2:50 mmHg,$PaCO_2$:60 mmHg。

入院诊断:①慢性支气管炎,伴肺部感染;②阻塞性肺气肿;③呼吸衰竭。

目前主要采取抗感染,解痉平喘,祛痰及呼吸兴奋剂治疗。

讨论：

1. 请根据病人资料写出入院评估单。

2. 患者呼吸衰竭下病危后,责任护士如何制订危重病人护理计划?

3. 病人临床治愈后,如何做好出院评估?

 同步练习

一、选择题

1. 下述具有法律效力的护理文书是(　　)

    A. 入院护理评估单　　　　　　　　B. 护理计划单

    C. 护理记录单　　　　　　　　　　D. 健康教育计划单

    E. 出院评估单

2. 以下关于护理病历的说法正确的是(　　)

    A. 计算机编辑和打印的护理病历即为电子病历

    B. 护理病历的记录内容不能与医疗病历重复

    C. 护理病历的书写者对记录内容负有法律责任

    D. 上级护理人员不得修改下级护理人员书写的记录

    E. 实习护士、进修护士能书写护理记录单并签名

3. 入院病人护理评估单的书写(　　)

    A. 应由责任护士或值班护士在病人入院后 4 h 内完成

    B. 病情发生变化的病人才需要填写

    C. 实习护士不允许填写

    D. 各医院完全可以根据实际情况,自行拟订书写格式

    E. 责任护士可以推断入院病人的病情进行书写

4. 危重症病人护理记录单的书写(　　)

    A. 在不同科室可采用不同格式,以体现专科特色

    B. 需有责任护士和主管医生共同签全名

    C. 体温、脉搏和呼吸无须记录,以免与体温单重复

    D. 记录时间应具体到小时

    E. 按照病人疾病常规,发病规律书写

5. 健康教育计划单书写的要求是(　　)

    A. 入院教育的时间在病人入院 24 h 内完成即可

    B. 健康教育计划单需责任护士、病人或家属签名

    C. 所有住院病人至少有 2 次(入院和出院)健康教育记录

    D. 健康教育计划单是有法律效力的护理文书

    E. 健康教育统一格式,统一口径进行疾病宣教

二、简答题

1. 简述护理病历的基本要求。

2. 简述健康教育的主要内容。

3. 入院护理评估单主要包括什么内容? 完成时间为多少?

(郑州市第九人民医院　卞雅萍)

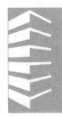

实训指导

实训一　健康史采集

【实训目的】

1. 掌握健康史评估的内容和顺序。

2. 初步掌握主诉和现病史的书写方法。

3. 能独立完成病史采集,灵活运用交谈的方法和技巧,提高与病人沟通的能力。

4. 培养认真严谨的工作作风。

【实训准备】

入院评估表、健康史采集内容的影像资料、教师提供的病历资料。

【实训内容与方法】

1. 观看健康史采集的影像资料。

2. 学生分组,3~4 人一组,由一位学生扮演被评估者,一位扮演评估者。

3. 学生仔细阅读病历资料,了解病人的基本情况,如年龄、性别、家庭情况、主要症状等。

4. 学生采集健康史,教师巡回指导,发现问题及时纠正。

5. 学生将采集获得的资料,进行分析、归纳、整理。

【实训注意事项】

1. 环境安静整洁,评估者要衣帽整齐,语言行为规范,举止得体,充分体现当代护士应有的精神面貌和端庄仪表。

2. 被评估者要认真扮演好自己的角色,其他同学做好配合。

(郑州铁路职业技术学院　林爱琴)

实训二 护理体检的基本方法

【实训目的】

1. 初步掌握护理体检的基本方法。

2. 重点掌握触诊手法和间接叩诊法及其要领。

3. 操作中学会与病人沟通,并培养爱伤观念。

【实训准备】

护理体检基本方法的影像资料、治疗车及治疗盘、听诊器、叩诊锤、心肺听诊及肝脾触诊模型人、实训报告单。

【实训内容与方法】

1. 观看护理体检基本方法的影像资料。

2. 教师示教护理体检的基本方法,尤其是触诊和叩诊的基本方法。

3. 学生分组,2 人一组,由一位学生扮演被评估者,一位扮演评估者。

4. 学生之间相互练习,教师巡回指导,发现问题及时纠正。

【实训注意事项】

1. 环境应安静、温度适宜、光线充足,必要时使用屏风遮挡。

2. 评估前应对被评估者做好解释工作,解除顾虑,避免使被评估者有心理负担;被评估者应取舒适的体位,能够认真配合评估。

（郑州铁路职业技术学院　林爱琴）

实训三 生命体征评估

【实训目的】

1. 能熟练进行生命体征的测量并正确记录,重点是正确测量血压的方法。

2. 知道生命体征异常的临床意义。

【实训准备】

治疗盘、体温计、血压计、听诊器、计时器、记录纸和笔、消毒液纱布、润滑油、棉签等。

【实训内容与方法】

1. 内容

(1)三种方法体温的测量及记录。

(2)脉搏的测量及记录。

(3)呼吸的测量及记录。

(3)血压的测量及记录。

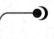

2. 方法

(1)教师示教,学生分组轮流操作,教师指导与矫正。

(2)医院见习。

【实训注意事项】

1. 评估环境整洁、安静,准备好评估用物,评估者体位舒适、情绪稳定。

2. 手法轻柔,准确进行各种评估。

3. 详细记录评估的结果,正确绘制体温单。

(信阳职业技术学院　曹卫红)

实训四　皮肤黏膜及表浅淋巴结评估

【实训目的】

1. 学会皮肤黏膜评估的方法,能辨认黄疸、水肿、紫癜及蜘蛛痣。

2. 能熟练进行浅表淋巴结的评估,尤其是颈部、锁骨上和腋窝淋巴法的评估方法。

【实训准备】

治疗盘、记录纸和笔等。

【实训内容与方法】

1. 内容

(1)全身状态评估:发育与体型、意识状态、面容与表情、体位、姿势与步态等。

(2)皮肤黏膜评估。

(3)浅表淋巴结评估。

2. 方法

(1)看录像。

(2)教师示教,学生分组轮流操作,教师指导与矫正。

(3)医院见习。

【实训注意事项】

1. 安排好评估环境,准备好评估用物,教会被评估者配合的方法,使评估结果真实可靠。

2. 手法轻柔,准确进行各种评估。

(信阳职业技术学院　曹卫红)

实训五　头面部与颈部评估

【实训目的】

1. 熟悉头颈部评估项目、顺序及方法。

2. 了解头颈部正常状态及常见异常体征的临床意义。

3. 学会眼球运动、瞳孔对光反射、咽扁桃体、颈静脉怒张、甲状腺触诊、气管触诊的评估方法。

【实训准备】

治疗盘、棉签、压舌板、手电筒、皮尺、记录纸、笔等。

【实训内容与方法】

1. 内容

(1)头部评估

1)头颅:头颅的大小和形状、头部运动。

2)头部器官:眼、耳、口、鼻,重点是眼球运动、瞳孔对光反射、咽扁桃体的评估方法。

(2)颈部评估

1)颈部外形与活动情况。

2)颈部血管:颈静脉、颈动脉,重点是颈静脉怒张的评估方法。

3)甲状腺评估,尤其是甲状腺触诊的评估方法。

4)气管评估,尤其是气管触诊的评估方法。

2. 方法

(1)看录像。

(2)教师示教,学生分组轮流操作,教师指导与矫正。

(3)医院见习。

【实训注意事项】

1. 安排好评估环境,准备好评估用物,指导被评估者配合方法,使评估结果真实可靠。

2. 手法轻柔,准确进行各种评估。

(信阳职业技术学院　曹卫红)

实训六　肺和胸膜评估

【实训目的】

1. 识别胸部体表标志及正常胸廓形态。

笔记栏

2. 学会乳房的触诊。

3. 掌握语音震颤的评估方法,正常肺部叩诊方法和叩诊音,能正确叩出肺上界、肺下界及肺下界移动度。

4. 熟悉正常呼吸音的特点及其听诊部位,掌握语音共振的评估方法。

【实训准备】

听诊器、计时器、记录纸、笔、人体胸肺部触诊听诊模型等。

【实训内容与方法】

1. 内容

(1)胸部的体表标志:骨骼标志、垂直线标志、自然凹陷和分区。

(2)胸廓与胸壁评估。

(3)乳房评估。

(4)肺和胸膜评估

视诊:呼吸运动、呼吸频率、节律和深度。

触诊:胸廓扩张度、语音震颤、胸膜摩擦感。

叩诊:正常肺部叩诊音、肺界的叩诊、异常肺部叩诊音。

听诊:正常呼吸音、异常肺部呼吸音、啰音、语音共振、胸膜摩擦音。

2. 方法

(1)看录像。

(2)教师示教,学生分组轮流操作,教师指导与矫正。

(3)医院见习。

【实训注意事项】

1. 安排好评估环境,准备好评估用物,指导被评估者取适宜的体位,正确的配合。

2. 手法轻柔,准确进行各种评估。

(信阳职业技术学院 曹卫红)

实训七 心脏和血管评估

【实训目的】

1. 熟悉心脏评估的内容、方法及顺序。

2. 熟悉正常心尖搏动的位置及范围。

3. 学会心脏浊音界的叩诊及记录方法。

4. 熟知各瓣膜听诊区的位置、听诊顺序及第一、第二心音的特点。

5. 掌握周围血管征的评估方法及临床意义。

【实训准备】

听诊器、直尺、听录仪、心脏评估的影像资料、人体心脏叩诊模型等。

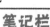

【实训内容与方法】

1.内容

（1）心脏评估

视诊：心前区隆起、心尖搏动、心前区异常的搏动。

触诊：心尖及心前区搏动、震颤、心包摩擦感。

叩诊：心脏相对浊音界、心脏绝对浊音界的叩诊及锁骨中线的测量。

听诊：心脏瓣膜听诊区、听诊顺序、听诊内容（心率、心律、心音、心音改变、额外心音、杂音、心包摩擦音）。

（2）周围血管评估：包括水冲脉、枪击音、Duroziez双重音和毛细血管搏动征的评估。

2.方法

（1）看录像。

（2）教师示教。

（3）放映心脏评估的影像资料、听正常心音及杂音、心包摩擦音的录音。

（4）医院见习。

【实训注意事项】

1.严肃认真、按顺序全面细致地进行评估，并保持室内温暖、安静。

2.听诊时，注意力要集中，听诊器体件紧贴于皮肤但不要加压。

（信阳职业技术学院　曹卫红）

实训八　腹部评估

【实训目的】

1.了解腹部分区并熟悉各区所包含的主要脏器。

2.掌握腹部评估的内容和方法，尤其是肝脾触诊和腹部移动性浊音评估。

3.培养学生具有尊重、关爱病人、保护病人隐私的意识及认真负责的职业态度。

【实训准备】

软尺、听诊器、人体腹部触诊模型等。

【实训内容与方法】

1.内容

（1）腹部体表与分区。

（2）腹部评估

视诊：腹部形态、呼吸运动、腹壁静脉、胃蠕动波及肠型。

触诊：腹壁紧张度、压痛及反跳痛、腹部肿块、肝脏触诊、脾脏触诊、肾脏触诊、胆囊触诊。

叩诊：腹部叩诊音、移动性浊音叩诊、肝浊音界叩诊、肋脊角叩击痛、膀胱叩诊。

听诊：肠鸣音、振水音、血管杂音。

笔记栏

2.方法

(1)看录像,教师示教。

(2)学生分组操作,教师巡回指导。

(3)结束前教师进行总结,将操作中存在的问题加以纠正。

(4)医院见习。

【实训注意事项】

1.腹部评估前,嘱病人排空膀胱。

2.室内环境要舒适、温暖、安静、光线充足。

3.被评估者仰卧,腹部及全身肌肉放松,屈膝仰卧位,充分暴露全腹。

4.评估者通常站在被评估者右侧,自上而下按一定的顺序进行观察。

(济源职业技术学院　王静娴)

实训九　脊柱四肢评估

【实训目的】

熟悉脊柱、四肢评估的内容与方法。

【实训准备】

关节量角器、直尺、记录纸、叩诊锤等。

【实训内容与方法】

1.内容

(1)被评估者站立位,从侧面观察4个生理弯曲,从背面观察脊柱有无侧弯。

(2)测量脊柱正常活动度,评估脊柱有无压痛、叩击痛。

(3)观察手指有无匙状指、杵状指。

(4)观察关节有无梭形关节、爪形手、膝内外翻、足内外翻、膝关节肿胀,评估关节有无运动障碍

2.方法

(1)看录像。

(2)教师示教,学生2人一组,分组练习,相互进行评估,教师巡回指导。

(3)结束时,教师针对学生练习过程中存在的问题进行总结。

(4)医院见习。

【实训注意事项】

1.评估前注意取得患者配合。

2.环境安静、温暖、光线充足,必要时屏风遮挡。

3.注意杵状指、梭形关节的区分。

(济源职业技术学院　王利平)

笔记栏

实训十　神经系统评估

【实训目的】

掌握神经反射评估的方法和临床意义。

【实训准备】

叩诊锤、棉签、大头针等。

【实训内容与方法】

1.内容

(1)生理反射:角膜反射、腹壁反射、跖反射有无减弱或消失;有无肱二头肌反射、肱三头肌反射、桡骨骨膜反射、膝腱反射、跟腱反射等有无减弱或消失。

(2)病理反射:评估是否出现巴宾斯基(Babinski)征、查多克(Chaddock)征、奥本海姆(Oppenheim)征、戈登(Gordon)征、霍夫曼(Hoffmann)征等。

(3)脑膜刺激征:评估是否存在颈强直、克尼格(Kernig)征、布鲁津斯基(Brudzinski)征等。

2.方法

(1)看录像。

(2)教师示教,学生2人一组,分组练习,相互进行评估,教师巡回指导。

(3)结束时,教师针对学生练习过程中存在的问题进行总结,必要时再次示教。

(4)医院见习。

【实训注意事项】

1.进行生理反射评估尤其是深反射,一定叩诊正确的肌腱位置。

2.安排好评估环境,准备好评估用物,指导被评估者取适宜的体位,正确的配合。

(济源职业技术学院　王利平)

实训十一　血液评估分析

【实训目的】

1.掌握血液评估的项目及各项的参考值,并能熟练进行血液标本采集。

2.学会看血液评估报告单。

3.能够判断哪些项目异常,并分析其临床意义,培养学生综合分析能力。

【实训准备】

正常报告单、异常报告单若干份。

【实训内容与方法】

1.带教老师详细讲解标本采集的方法和注意事项及血液评估报告单的分析方法。

笔记栏

（1）正常血液评估报告单分析：红细胞、血红蛋白、白细胞、血小板的正常值。

（2）常见异常血液评估报告单分析：先观察哪项不正常，然后详细讲解各项异常的临床意义。

2.带教老师准备正常血液评估报告单和异常血液评估报告单若干份，学生分组观察与分析。

3.带教老师巡回指导，随时解决学生提出的问题。

4.随机抽取一组学生进行血液评估结果的分析，教师点评、总结。

【实训注意事项】

1.注意血液评估报告单的分析步骤。

2.养成严谨的科学态度，认真观察，全面分析。

（许昌学院　李蕾芳）

实训十二　尿液评估分析

【实训目的】

1.掌握尿液评估的检测项目及各项的参考值并能熟练进行尿液标本采集。

2.学会看尿液评估报告单。

3.能够发现异常项目，并分析其临床意义，培养学生综合分析能力。

【实训准备】

正常报告单、异常报告单若干份。

【实训内容与方法】

1.带教老师详细讲解标本采集的方法和注意事项及尿液评估报告单的分析方法。

（1）正常尿液评估报告单分析：酸碱度、尿液比重（相对密度）、尿白细胞、尿红细胞的正常值。

（2）常见异常尿液评估报告单分析：蛋白尿、血尿、尿糖阳性等。

2.带教老师准备正常尿液评估报告单和异常尿液评估报告单若干份，学生分组观察与分析。

3.带教老师巡回指导，随时解决学生提出的问题。

4.随机抽取一组学生进行尿液评估结果的分析，教师点评、总结。

【实训注意事项】

1.注意尿液评估报告单的分析步骤。

2.养成严谨的科学态度，认真观察，全面分析。

（许昌学院　李蕾芳）

实训十三　心电图描记

【实训目的】

1.掌握心电图导联的连接方式和描记方法。

2.能够识别心电图各波及间期。

3.培养学生实践操作的能力,养成边动手边动脑的好习惯。

【实训准备】

心电图机、导联线、评估床、电极膏(或生理盐水)、75%酒精棉球、心电图纸等。

【实训内容与方法】

1.示教心电图描记

(1)被评估者方面的准备:①全身情况,了解被评估者目前病情、生命体征、意识状态。②局部情况,询问心前区有无不适,心率、心律、心音有无异常。③心理情况,有无紧张、恐惧心理,对护理的要求和合作程度。

(2)具体方法:①带教老师着工作服,戴护士帽,仪表端庄,衣冠整齐。②对被评估者先做自我介绍,说明评估目的,获得被评估者的认可。③带教老师做好操作前准备,将心电图机接上电源。④被评估者仰卧位,暴露胸部和手腕、脚腕,取下其身上的金属物等。⑤按下列部位连接肢体导联:红色—右上肢、黄色—左上肢、绿色—左下肢、黑色—右下肢。⑥再按要求依次连接 V_1(红)、V_2(黄)、V_3(绿)、V_4(棕)、V_5(黑)、V_6(紫)6 个胸导联。⑦打开心电图机电源,校准定准电压和走纸速度,并依次描记。⑧描记完毕,关掉开关,拔掉电源,整理好心电图机以待下次使用。

2.学生分组操作心电图机,教师巡回指导。

3.描记过心电图的同学,标出心电图的导联,初步识别心电图各波及间期,计算心率。

【实训注意事项】

1.要正确安装心电图机,依次连接电源线、地线、导联线和心电图纸。

2.描记心电图时,被评估者应尽量放松,冬季气温低时应注意保暖,酒精或生理盐水擦拭应适量,避免寒冷产生肌电干扰。电极要紧贴皮肤,防止记录过程中电极脱落。

3.记录心电图时,先将基线调至中央。基线不稳或有干扰时,应排除后再进行描记。在变换导联时,须先将输入开关关上,再操作导联选择开关。

4.记录完毕,将电极擦干净,把心电图面板各控制按键调至原处,最后切断电源。

(郑州铁路职业技术学院　林爱琴)

实训十四　心电图分析

【实训目的】

1.掌握心电图的正常参考值,尤其是心电图三个波形及两个间期的生理意义。

2.学会心电图各波及间期的测量。

3.能够初步识别异常心电图,分析心电图的结果,培养学生综合分析问题的能力。

【实训准备】

分规、直尺、圆珠笔、铅笔一支、正常心电图、常见异常心电图及报告单若干份。

【实训内容与方法】

1.带教老师详细讲解心电图的分析方法。

(1)正常心电图测量分析:心率、心律、心电轴、各波及间期的测量及相互关系。

(2)常见异常心电图分析:心室肥大、心肌缺血、心肌梗死、心律失常等。

2.带教老师准备正常心电图和异常心电图若干份,学生分组测量与分析。

3.带教老师巡回指导,随时解决学生提出的问题。

4.随机抽取一组学生进行心电图分析,教师点评、总结。

5.简要介绍心电图报告的书写格式,学生课后按时完成心电图分析报告。

【实训注意事项】

1.注意心电图的分析步骤,填写心电图报告要准确。

2.养成严谨的科学态度,认真测量,全面分析。

(郑州铁路职业技术学院　林爱琴)

实训十五　护理病历书写

【实训目的】

1.进一步熟悉交谈的技巧和身体评估的内容、顺序和正规操作手法。

2.通过询问病史及身体评估,书写一份完整的护理病历。

【实训准备】

被评估者(住院患者或标准化病人),护理病历空白表。

【实训内容与方法】

1.教师事先准备被评估病人,按每10人一组安排一位病人。

2.每组学生对自己的病人进行全面的评估。

3.评估后,各组同学进行讨论分析,并完成一份完整的护理病历。

4.教师进行总结,同时指出学生在书写中存在的问题。

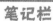

【实训注意事项】

1.准备被评估者时,应取得病人及家属的同意或者是培训过的标准化病人。

2.评估时应注意病人的感受,保护病人的隐私。

3.要求病例准确,真实,格式正确,文字通顺,字体清楚。

（郑州铁路职业技术学院　林爱琴）

参考文献

[1]姜涌.健康评估[M].北京:中国中医药出版社,2016.

[2]刘柏炎.健康评估[M].北京:人民卫生出版社,2016.

[3]刘惠莲.健康评估[M].2版.北京:人民卫生出版社,2014.

[4]万学红,卢雪峰.诊断学[M].8版.北京:人民卫生出版社,2013.

[5]张淑爱.健康评估[M].郑州:河南科学技术出版社,2012.

[6]申丽静,陈文福.健康评估[M].郑州:郑州大学出版社,2010.

[7]张淑爱,李学松.健康评估[M].2版.北京:人民卫生出版社,2015.

[8]莫新玲.健康评估[M].北京:中国协和医科大学出版社,2011.

[9]段长利,董元坤,陈守强.健康评估[M].北京:北京理工大学出版社,2014.

[10]吕探云,孙玉梅.健康评估[M].3版.北京:人民卫生出版社,2015.

[11]郑长青.诊断学[M].3版.北京:人民卫生出版社,2013.

在线练习

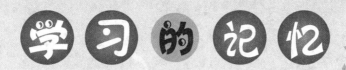

小事拾遗：

_____

_____

_____

_____

_____

_____

_____

学习感想：

_____

_____

_____

_____

_____

_____

学习的过程是知识积累的过程，也是提升能力、稳步成长的阶梯，大家的注释、理解汇集成无限的缘分、友情和牵挂，请简单手记这一过程中的某些"小事"，再回首时定会有所发现、有所感悟！

学 习 的 记 忆

姓名：＿＿＿＿＿＿＿＿

本人于20＿＿＿年＿＿＿月至20＿＿＿年＿＿＿月参加了本课程的学习

此处粘贴照片

任课老师：＿＿＿＿＿＿＿＿　＿＿＿＿＿＿＿＿　班主任：＿＿＿＿＿＿＿＿

班长或学生干部：＿＿＿＿＿＿＿＿＿　＿＿＿＿＿＿＿＿＿　＿＿＿＿＿＿＿＿＿

我的教室（请手写同学的名字，标记我的座位以及前后左右相邻同学的座位）